普通高等教育"十一五"国家级规划教材

# 生物医用高分子材料

## 第二版

赵长生　孙树东　主　编

U0376458

化学工业出版社

·北京·

生物医用高分子材料是生物医用材料的一个重要组成部分，是一类用于诊断、治疗和器官修复与再生的材料，具有延长患者生命、提高患者生存质量的作用，是材料科学、化学、生命科学和医学交叉的发展领域。

《生物医用高分子材料》（第二版）从简述生物医用高分子材料的基础知识开始，按照生物医用高分子材料的使用要求进行章节编排，介绍了生物相容性和安全性评价，医疗诊断用高分子材料，药物缓释和控释用高分子材料，血液净化用高分子材料，眼科、软组织替代和再生用高分子材料，硬组织替代和组织工程用高分子材料，医用高分子材料的设计，共 8 章。

本书适于作为高分子材料专业及相关专业的教材，并可供从事生物医学材料研究的技术人员及材料医学专业师生参考。

**图书在版编目（CIP）数据**

生物医用高分子材料/赵长生，孙树东主编 . —2版 . —北京：化学工业出版社，2016.8（2022.8重印）
普通高等教育"十一五"国家级规划教材
ISBN 978-7-122-27449-6

Ⅰ.①生… Ⅱ.①赵…②孙… Ⅲ.①生物材料-医用高分子材料-高等学校-教材 Ⅳ.①R318.08

中国版本图书馆 CIP 数据核字（2016）第 145178 号

| | |
|---|---|
| 责任编辑：王 婧 杨 菁 | 文字编辑：王 婧 |
| 责任校对：边 涛 | 装帧设计：史利平 |

出版发行：化学工业出版社（北京市东城区青年湖南街 13 号 邮政编码 100011）
印 装：天津盛通数码科技有限公司
787mm×1092mm 1/16 印张 14½ 字数 372 千字 2022 年 8 月北京第 2 版第 6 次印刷

购书咨询：010-64518888 售后服务：010-64518899
网 址：http://www.cip.com.cn

# 前　言

　　生物医用高分子材料是生物医学材料中发展最早、应用最广泛、用量最大的材料之一，也是一类正在迅速发展的材料。它既可以来源于天然产物，又可以人工合成。目前，国内外对生物医用高分子材料的研究非常热门，但用作系统讲授生物医用高分子材料专业课程的教材并不多。

　　由四川大学主编的《生物医用高分子材料》于 2006 年被列入普通高等教育"十一五"国家级规划教材，于 2009 年 3 月正式出版发行，之后重印，并在多个学校获得使用。2011 年该教材被列入四川省"十二五"普通高等教育本科规划教材。该教材在使用过程中得到了大家的认可，但也存在许多需要改进的地方。

　　在广泛征求授课教师和使用单位的意见和建议后，四川大学对《生物医用高分子材料》教材进行修订。与 2009 年版教材相比，主要修订如下。

　　(1) 将原教材的章节进行了梳理和重排。按照对生物医用高分子材料的使用要求进行章节的编排，首先是绪论，第 2 章是生物相容性相关内容，之后是按照诊断用高分子材料、药用高分子材料、治疗用高分子材料（包括血液净化用、软组织用和硬组织用高分子材料）的顺序进行编排，章节的排序更具有逻辑性。

　　(2) 在第 1 章绪论中增加了高分子科学基础知识的内容，便于非高分子专业学生在学习生物医用高分子材料之前先了解一些高分子基础知识。

　　(3) 原教材中的第 2 章和第 3 章合并为一章，内容做了适当删减，全部讲述生物相容性相关知识。

　　(4) 原教材第 4 章中，血液透析内容过多，进行了适当删减。

　　(5) 原教材第 4 章眼科材料与软组织用高分子材料合并为一章。

　　(6) 原教材第 4 章牙科材料与硬组织材料合并为一章。

　　(7) 在第 7 章支架材料制备中，增加了一些最新的制备方法，如自组装、3D 打印技术等。

　　本次修订由赵长生提出修订提纲，统稿由赵长生、孙树东共同完成。参加教材修订的人员：赵长生（第 1 章、第 5 章）、卢婷利（第 1 章，第 7 章）、苏白海（第 5 章）、孙树东（第 2 章、第 3 章，第 6 章）、李建树（第 4 章）、李洁华（第 3 章）、赵伟锋（第 8 章）。

　　由于编者时间、知识和能力所限，本次修订仍存在一些不尽之处，今后还需进一步修改和完善，如增加生物医用高分子材料表面处理和改性等内容。

赵长生

2016 年 2 月

# 第一版前言

生物医用材料是指具有特殊性能、特殊功能，用于人工器官外科修复、理疗康复、诊断、检查、治疗疾患等医疗、保健领域，而对人体组织、血液不致产生不良影响的材料。国际标准化组织（ISO）法国会议专门定义的"生物材料"就是生物医学材料，它是指"以医疗为目的，用于与组织接触以形成功能的无生命的材料"。

生物医用高分子材料是生物医用材料的一个重要组成部分，是一类用于诊断、治疗和器官修复与再生的材料，具有延长病人生命、提高病人生存质量的作用，是材料科学、化学、生命科学和医学交叉的发展领域。其研究与开发既有重大的社会需求，也有重大的经济需求。高性能医用高分子材料和器械是现代医学各种诊断和治疗技术赖以存在的基础，并不断推动各种新诊断和治疗手段的出现。

医用高分子的研究至今已有 40 多年的历史。1949 年，美国首先发表了医用高分子的展望性论文。在文章中，第一次介绍了利用聚甲基丙烯酸甲酯作为人的头盖骨和关节，利用聚酰胺纤维作为手术缝合线的临床应用情况。据不完全统计，截至 1990 年，美国、日本、西欧等发表的有关医用高分子的学术论文和专利已超过 30000 篇。有人预计，现在的 21 世纪，医用高分子将进入一个全新的时代。除了大脑之外，人体的所有部位和脏器都可用高分子材料来取代。仿生人也将比想像中更快地来到世上。

在更加关爱人类自身健康的 21 世纪，医用高分子材料必将发挥日益重要的作用。生物医用材料的研究与开发也得到了国家相关部门的高度重视，"十五"和"十一五"国家重点基础研究发展规划（"973"）都设立了生物医用材料的研究项目。生物医用材料的未来发展必将是从简单的使用到有目的地设计合成，获得具有生命体需要的具有良好生物相容性和生物功能性的材料。在高等院校的生物医学工程和高分子材料与工程等专业也都开设了生物医用高分子材料的必选和选修课程。

医用高分子材料大致可分为机体外使用与机体内使用两大类。机体外用的材料主要是制备医疗用品，如输液袋、输液管、注射器等。由于这些高分子材料成本低、使用方便，现已大量使用。机体内用材料又可分为外科用和内科用两类。外科方面有人工器官、医用黏合剂、整形材料等。内科用的主要是高分子药物。所谓高分子药物，就是具有药效的低分子与高分子载体相结合的药物，它具有长效、稳定的特点。

归纳起来，一个具备了以下七个方面性能的材料，可以考虑用作医用材料：

（1）在化学上是惰性的，不会因与体液接触而发生反应；

（2）对人体组织不会引起炎症或异物反应；

（3）不会致癌；

（4）具有抗血栓性，不会在材料表面凝血；

（5）长期植入体内，不会减小机械强度；

（6）能经受必要的清洁消毒措施而不产生变性；

（7）易于加工成需要的复杂形状。

人工器官是医用高分子材料的主要发展方向。目前用高分子材料制成的人工器官已植入人体的有人工肾、人工血管、人工心脏瓣膜、人工关节、人工骨骼、整形材料等。应用的高分子材料主要有 PVC、ABS、PP、硅橡胶、含氟聚合物等。正在研究的有人工心脏、人工肺、人工胰脏、人造血、人工眼球等。

本教材按照生物医用高分子材料的应用分类进行编写。编写人员：赵长生（第 1 章部分、第 2 章、第 4 章部分、第 8 章）、顾忠伟（第 1 章部分）、张倩（第 3 章）、苏白海（第 4 章部分）、李洁华（第 5 章）、李建树（第 6 章）、谢兴益（第 7 章）。

赵长生
2009 年 1 月

# 目 录

# 第1章 绪 论

## 1.1 高分子科学基础知识❶

生物医用高分子材料在生物材料中占有不可替代的重要地位，不仅是高分子材料、生物医学工程等相关专业在研究和使用生物医用高分子，其他一些如生物、医药和临床等相关专业也涉及生物医用高分子。因此，对于非高分子材料类专业学生而言，应首先对高分子科学基础知识有所了解，本节即对高分子科学基础知识进行简单介绍。

### 1.1.1 高分子的基本概念

高分子是由许多相同的结构单元，通过共价键重复键接而成，并具有一定力学性能的大分子。高分子又称大分子、高分子化合物、大分子化合物、高聚物、聚合物，其英文名称为macromolecule 或者 polymer。

组成聚合物的每一个结构单元，我们称为单体（monomer）。所谓单体，是能够通过聚合反应形成高分子的低分子化合物，即合成聚合物的原料。在大分子链中出现的以单体结构为基础的原子团称为结构单元（structure unit）。

与小分子化合物相比，高分子化合物具有以下特点。

（1）分子量大。分子量大是高分子化合物与低分子化合物的根本区别，那么，高分子的分子量到底有多大呢？一般而言，分子量小于 1000，我们称之为低分子，而分子量大于1000，则为高分子。高分子的分子量范围通常为 $10^4 \sim 10^6$，若高于 $10^6$，则为超高分子量。

（2）分子似"一条长链"，且具有一定的长径比。其分子是通过相同结构单体按一定的化学顺序连接而成。对于支化高分子而言，其分子链上尽管有分支，但其分子仍具有一定的长径比，如聚酰亚胺分子的长径比高达 1000 以上。

（3）分子量的多分散性。高分子聚合物实质上是由化学组成相同、分子链长度不等、分子量不等、结构不同的同系聚合物组成的混合物，其分子量是同系物的平均值。这种分子量的不均一性，称为分子量的多分散性（polydispersity）。一般测得的高分子的分子量都是平均分子量。因此，不同的聚合物其平均分子量相同，但分散性不一定相同，所以其性质也有差异。

（4）分子所存在的状态不同。由于高分子分子之间的作用力大，所以其只有液态和固态，不能汽化。

（5）固体聚合物具有一定的机械强度，可用作承力材料，能抽丝，能制膜。

（6）高分子的难溶性。高分子化合物一般都很难溶，甚至不溶，溶解过程往往要经过溶胀阶段，即先溶胀，再溶解，溶液黏度比同浓度的低分子物质要高得多。

### 1.1.2 高分子的分子组成

#### 1.1.2.1 由一种结构单元组成的高分子

一个大分子往往是由许多相同的、简单的结构单元通过共价键重复连接而成的。例如：

---

❶ 高分子材料类专业学生不需要讲述本节内容。

聚苯乙烯，它是由苯乙烯单体通过聚合而得来的，其聚合化学反应如下图所示。

$$n\text{CH}_2{=}\text{CH} \longrightarrow \text{\sim\sim\sim}\text{CH}_2{-}\text{CH}{-}\text{CH}_2{-}\text{CH}{-}\text{CH}_2{-}\text{CH}\text{\sim\sim}$$

缩写成 $\left[\!-\text{CH}_2{-}\text{CH}\!-\right]_n$ 即为苯乙烯分子的表达形式。

其中，苯乙烯是单体，也是结构单元。结构单元有时也称为单体单元（monomer unit）、重复单元（repeat unit）。重复结构单元是高分子链中重复出现的单元，即链节（chain element）。这里，结构单元＝单体单元＝重复结构单元＝链节，这也是由一种结构单元组成高分子的分子结构特点。

在聚苯乙烯的分子表达式中，$n$ 是聚合度（degree of polymerization），表示聚合物大分子中重复结构单元的数目，也称为链节数。由于高聚物大多是不同分子量的同系物的混合物，所以高聚物的聚合度是指其平均聚合度。

聚合度是衡量高分子大小的一个指标。它有两种不同的表示方法。

（1）以大分子链中的结构单元数目表示，记作 $\overline{X}_n$。

（2）以大分子链中的重复结构单元数目表示，记作 $\overline{DP}$。

且有：
$$\overline{X}_n = \overline{DP} = n$$

由聚合度可计算出高分子的分子量：
$$\overline{M} = \overline{X}_n \cdot M_0 = \overline{DP} \cdot M_0$$

式中 $M$ 是高分子的分子量；$M_0$ 是结构单元的分子量。

### 1.1.2.2　由两种结构单元组成的高分子

以尼龙-66 为例，它是由己二酸和己二胺发生缩聚反应得到，其反应如下：

$$\text{H}_2\text{N}(\text{CH}_2)_6\text{NH}_2 + \text{HOOC}(\text{CH}_2)_4\text{COOH} \longrightarrow$$

$$\text{H}\!\left[\!\text{NH}(\text{CH}_2)_6\text{NH}{-}\text{CO}(\text{CH}_2)_4\text{CO}\!\right]_n\!\text{OH} + (2n-1)\text{H}_2\text{O}$$

尼龙-66 的分子结构与聚苯乙烯不同，它的结构单元是由两种不同的单体组成的，且单体在形成高分子的过程中要失掉一些原子，形成水分子。因此，其结构单元≠重复单元≠单体单元，但是重复结构单元＝链节。

$$\overline{X}_n = 2\overline{DP} = 2n$$

$$\overline{M} = \overline{X}_n \cdot M_0 = 2\overline{DP} \cdot M_0$$

式中 $M_0$ 两种结构单元的平均分子量。

由一种单体聚合而成的高分子（如聚苯乙烯）称为均聚物。由两种或两种以上的单体聚合而成的高分子（如尼龙-66）则称为共聚物。

### 1.1.2.3　由无规排列的结构单元组成的高分子

我们以丁苯橡胶为例，其分子结构通式如下式：

$$\left[\!(\text{CH}_2{-}\text{CH}{=}\text{CH}{-}\text{CH}_2)_x(\text{CH}_2{-}\text{CH})_y\!\right]_n$$

$x$，$y$ 为任意值，故在分子链上结构单元的排列是任意的，例如：

$$\text{\sim\sim\sim}M_1 M_2 M_1 M_1 M_2 M_1 M_2 M_2 M_2\ \ M_2 M_1 M_2 M_1 M_2 M_2 M_2\text{\sim\sim\sim}$$

在这种情况下，无法确定它的重复结构单元，仅结构单元＝单体单元。

### 1.1.3　高分子的分子量

#### 1.1.3.1　分子量的表示方法

前边提到高分子的特点时，讲到高分子的分子量具有多分散性，即高分子的分子量是一个平均值，那么，如何来表征或计算高分子的平均分子量呢？高分子的分子量常用的表示方法有数均分子量、重均分子量、黏均分子量。

（1）数均分子量

按聚合物中含有的分子数目进行统计平均的分子量，高分子样品中所有分子的总重量除以其分子（摩尔）总数，其计算公式如下：

$$\overline{M}_n = \frac{W}{\sum N_i} = \frac{\sum N_i M_i}{\sum N_i} = \frac{\sum W_i}{\sum (W_i/M_i)} = \sum X_i M_i$$

式中　$W_i$、$N_i$、$M_i$ 分别为 $i$-聚体的质量、分子数、分子量，$i = 1 \sim \infty$。

数均分子量一般通过依数性方法（冰点降低法、沸点升高法、渗透压法、蒸汽压法）和端基滴定法测定。对分子量小的聚合物敏感。

（2）重均分子量

按照聚合物的重量进行统计平均的分子量，$i$-聚体的分子量乘以其质量分数的加和。

$$\overline{M}_w = \frac{\sum W_i M_i}{\sum W_i} = \frac{\sum N_i M_i^2}{\sum N_i M_i} = \sum W_i M_i$$

重均分子量可以用光散射法进行测定，它对分子量大的聚合物敏感，且更准确反映高分子的性质。

（3）黏均分子量

用高分子的黏度来表示高分子的分子量的方法。对于一定的聚合物-溶剂体系，其特性黏度［$\eta$］和分子量的关系如下：

$$[\eta] = K\overline{M}^\alpha$$

式中　$K$，$\alpha$ 都是常数。

$$\overline{M}_V = \left[ \frac{\sum W_i M_i^\alpha}{\sum W_i} \right]^{1/\alpha} = \left[ \frac{\sum W_i M_i^{1+\alpha}}{\sum N_i W_i} \right]^{1/\alpha} = (\sum W_i M_i^\alpha)^{1/\alpha}$$

高分子的黏均分子量可用黏度法来测定。$\alpha$ 是高分子稀溶液特性黏度-分子量关系式中的指数，一般地，$\alpha$ 值在 0.5～0.9 之间，故有：

$$\overline{M}_V < \overline{M}_w$$

为了便于更好地了解这三种不同的分子量表示法的不同，我们举例如下。现有一聚合物样品，其中分子量为 $10^4$ 的分子有 10 mol，分子量为 $10^5$ 的分子有 5 mol，求分子量（$\alpha$ 值 0.6）。

$$\overline{M}_n = \frac{\sum N_i M_i}{\sum N_i} = \frac{10 \times 10^4 + 5 \times 10^6}{10 + 5} = 40000$$

$$\overline{M}_w = \frac{\sum W_i M_i}{\sum W_i} = \frac{10 \times (10^4)^2 + 5 \times (10^5)^2}{10 \times 10^4 + 5 \times 10^5} = 85000$$

$$\overline{M}_V = \left[ \frac{\sum W_i M_i^{1+\alpha}}{\sum N_i W_i} \right]^{1/\alpha} = \left[ \frac{10 \times (10^4)^{0.6+1} + 5 \times (10^5)^{0.6+1}}{10 \times 10^4 + 5 \times 10^5} \right]^{1/0.6} \approx 80000$$

可见，对于同一聚合物，采用不同的分子量计算方法，其所得的平均分子量值有一定的差异，且有 $\overline{M}_w > \overline{M}_v > \overline{M}_n$，$\overline{M}_n$ 靠近聚合物中低分子量的部分，即低分子量部分对 $\overline{M}_n$ 影响较大，$\overline{M}_w$ 靠近聚合物中高分子量的部分，即高分子量部分对 $\overline{M}_w$ 影响较大。一般用 $\overline{M}_w$ 来表征聚合物比 $\overline{M}_n$ 更恰当，因为聚合物的性能如强度、熔体黏度更多地依赖于样品中较大的分子。

### 1.1.3.2 分子量的分布

聚合物的分子量分布一般呈高斯分布，用分子量分布指数来表示，即重均分子量与数均分子量的比值 $\overline{M}_w/\overline{M}_n$，其比值大小与分子量分布情况如下表所示。

表 1-1 $\overline{M}_w/\overline{M}_n$ 比值与聚合物分子量分布情况的关系

| $\overline{M}_w/\overline{M}_n$ | 分子量分布情况 |
| --- | --- |
| 1 | 均一分布 |
| 接近 1（1.5～2） | 分布较窄 |
| 远离 1（20～50） | 分布较宽 |

聚合物的分子量分布对其性能有一定影响，当聚合物分子中高分子量的部分含量高时，会使聚合物的强度增加，但加工成型时困难。同样地，聚合物分子中低分子量部分含量高时，会使聚合物强度降低，但易于加工成型。因此，不同用途的聚合物，应具有合适的分子量分布。

### 1.1.4 高分子结构

#### 1.1.4.1 链结构

高分子的链结构即高分子链骨架的几何形状，大致有三种：线型、支链型、体型（如图1-1 所示）。

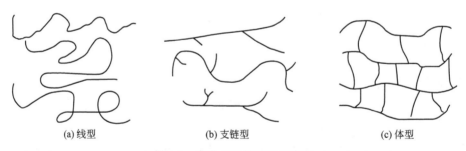

(a) 线型　　　　　　　(b) 支链型　　　　　　　(c) 体型

图 1-1　高分子的链结构示意图

线型高分子的整个分子如同一条长链，无支链。其长链可能比较伸展，也可能卷曲成团，取决于链的柔顺性和外部条件，一般为无规线团结构，可用适当的溶剂进行溶解，加热可以熔融，即为可溶可熔高分子。

支链高分子的分子链上带有侧链，侧链的长短和数量有所不同。这些长短不同的支链，有的是聚合中自然形成的，有的则是根据对高分子性能的要求，人为地通过化学反应接枝上去的。支链高分子可溶解在适当的溶剂中，加热可以熔融，即可溶可熔。

体型高分子可看成是线形或支链高分子间以化学键交联而成，交联程度较低的，受热可软化，适当的溶剂可溶胀；交联程度较高的，既不溶解，又不熔融，为不溶不熔高分子。

#### 1.1.4.2 聚集态结构

高分子的聚集态结构是指高聚物材料本体内部高分子链之间的几何排列，它是在分子间作用力的作用下，高分子链与链之间的排列和堆砌结构。高分子的聚集态结构包括非晶态结构、晶态结构和液晶态结构。

（1）非晶态结构

非晶态高聚物的分子链处于无规线团状态，但存在着一定程度的有序。非晶态高分子没有熔点，在温度-形变曲线上有一转折点，此点对应的温度称为玻璃化转变温度（glass transition temperature），用 $T_g$ 表示，如图 1-2 所示。

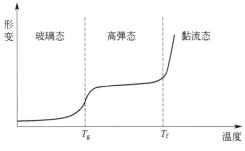

图 1-2　非晶态高聚物的温度形变曲线

非晶态聚合物内部分子不同的运动状态，在宏观上表现为三种力学状态，并对应于三个不同的温度区域，在玻璃化转变温度 $T_g$ 以下时，聚合物处于玻璃态，当玻璃态聚合物受热，温度高于 $T_g$ 时，聚合物就向高弹态转变，$T_g$ 是聚合物玻璃态与高弹态的转变点。当温度继续升高时，聚合物将会由高弹态转变为黏流态，开始转变为黏流态的温度称为流动温度或黏流温度（flow temperature），用 $T_f$ 表示。

① 玻璃态　此状态下温度较低，聚合物的分子运动很少，只有一些局部运动，此时的聚合物在力学行为上表现为模量高和形变小，形变符合虎克弹性定律。由于玻璃化转变区对温度十分敏感，当温度升高至 $T_g$ 时，聚合物链的运动增加，大分子链构象开始改变、伸缩，表现出较为明显的力学松弛行为。

② 高弹态　在 $T_g$ 以上，链段运动加剧，较小应力就可产生较大的形变，除去外力后，形变恢复，因此称为高弹性。当温度升高时，聚合物先经历粘弹转变区，同时表现为黏性流动和弹性形变，这也是聚合物松弛现象最为突出的区域。

③ 黏流态　温度高于 $T_f$，此时链段运动剧烈，产生不可逆的形变，高聚物为黏性液体。高分子分子量越大，$T_f$ 就越高，黏度也越大。

（2）晶态结构

高度结晶的高聚物结晶度不能达到 100%，即结晶高聚物可处于晶态和非晶态两相共存的状态。结晶熔融温度（melting temperature，$T_m$），是结晶高聚物的主要热转变温度，是聚合物由从固体到液体的临界温度。

玻璃态化温度 $T_g$ 和熔融温度 $T_m$ 是评价聚合物耐热性的重要指标。$T_g$ 是无定形聚合物（如塑料）的使用上限温度，橡胶的使用下限温度，而 $T_m$ 是结晶聚合物的使用上限温度。

（3）液晶态结构

某类晶体受热熔融（热致性）或被溶剂溶解（溶致性）后，失去了固体的刚性，转变成液体，但仍保留有晶态分子的有序排列，成各向异性，形成兼有晶体和液体性质的过渡状态，这种中间状态称为液晶态，处于这种状态的物质称作液晶（liquid crystalline，LC）。能形成液晶的高分子通常由刚性和柔性两部分组成，刚性部分主要是芳香族和脂肪型环状结构，柔性部分多是可以自由旋转的 σ 链连接起来的饱和链。可用差示扫描量热仪（DSC）、偏光显微镜（POM）、X-射线衍射（XRD）对液晶态高分子的性能进行分析。

## 1.1.5　高分子材料的制备

高分子材料制备过程包含三个层次：第一层次为聚合物合成，第二层次为聚合物粒料、粉料或块状料的制备，第三层次为聚合物成型加工。对应用于涂料、黏合剂、助剂等领域的精细高分子，通过合成即可得到可实用的高分子材料；对于成型材料应用领域，通过聚合方法得到合成聚合物后，还需经过分离、后处理（洗涤、干燥和造粒等），制造成粒状、粉状或块状料，再按需求加入一定添加剂配合使用，经成型加工后制得符合使用要求的高分子材料。这里只介绍高分子材料制备的第一层次和第二层次。

### 1.1.5.1 原料准备与精制

该处所述原料主要为聚合物合成所需原料，包括聚合单体、引发剂、催化剂及聚合用其他组分（如乳化剂、分散剂、分子量调节剂、溶剂等）。原料的精制则包括对单体、引发剂、催化剂、乳化剂等的精制，其目的在于除去阻聚剂及其他杂质。对于液态原料（多数原料为液态），可通过蒸馏（常压蒸馏或减压蒸馏）或碱洗的方法来进行精制；对于固态原料（如引发剂、乳化剂及部分单体）则主要通过重结晶的方法进行精制。

### 1.1.5.2 聚合物合成

聚合物合成是将小分子或低分子化合物转化为高分子的过程，该过程称为聚合，产物为聚合物。由于聚合物结构直接影响到聚合物性能与应用效果，因此聚合物合成是高分子材料制备的重要和关键环节。根据聚合机理，聚合物的合成可分为自由基链锁聚合、离子型聚合、配位催化聚合、逐步缩合聚合和逐步加成聚合。其中，含有不饱和键的单体一般通过链锁聚合机理聚合，根据反应活性中心类型又可分为自由基型链锁聚合、离子型链锁聚合和配位催化聚合；含有双官能团或多官能团的单体一般通过逐步聚合机理聚合，包括逐步缩聚和逐步加聚。二者区别在于，逐步缩聚反应过程中伴随有小分子副产物生成，逐步加聚无小分子副产物生成。图1-3为聚合机理分类图。

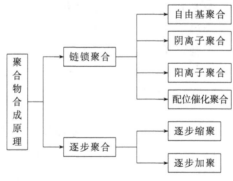

图1-3　聚合机理分类图

根据聚合物合成的工业实施过程，其具体实施方法有本体聚合、溶液聚合、悬浮聚合、乳液聚合，以及熔融缩聚、溶液缩聚、界面缩聚、固相缩聚和乳液缩聚等。其中前四种方法适用于链锁聚合机理，后四种方法适用于逐步聚合机理。

（1）本体聚合

本体聚合是指在不用溶剂和分散介质的情况下，仅存在单体本身或加少量引发剂或催化剂的聚合。根据反应体系中物料的均相性可分为均相本体聚合和非均相本体聚合。均相本体聚合指聚合产物溶于单体，聚合过程中物料虽逐渐变稠，但始终为均一相态，最后变成硬块，如苯乙烯、甲基丙烯酸甲酯的本体聚合即属均相本体聚合。非均相本体聚合是指单体聚合后所生成的聚合物不溶于单体，从而沉淀下来成为异相，即非均相，如氯乙烯的本体聚合。根据参加反应单体的相态又可分为液相本体聚合和气相本体聚合。苯乙烯、甲基丙烯酸甲酯的本体聚合是典型的液相本体聚合，而高压聚乙烯的生产则为最成熟的气相本体聚合。本体聚合具有生产流程短，产品纯度高，透明性好等优点，适于生产板材和其他型材。但当聚合达到一定转化率以后，体系黏度明显增高，自动加速效应显著，体系散热困难，因此只有当聚合反应器中搅拌、传热等工程问题解决之后才能有效实施。

（2）溶液聚合

溶液聚合是指单体和引发剂溶于适当溶剂中所进行的聚合。根据聚合物的溶解性，溶液聚合分均相溶液聚合和非均相溶液聚合（又称沉淀聚合）。若所生成的聚合物能溶于溶剂中则为均相溶液聚合，若不溶并析出者则为非均相溶液聚合。如丙烯腈在二甲基甲酰胺中的聚合为均相溶液聚合，而在水溶液中的聚合则为非均相溶液聚合。在高分子材料工业中，溶液聚合占据重要地位，如化学纤维产品中，聚丙烯腈、维尼纶的原料——聚乙酸乙烯酯即由溶液聚合生产。此外，溶液聚合技术还可用于生产许多有应用价值的精细化学品，如涂料、黏合剂等。溶液聚合的优点在于可有效控制体系的热量，但聚合速率及产物分子量较低，溶剂脱除困难，分离及后处理成本较高。

（3）悬浮聚合

悬浮聚合是在强力搅拌下，单体以小液珠状悬浮于水中进行的聚合反应。在悬浮聚合过程中，反应发生在单体珠滴中，每一个珠滴相当于一个小的本体聚合反应器。由于单体珠滴很小，且以水为分散介质，因此比本体聚合更易于排除聚合热。当聚合物溶于单体时，聚合后的最终产物为透明的珠状小球；如聚合物不溶于单体，则所得产品为不透明的粒子。悬浮聚合几乎为自由基聚合机理所独有，离子型聚合、配位聚合和逐步聚合机理很少采用悬浮聚合方法。

（4）乳液聚合

乳液聚合是单体在乳化剂的作用及机械搅拌下，在水中形成乳状液而进行聚合反应。乳液聚合体系由单体、分散介质、溶于分散介质的引发剂及乳化剂四个基本组分组成。根据各组分间的相互作用状态，有常规乳液聚合和非常规乳液聚合。常规乳液聚合中，单体为非水溶性单体，分散介质为水，引发剂和乳化剂均为水溶性。非常规乳液聚合包含无皂乳液聚合和反相乳液聚合等，前者不使用乳化剂或仅使用极少量的乳化剂，后者以有机溶剂作为分散介质，单体一般为水溶性化合物，而引发剂和乳化剂一般为油溶性物质。通过乳液聚合所得到的聚合物乳液在涂料、黏合剂等领域均具有重要应用，许多聚合物材料如聚丙烯酸酯弹性体、丁苯橡胶等均通过乳液聚合制得。从聚合机理看，本体聚合、溶液聚合和悬浮聚合三种方法类似，而乳液聚合机理比较独特。

（5）缩聚反应

缩聚反应是官能团间的反应，除形成聚合物外，还伴有水、醇、氨等低分子副产品产生。缩聚反应的方法很多，下面主要介绍熔融缩聚、溶液缩聚、界面缩聚和固相缩聚。

① 熔融缩聚　与本体聚合相似，反应中不加溶剂，反应温度在原料单体和缩聚产物熔化温度以上（一般高于熔点10～25℃）进行的缩聚反应叫熔融缩聚。其特点是反应温度高，一般在200℃以上，比生成的聚合物熔点高10～25℃。此时，不仅单体原料处于熔融状态，而且生成的聚合物也处于熔融状态。高温有利于提高反应速率和排除低分子副产物。由于未采用溶剂，减少了溶剂蒸发的损失，有利于降低成本、减少环境污染。一般用于室温下反应速率很小的可逆缩聚反应，如尼龙-6、尼龙-66和涤纶。

② 溶液缩聚　当单体或缩聚产物在熔融温度下不够稳定而易分解变质时，为降低反应温度，可使缩聚反应在某种适当溶剂中进行，此即溶液缩聚。根据反应温度，溶液缩聚可分为高温溶液缩聚和低温溶液缩聚。前者一般为可逆平衡缩聚，其原料可为二元羧酸、二元醇或二元胺等，用以合成芳香族高熔点的聚酯、聚酰胺等。后者则是用高反应活性的原料，如二酸双酰氯、二异氰酸酯和二氧化丙二烯等与二元醇、二元胺等反应，一般属于不可逆缩聚。按照缩聚产物在溶剂中的溶解情况，又可分为均相溶液缩聚和非均相溶液缩聚。与熔融

7

缩聚法相比，溶液缩聚法缓和、平稳，有利于热交换，避免了局部过热现象。此外，溶液缩聚过程中无需高真空。由此制备的聚合物溶液可直接作为清漆或膜材料使用，也可作为纺丝液纺制成纤。溶液缩聚是当前工业生产缩聚物的重要方法，也被广泛用于合成那些熔点接近其分解温度的聚合物，如聚芳酯和全芳族尼龙等。此外，许多新型耐高温材料如聚砜、聚酰亚胺、聚苯硫醚等也都采用溶液缩聚方法制备。

③ 界面缩聚　又称相间缩聚，是在多相（一般为两相）体系中，在相的界面处进行的缩聚反应。即界面缩聚是将两种单体分别溶解在两种互不相溶的溶剂（如水和烃类溶剂）中，反应时将两种单体溶液倒在一起，反应即发生在两相的界面处。这是一种复相反应，一般属于扩散控制。根据搅拌状况，界面缩聚分静态界面缩聚和动态界面缩聚。其中，静态界面缩聚无需搅拌，聚合物在界面生成，反应速率由扩散控制；动态界面缩聚则是在搅拌的条件下使两相能很好地混合，形成几乎是无限大的界面，使聚合反应在短期内完成。动态界面缩聚比静态界面缩聚对原料的摩尔比和纯度要求更高，但对溶剂和聚合物类型有较大的选择范围。

④ 固相缩聚　固相缩聚有三种情况：a. 缩聚反应在原料单体熔点以下进行，这是真正的固相缩聚。在这种情况下，固体的结构会影响缩聚反应的速度和生成聚合物的性质。b. 缩聚反应在高于单体熔点、低于生成聚合物的熔点以下进行。即反应的第一阶段在单体的熔融状态下进行，反应的第二阶段则是在第一阶段生成的低聚体的固相中进行。c. 环化反应：分两阶段进行。第一阶段由具有特殊结构的单体生成含有反应活性基团的线型聚合物分子（这一阶段通常在溶液中进行）。在排除溶剂后第二阶段反应在固相中进行，使大分子活性基团间反应，并在聚合物链上生成环。体型缩聚反应也属于这种类型。固相缩聚法特别适用于那些熔点很高或在熔点以上易于分解的单体的缩聚，适用于耐高温聚合物，特别是无机聚合物的制备。

### 1.1.5.3　聚合物分离（含单体和溶剂回收）

通过上述实施方法得到的聚合物体系一般为聚合物、未反应单体、引发剂（或催化剂）残渣、反应介质（水或有机溶剂）等的混合体系。而杂质的存在将严重影响聚合物的加工和使用性能。为提高产品纯度，获得较为纯净的聚合物，降低原材料消耗，必须将聚合物与这些杂质分离，并将溶剂和残留单体进行脱除和回收。合成聚合物的分离主要包括：未反应单体的脱除与回收，溶剂的脱除与回收、引发剂和其他助剂及低聚物的脱除等。其分离过程分为两类，即脱除挥发份（如残留单体和低沸点有机溶剂等）和将聚合物从液体介质中分离。后者又包括化学破坏凝聚分离和离心分离。脱除挥发份的目的是脱除未反应的单体和低沸点有机溶剂，分离原理是把挥发份从液相转变为气相，分离效率由液相和气相在界面的浓度差和扩散系数来决定，最终可达到的浓度则由气液平衡所决定；化学凝聚分离是利用合成高聚物混合体系中的某些组分与酸、碱、盐或溶剂（沉淀剂）作用，破坏原有的混合状态，使固体聚合物析出，从而将聚合物分离；离心分离方法的原理则是借助于重力、离心力以及流体流动所产生的力作用于粒子、液体或液体与粒子的混合物上。由于这些作用力对作用对象产生的效果不同，从而使聚合物粒子与流体分离。对于某些场合，如通过乳液聚合得到的聚合物乳液和通过溶液聚合得到的聚合物溶液用作涂料、黏合剂、油墨等精细化学品领域时，只需将未反应单体分离即可，若反应转化率很高，且微量单体的存在不会影响使用效果时，则可直接使用而无需分离。

### 1.1.5.4　聚合物后处理（含洗涤、干燥、造粒等）

经脱挥发分、凝聚或离心分离后的聚合物含有一定量的可溶性杂质（如引发剂、乳化剂等），通过洗涤（水洗或碱洗）可使其净化。水洗得到的聚合物粗产品中含有大量水分，必须除去（包括脱水和干燥两个过程）。

潮湿的粉状或粒状合成树脂和橡胶经脱水、干燥后，得到干燥的树脂和橡胶。干燥的树脂通过造粒得到合格的树脂粒料；干燥的橡胶经过压块则得到合格块状合成橡胶（生胶料）。这些合格的树脂粒料和块状生胶即为合成高聚物的最终产品，同时又是用于高分子材料加工成制品的原料，即聚合物母料。

## 1.2　生物医用高分子

生物医用高分子材料（biomedical polymer materials）是功能性高分子材料（functional polymer materials）中的重要组成部分。所谓功能性高分子材料，顾名思义就是具有一定或者特定功能的高分子材料。生物医用高分子材料是指在生物以及医学等方面所使用的高分子材料。与生物高分子，或生物大分子是有一定区别的，当然生物高分子也可以作为生物医用高分子材料使用。生物大分子是指生物体内含有的大分子物质，如人体内的 DNA 和蛋白质。

### 1.2.1　高分子科学和技术的进步与医用材料

高分子科学和技术是 20 世纪开始发展起来的。之后高分子领域发生了多次巨大的变革，高分子科学与技术得到不断发展，生物医用高分子材料也不断发展，尤其是伴随功能高分子材料的发展，见表 1-2。

表 1-2　高分子科学和技术的进步

| 年　代 | 高分子科学与技术的进步 | 年　代 | 高分子科学与技术的进步 |
|---|---|---|---|
| 1920 年代 | 大分子学说的提出(Staudinger) | 1970 年代 | 高分子材料的多样化(质的变化) |
| 1930 年代 | 尼龙的发明(Carothers) | 1980 年代 | 功能高分子材料的发展(机能的) |
| 1940 年代 | 战争 | 1990 年代 | 功能化和高性能化 |
| 1950 年代 | 高分子科学的基础(Flory) | 21 世纪 | 多功能化? |
| 1960 年代 | 高分子工业的发展(量的变化) | | |

生物材料的历史相对比较短，医疗目的用高分子材料的研究开始于 20 世纪 60 年代，美国 NIH（National Institute of Health）对人工心脏的研究计划：优异血液相容性的合成材料研究。伴随医疗技术的进步和发展，从医学角度对材料提出了更高的要求，如心血管医生为防止血液凝固提出了抗血栓材料，肾脏病医生为尽快治疗肾衰竭，提出了血液透析膜的要求。伴随生物材料的研究开发，一些相关的学会和杂志也相继诞生，见表 1-3 和表 1-4。

表 1-3　生物材料及人工器官相关主要学会的设立和活动

| 国家、地区 | 学会名称 | 设立或初次会议 | 会员数 (1988) |
|---|---|---|---|
| 国际 | International Biomaterials Symposium | 1969 | — |
| | World Biomaterials Congress | 1980 (4 年 1 次) | — |
| | International Society for Artificial Organs | 1977 | 1000 |
| 北美 | American Society for Artificial Internal Organs | 1955 | 1500 |
| | Society for Biomaterials | 1974 | 1000 |
| | Canadian Biomaterials Society | 1980 | — |
| 欧洲 | European Society for Artificial Organs | 1974 | 450 |
| | European Society for Biomaterials | 1981 | — |

| 国家、地区 | 学会名称 | 设立或初次会议 | 会员数（1988） |
|---|---|---|---|
| 日本 | 日本人工器官学会 | 1963 | 3700 |
| | 高分子学会医用高分子研究会 | 1972（会议），1978（研究会） | 170 |
| | 日本生物材料学会 | 1978（设立），1979（大会） | 770 |
| 中国 | 中国生物医学工程学会 | 1980 | |
| | 中国生物医学工程学会　生物材料分会 | 1981（会议），1989（分会） | |
| | 中国生物医学工程学会　人工器官分会 | 1981（会议），1989（分会） | |
| | 中国生物材料学会 | 2011 | |

表 1-4　生物材料及人工器官相关主要杂志及创刊时间

| 创刊年 | 杂志名 | 出版国 |
|---|---|---|
| 1955 | Trans Ameri. Soc. Artif. Intern. Organs | US |
| 1963 | Biopolymers | US |
| 1967 | J. Biomedical Mater. Res. | US |
| 1972 | 人工脏器 | JP |
| 1977 | Artificial Organs | US |
| 1979 | Annals Biomedical Engineering | US |
| 1979 | International Journal of Biological Macromolecules | The Netherlands |
| 1980 | Biomaterials | UK |
| 1982 | 中国生物医学工程学学报 | China |
| 1984 | 生物医学工程学杂志 | China |
| 1985 | J. Controlled Release | The Netherlands |
| 1986 | J. Bioactive & Compatible Polymers | US |
| 1989 | J. Biomaterials Science-Polymer Edition | The Netherlands |
| 1990 | Journal of Materials Science Materials in Medicine | The Netherlands |
| 1993 | Materials Science & Engineering C-Materials for Biological Applications | The Netherlands |
| 1993 | Colloids and Surfaces B：Biointerfaces | The Netherlands |
| 2000 | Biomacromolecules | US |
| 2001 | Macromolecular Bioscience | Germany |
| 2005 | ACTA Biomaterialia | UK |
| 2012 | Advanced healthcare materials | UK |
| 2013 | Biomaterials science | UK |
| 2013 | Journal of materials chemistry B | UK |

### 1.2.2　生物医用材料

生物医用材料是与在什么场合使用以及如何使用相关联的。生物医用材料的分类因所在角度不同而有区别，分类方法也多种多样。一般从医疗使用角度（医生的观点）而分类，表1-5是一种分类方法。

表 1-5　生物医用材料的分类及适用范围

| 分类 | 对象领域 | | 利用目的 | 适用举例 |
|---|---|---|---|---|
| 直接治疗 | 生物组织 | 软组织<br>硬组织 | 损伤修复、替代 | 修补材料、人工皮肤、人工晶体、隐形眼镜<br>人工骨、人工关节、义齿、人工齿根 |
| | 人工器官 | 呼吸、循环、血液净化、代谢、免疫 | 功能辅助、功能代替 | 人工肺、人工心脏、人工血管、人工血液、人工肾、人工肝、人工胰、人工肠管、人工免疫系统 |
| | 一般医疗用 | | 外科手术<br>通用处理用 | 缝合线、创伤敷料、导尿管、血液通道<br>止血剂、管路、袋子 |

| 分类 | 对象领域 | 利用目的 | 适用举例 |
|---|---|---|---|
| 医药,制剂 | 控制释放系统 | 安定化,控制释放,靶向 | 荷尔蒙循环系统药物、镇痛药物、抗癌药物、抗生素、免疫功能控制物质的剂型化 |
| | 血液制剂 | 成分分离 | 血浆、血小板、白细胞、红细胞 |
| 检查,诊断 | 功能检查 | 血细胞机能,微量生理活性成分 | 细胞标识化、细胞机能检查试药 |
| | 生体检查 | 生物传感器 | 生物化学检查用担体、膜 |

人工器官已经得到广泛发展及应用,而且是生物医用高分子材料最主要的应用领域之一。但是要完全用人工器官替代人体本身的器官还很困难。图 1-4 是人体主要器官抽象化的模型,以便于理解。

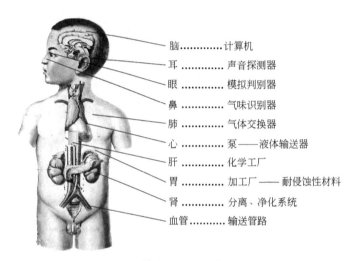

图 1-4 人体主要器官抽象化的模型

目前,人工器官的研究方法并非只是考虑人体组织和器官的类似,更重要的是采取某种手段使其能够再现人体的组织和器官的功能(和/或功能的一部分)。利用人工器官的治疗方法,从大处可以如下划分:①损伤组织和/或器官的替代或修复用;②障碍器官功能的辅助或分割代替用。在实用化的人工器官研究中,对材料的研究考虑得更多。

在医药方面,以前应用高分子比较少,近年来迅速增多。主要是利用高分子进行药物控制释放,即药物释放系统(drug delivery system,简称 DDS)。在诊断治疗方面,检查药物和检查方法一般用现代化学方法,然而血清中微量成分测定的高精度化、高速化,血液细胞的特殊活性的评价,使高分子及其研究愈来愈多。

这里应当注意,前面所述的高分子材料,很少直接使用,而是在加工、成形最后形成制品后开始使用,而且很多场合与其他设备或仪器配套使用。本书是以最终制品的主要医疗机能分类阐述生物医用高分子材料。

## 1.3 生物医用高分子制品的生产环境及消毒灭菌

### 1.3.1 生产环境

生物医用高分子材料的生产对环境具有一定的要求,即通常所说的无尘、无菌要求,具有一定的空气洁净度。空气洁净度是指洁净空气环境中的空气含尘量多少的程度,含尘浓度低的则洁净度高，空气洁净标准或者级别就是以含尘浓度来划分的。空气洁净级别是评价空气洁净环境的核心指标。洁净室就其控制的对象来说，分工业洁净室和生物洁净室两大类。

洁净室有三种不同的状态，洁净室竣工还未安装工艺设备，也没有操作人员的状态称为空态；工艺设备在已竣工的洁净室内安装调试完毕，但无操作人员的状态称为静态；在正常生产运行条件下称为动态。图 1-5 是典型的洁净生产环境。

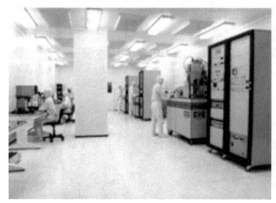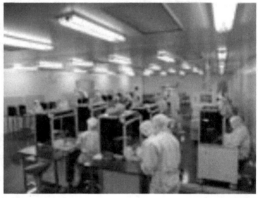

图 1-5　洁净生产车间

### 1.3.1.1　无尘概念及如何进入洁净室？

什么是无尘概念？按照国际惯例，无尘净化级别主要是根据每立方米空气中粒子直径大于划分标准的粒子数量来规定的。也就是说所谓无尘并非 100% 没有一点灰尘，而是控制在一个非常微量的单位上。当然这个标准中符合灰尘标准的颗粒相对于我们常见的灰尘已经是小的微乎其微，但是对于光学构造而言，哪怕是一点点的灰尘都会产生非常大的负面影响，所以在光学构造产品的生产上，无尘是必然的要求。

如表 1-6 所示，将每立方米空气中大于 $0.5\mu m$ 粒径的微尘数量控制在 3500 个以下，就达到了国际无尘标准的 A 级。目前应用在芯片级生产加工的无尘标准对于灰尘的要求高于 A 级，这样的高标准主要应用在一些等级较高的芯片生产上。相当于微尘数量被严格控制在每立方英尺 100 个以内，这也就是业内俗称的百级洁净级别。

表 1-6　无尘级别

| 洁净度级别 | 悬浮粒子最大允许数/m³ | | | |
| --- | --- | --- | --- | --- |
| | 静态 | | 动态 | |
| | $\geqslant 0.5\mu m$ | $\geqslant 5.0\mu m$ | $\geqslant 0.5\mu m$ | $\geqslant 5.0\mu m$ |
| A 级 | 3520 | 20 | 3520 | 20 |
| B 级 | 3520 | 29 | 352000 | 2900 |
| C 级 | 352000 | 2900 | 3520000 | 29000 |
| D 级 | 3520000 | 29000 | 不作规定 | 不作规定 |

如何进入无尘洁净室？任何进入无尘洁净室的人，必须先进入无尘更衣室，穿上无尘帽、无尘口罩、无尘衣、静电防尘手套、无尘裤、无尘靴。经过这套外形很"酷"的防尘装备可将人们身上已有的灰尘隔离在无尘洁净室之外，但这才是第一步。对于生物及医用材料的生产，还有无菌要求。进入洁净室还应当洗手和消毒。

### 1.3.1.2　洁净室的规划

（1）洁净室的一般性规划

洁净室的整厂规划，因涉及范围极广，需建筑、水电、空调、环保、防震、制造等各项专业人才共同规划，尽管不少洁净室规划多是在既有的建筑物内，然而，为避免失误应尽可能事先确认下列事项：①洁净度等级；②室压之平衡措施；③温湿度要求；④机器设备之必要性；⑤确定生产流程；⑥局部排气之必要性；⑦日后扩充弹性；⑧足够维护保养空间；⑨空调送风方式；⑩员工休息区之安排；⑪设施与动力之配置；⑫室内净高与楼板载重；⑬设备空间与管道；⑭门窗宜少，气密性要佳；⑮静电、振动及噪音；⑯生产线与活动线少交叉；⑰公害、污染与防灾；⑱安装及运转成本之衡量。

（2）洁净室的动线规划

所谓"动线"，是指人员、原料的入室路线，和人员与成品的出室路线。规划时，要认真分析人（车）路径、配管系统、排气管道、原料搬运和作业的流程等，尽量缩短动线，并避免交叉，以防止交叉污染（cross contamination）。

根据国家计委"关于印发《一九九二年工程建设国家标准制订、修订计划》的通知（计综合［1992］490号）"的要求，由信息产业部会同有关部门共同修订的《洁净厂房设计规范》，经有关部门会审，批准为国家标准，编号为 GB 50073—2001，自 2002 年 1 月 1 日起施行。2013 年，在原有标准的基础上修订为 GB 50073—2013 目前已经在执行。

洁净室无尘室（净化车间）设计要点如下。

① 洁净室无尘室系统　室内的空气净化系统可分为水平层流、垂直层流和乱流。选择气流形式一则参照惯例，二则取决于房间的工作参数。

② 洁净度与换气次数　房间的洁净度取决于单位时间的换气次数，因此缜密考虑房间的工作性质以及生产工艺要求，再决定净化系统的技术参数。

③ 结构　为了保证气流几乎不受干扰，就必须进行结构设计，以避免房间里任何地方发生灰尘积累。

④ 设计方案　要确定设计方案，必须先对房间的工作性质以及其中的气流条件进行认真的考虑。发尘量大的车间不宜采用地面送风形式，洁净度高的车间应尽可能远离其他车间。

⑤ 材料　作为洁净室的顶棚，墙面和地板的材料必须是不宜破裂、不易粘颗粒，以及几乎不起尘的材料，另外根据房间的工作条件，还必须考虑材料的化学性能是否稳定。

⑥ 压力和气流　为了保证房间的洁净度，必须防止外面污染气流进入室内，要达到这个目的，房间里必须保持正压。为了获得所要求的房间压力，必须补充适当的新鲜空气。

⑦ 辅助设备　必要时还得安置一些辅助设备：如新风口的空气指示仪，隔断上的传递窗等。这些设备必须适合房间的要求，并且需真正了解其功能。

⑧ 人和物的控制　人和物是洁净室的主要尘源，因此必须充分控制，例如：在进入净化房前，所有的人都要经过人净系统，更换无尘衣，并且要接受净化功能的基本教育。

⑨ 给排水和送风装置及电源　根据所要运行的车间，提供必须的给排水装置、送风装置和电源，这些装置和所涉及的设备必须易于使用和设计，同时不得有悖于净化系统。

### 1.3.1.3　GMP 标准及无菌室

GMP 为食品、药品和医疗器械领域的良好生产质量管理规范（good manufacturing practice）的简称，它是指从负责指导生产质量控制的人员和生产操作者的素质到生产厂房、设施、建筑、设备、仓储、生产过程、质量管理、工艺卫生、包装材料与标签，直至成品的储存与销售的一整套保证产品质量的管理体系。最近，国家食品药品监督管理总局明确宣布，药品生产企业不通过 GMP 认证，不能再生产粉针剂和大输液这两种剂型，其他药品将分类确定强制通过 GMP 认证时限，达不到 GMP 认证的企业，将坚决不能生产。GMP 的必要条件是指具备一定洁净程度的洁净厂房。早期，洁净医药厂房设计执行的是我国于 1984 年制订的 GBJ 73—84《洁净厂房设计规范》，简称《洁规》，该规范制订时间较早，国家已经修改制订新的规范。新的国家标准是 2013 年制订的，为 GB 50073—2013《洁净厂房设计规范》。

生物洁净室（BCR）的洁净度与适用和分类见表 1-7，有关 GMP 的空气洁净度级别和含菌浓度标准的规定见表 1-8。

表 1-7　生物洁净室（BCR）的洁净度与适用和分类表

| 产业类别 | 洁净度（≥0.5μm）/（个/ft³） | | | | | |
|---|---|---|---|---|---|---|
| | 1 | 10 | 100 | 1000 | 10000 | 100000 |
| 医药品 | | | | | | |
| 　抗生素类 | | | √ | √ | | |
| 　注射药 | | | √ | √ | | |
| 　血清 | | | √ | √ | | |
| 　药剂包装过程 | | | | | √ | √ |
| 　医疗器具 | | | | √ | √ | √ |
| 医院 | | | | | | |
| 　无菌手术室 | | | | √ | | |
| 　手术室 | | | | √ | √ | √ |
| 　无菌病房 | | | | √ | √ | |
| 　调剂室 | | | | √ | | |
| 食品 | | | | | | |
| 　牛乳,乳制品 | | | | √ | √ | √ |
| 　食肉,食肉加工 | | | | | √ | √ |
| 　炼乳制品 | | | | | √ | |
| 　清酒,酒类 | | | | | √ | |
| 　糕饼,豆腐 | | | | | √ | |
| 　制果,面包 | | | | | √ | √ |
| 动物实验 | | | | | | |
| 　饲养区 | | | | | √ | √ |
| 　隔离区 | | | | √ | | |
| 其他 | | | | | | |
| 　蘑菇,菌类培养 | | | | √ | √ | |
| 　观叶植物培养 | | | | √ | √ | |
| 　化妆品 | | | | √ | √ | |

表 1-8　中国及世界卫生组织（WHO）有关 GMP 的
空气洁净度级别和含菌浓度标准的规定

| 名　称 | 空气洁净度级别 | ≥0.5μm 微粒/（粒/m³） | | ≥5μm 微粒/（粒/m³） | | 浮游菌/（个/m³） | | 沉降菌（φ90 皿 0.5h）/（个/皿） | |
|---|---|---|---|---|---|---|---|---|---|
| | | 静态 | 动态 | 静态 | 动态 | 静态 | 动态 | 静态 | 动态 |
| 1998 中国 GMP 和《药品包装用材料、容器注册验收通则》(2000) | 100 | ≤3500 | — | ≤0 | — | ≤5 | — | ≤1 | — |
| | 10000 | ≤35000 | — | ≤2000 | — | ≤100 | — | ≤3 | — |
| | 100000 | ≤350000 | — | ≤20000 | — | ≤500 | — | ≤10 | — |
| | 300000 | ≤1050000 | — | ≤60000 | — | — | — | ≤15 | — |
| 中国兽药 GMP（修订稿） | 100 | ≤3500 | — | ≤0 | — | ≤5 | — | ≤0.5 | — |
| | 10000 | ≤35000 | — | ≤2000 | — | ≤100 | — | ≤1.5 | — |
| | 100000 | ≤350000 | — | ≤20000 | — | ≤500 | — | ≤3 | — |
| | 300000 | ≤1050000 | — | ≤60000 | — | ≤2000 | — | ≤5 | — |
| WHO（世界卫生组织）GMP(1992) | A(100) | ≤3500 | ≤3500 | ≤0 | ≤0 | ≤1 | ≤1 | — | — |
| | B(100) | ≤3500 | ≤3500 | ≤0 | ≤0 | ≤5 | ≤5 | — | — |
| | C(10000) | ≤35000 | ≤35000 | ≤2000 | ≤2000 | ≤100 | ≤100 | — | — |
| | D(100000) | ≤350000 | ≤350000 | ≤20000 | ≤20000 | ≤500 | ≤500 | — | — |

注：每立方英尺≥0.5μm 微粒个数即是空气洁净度。1m³=35ft³。

#### 1.3.1.4　《洁净厂房设计规范》建设标准

《洁净厂房设计规范》GB 50073—2013 是对《洁净厂房设计规范》GB 50073—2001 修订而成的。等效采用国际标准 ISO 14644—1《洁净室及相关受控环境　第一部分　空气洁净度等级》的洁净度等级。

该规范共 9 章和 4 个附录。其主要内容有：总则、术语、空气洁净度等级、总体设计、建筑、空气净化、给水排水、气体管道、电气等。详细内容可直接查阅该标准。

### 1.3.2　消毒灭菌

医用高分子制品在出厂前必须按照一定的方法进行消毒灭菌处理。在日常生活中，很多人分不清"消毒"和"灭菌"的区别，甚至在很多情况下把两个概念弄混。严格地说，"消毒"是指通过各种手段杀死病原微生物，但不一定能杀死细菌芽孢或其他非致病微生物；而"灭菌"则指杀死全部微生物，包括致病和非致病微生物以及芽孢。一般的医用高分子制品，可以根据其应用的具体要求，采用不同的消毒或灭菌方式。目前医用高分子制品的消毒灭菌方式主要有消毒剂灭菌和辐射灭菌。医用压力蒸汽灭菌一般不适合医用高分子制品。

#### 1.3.2.1　高压蒸汽灭菌

高压蒸汽灭菌一般是用湿热空气，分三种：115℃饱和蒸汽 30min；121℃饱和蒸汽 20min；和 126℃饱和蒸汽 15min。优点：装置简单，无环境问题。缺点：高温分解，水的残留。蒸汽消毒柜如图 1-6。

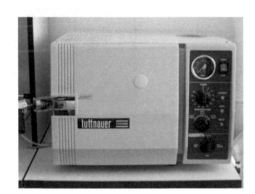
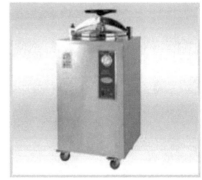

图 1-6　蒸汽消毒柜

#### 1.3.2.2　消毒剂灭菌

常用化学消毒剂按其杀灭微生物的效能可分为高效、中效和低效消毒剂三类。高效消毒剂能杀灭包括细菌芽孢和真菌孢子在内的各种微生物，又称灭菌剂，如含氯或含碘消毒剂、过氧乙酸、过氧化氢、臭氧、甲醛、戊二醛和环氧乙烷等；中效消毒剂可杀灭细菌芽胞以外的各种微生物，如乙醇和煤酚皂溶液等；低效消毒剂只能杀灭一般细菌繁殖体、部分真菌和亲脂性病毒，但不能杀灭结核杆菌、亲水性病毒和细菌芽孢，如洗必泰和新洁尔灭等。

处理直接接触损伤皮肤黏膜、体液或经皮肤黏膜进入组织器官的物品，应用高效消毒剂，如人工肾复用时用次氯酸钠溶液；处理不进入组织器官或仅接触未破损的皮肤黏膜的物品，可用中效消毒剂。化学消毒剂的使用效果受很多因素的影响，使用时除根据被消毒物品所污染的微生物和有机物种类和数量外，还应考虑应用消毒剂的种类、浓度、用量、作用温度和时间等。最后还应注意消毒剂的残留等问题。

以下仅就在医用高分子制品中最常用的环氧乙烷和次氯酸钠进行介绍。

（1）环氧乙烷

环氧乙烷又名氧化乙烯、氧丙烷，分子量 44.05。

理化性质：液体无色透明，具乙醚气味。4℃时相对密度为 0.89，沸点为 10.8℃，60℃时蒸汽压力为 5kgf/cm²（1kgf/cm²＝98kPa）。能溶于水、乙醇和乙醚，可溶解聚乙烯和聚氯乙烯。常温常压下为无色气体，可穿透医用制品内外包装材料的塑料薄膜和各种纸张，如玻璃纸、马粪纸、聚乙烯和聚氯乙烯薄膜。

毒性：液体接触皮肤可引起刺痛、冷感、红肿、水疱甚至烧伤；吸入过量气体可引起头晕、头痛、恶心和呕吐，严重者可引起肺水肿。

作用原理：环氧乙烷能与微生物的蛋白质、DNA 和 RNA 发生非特异性烷基化作用，使蛋白质上的羧基、氨基、硫氨基和羟基被烷基化，使蛋白质失去了在基本代谢中需要的反应基，阻碍了细菌蛋白质正常的化学反应和新陈代谢，从而导致微生物的死亡。

消毒方法：液体浸泡消毒；气体熏蒸消毒。

环氧乙烷消毒的制品，必须在环氧乙烷气体排除后方能使用。环氧乙烷灭菌箱（柜）如图 1-7 所示。

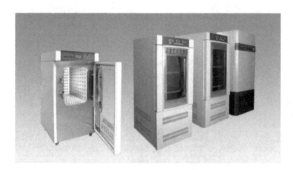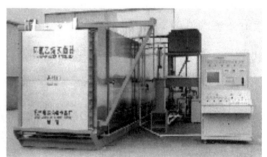

图 1-7　环氧乙烷灭菌箱（柜）

（2）次氯酸钠

次氯酸钠，分子量 44.05。

理化性质：纯品为白色或灰绿色结晶体，pH 值为 10～12。有氯臭，无残渣，易溶于水。次氯酸钠为强氧化剂，有较强的漂白作用。

毒性：浓次氯酸钠对皮肤黏膜有刺激和腐蚀作用。

消毒原理：最主要的作用方式是通过它的水解形成次氯酸，次氯酸再进一步分解形成新生态氧 [O]，新生态氧的极强氧化性使菌体和病毒上的蛋白质等物质变性，从而致死病源微生物。

消毒方法：液体浸泡消毒。

次氯酸钠消毒的高分子制品，尤其是与体液接触的物品，必须冲洗干净后方能使用。其优点：低温，取用方便；缺点：残留消毒液或气体，脱吸附时间长。

### 1.3.2.3　辐射灭菌

主要是用钴-60（铯-137）、γ 射线辐射灭菌。

应当注意采用该方法灭菌的制品必须能耐 γ 射线辐射，否则宜采用其他消毒方法。

灭菌剂量的确定是 γ 射线辐射灭菌中非常重要的。

优点：均匀一致，包装后也可以进行灭菌。缺点：设备昂贵，材料劣化。

## 1.4 生物医用高分子研究开发相关的问题

### 1.4.1 生物医用高分子材料及制品的研究特色

医用高分子材料及人工器官是目前生物医用高分子的最重要研究方向。

对医用材料而言，并不是所有的高分子材料都可以使用。具备什么样的条件才可以用做医用材料？选择一种高分子为医用材料，具有什么样的优势？这是研究医用高分子材料的主要方向之一。医用高分子材料的制备、成型、加工是方向之二。医用高分子材料和通用高分子材料的要求不同，其成型加工条件也不同。医用高分子材料的成型加工制备也有特殊要求。研究方向之三是对生物医用高分子材料的评价，以及考察医用高分子材料及制品的性能，或功能；涉及生物及医学的知识，有些需要借助动物实验和临床试验才能实现。

生物医用高分子材料的评价一般包括体外实验（含细胞培养实验）、半体内实验、体内实验等。生物高分子制品的功能评价，根据制品的使用目的，首先进行模拟实验（如血液接触制品，或植入制品）。实验后进行数据的表示和处理。试验和数据表示的标准规则很难确定，一般应根据临床使用目的，制订自己的行业标准和国家标准。但一些与临床平行的试验结果也会存在偏差，生物高分子材料制品评价标准的标准化、评价方法的设定等都是重大研究课题。

生物体以及人体进化上万年，每个器官都有其特殊的功能性，而且功能性以及选择性都很强，目前的人工器官很难完全替代真正的器官。因此研究能够真正替代人体器官的具有活性的人工器官是医用材料和人工器官的研究趋势。这些需要大家的共同努力。

医用高分子材料及人工器官的研究涉及多个学科，是交叉学科的研究内容。医用高分子材料及人工器官既属于高分子材料研究范畴，也是生物医学工程的研究范围。涉及的学科广泛，包括物理（高分子物理）、化学（高分子化学）、化工、生物、医学等学科。对于高分子专业的学生，当涉及医用高分子材料及人工器官的深层次研究时，还应当补学生物和医学的内容。

高附加值是医用高分子材料及制品的一个特色。医用高分子材料及人工器官的产品一般技术含量高，研究周期长。也正是因为此，其产品具有附加值高的特点。如普通的聚氯乙烯，1 吨只有几千元，而医用的就是几万元；若做成制品，同样以所需要材料聚氯乙烯计算，就是几十万甚至上百万元。

### 1.4.2 医疗经济和医疗产业

随着人民生活水平的提高，人们对自身的健康状况愈来愈重视，在医疗方面的投入也不断增加。医疗的高度标准化和普及，使总体的医疗费用不断增加，形成的医疗经济不容忽视。医疗也形成了国民经济中很大的一个产业。以下是近几年医药和医疗器械的一些统计数据。

① 2010 年我国医疗器械总产值达 1000 亿元，在世界医疗器械市场上的份额占 5%，到 2050 年这一份额将达到 25%。

② 据统计，2013 年全球医疗器械市场的总规模为 4000 亿美元左右，医用高分子耗材大约占 20%，为 800 亿美元。

③ 根据《2013 年中国医疗器械行业发展状况蓝皮书》统计，2013 年我国医疗器械生产总值约为 2120 亿元人民币，医用高分子耗材约 300 亿元人民币，在国际市场上仅占 5.5% 左右。而中国人口占世界 1/5，医用高分子耗材未来有着巨大的市场潜力。国内医用高分子

耗材及制品生产企业 1000 多家，年增长速度为 15％～20％。

④ 根据《2013 年中国医疗器械行业发展状况蓝皮书》统计，2014 全年全国医疗器械销售规模约 2556 亿元，比上年度的 2120 亿元增长了 436 亿元，增长率为 20.06％。

⑤ 2012 年以来，医药工作总产值保持平稳增长，低于 2010 年及 2011 年超过 20％的增速，数据显示 2014 年医药行业产值增速约为 13％，2015 年我国医药工业产值增长约 15％。

⑥ 美国医疗设备产值占全球该领域产值的 40％，欧洲占 30％，日本占 10％，中国仅占 2％，而中国的消费市场全球第三。

从以上数据看到，医药和医疗器械的发展非常迅速，国内市场非常大，但国内的生产能力和产值却并不大。全球医药和医疗器械的消费比例约为 1∶0.7，而欧美日等发达国家已达到 1∶1.02，全球医疗器械市场规模已占据国际医药市场总规模的 42％，并有扩大之势。我国医疗器械市场总规模 2014 年约为 2556 亿元，医药市场总规模约为 13326 亿元，医药和医疗消费比为 1∶0.19，比 2013 年的 1∶0.2 还略低一点。可以判断，医疗器械仍然还有较广阔的成长空间。

医疗产业自身要保持自己的发展，同时新型医用材料的研究开发和制品也不断扩展。医疗产品目前有如下特点：产品量少而品种多；依赖医疗机关（如医院）的相应措施；研究开发后产品的认证、必要的研究费用和时间消耗多等。

我们应当看到，目前在国内的高分子医疗产品中，除了很少的一些简单的（如注射器等）医疗器械外，主要还是国外的产品。一些高档的具有较高技术含量的医疗器械产品价格很高，尤其是国内还不能制造的一些产品更是如此。而一旦国内民族企业自己生产，国外产品便会大幅度降低价格，目的是压制国内企业。同时应当看到民族企业也冲击了国外产品。但是我们必须承认由于国内总体技术的落后，即使有一些具有很高技术含量的产品，由于工业基础差也常会造成质量的不稳定。

# 习　　题

1. 与小分子化合物相比，高分子化合物的特点有哪些？
2. 高分子分子量的表示方法有哪几种？
3. 高分子的聚集态结构有哪几种？
4. 生物医用高分子材料的主要应用类型有哪些？
5. 生物医用高分子材料的生产对环境一般有哪些要求？
6. 什么是无尘概念？如何进入无尘洁净室？
7. 医用高分子制品的消毒主要有哪些方法？
8. 常用化学消毒剂的类型、特点和原理是什么？

## 参 考 文 献

[1] 医用高分子材料编集委. 医用高分子材料. 学会出版株式会社, 1981.
[2] 西久保忠臣. 高分子化学. 北京：北京大学出版社, 2012.
[3] 何曼君, 等. 高分子物理. 上海：复旦大学出版社, 2011.
[4] 殷景华, 等. 功能材料概论. 哈尔滨：哈尔滨工业大学出版社, 1999.
[5] GB 50073—2013 洁净厂房设计规范.
[6] GB 50073—2001 洁净厂房设计规范.
[7] GB J73—1984 洁净厂房设计规范.
[8] 刘向阳. 我国医疗器械面临的市场机遇和竞争压力. 中国医药技术与市场, 2007, 7：37-39.
[9] 高长有, 马列. 医用高分子材料. 北京：化学工业出版社, 2006.

# 第2章  生物相容性和安全性评价

## 2.1  医用高分子的基本功能

医用高分子材料多用于人体，直接关系到人的生命和健康，因此对医用高分子材料的性能有一些相对于通用高分子材料特殊的要求。

① 安全性  必须无毒或副作用极少。这就要求聚合物纯度高，生产环境非常清洁，聚合助剂的残留少，杂质含量为 $10^{-6}$ 级，确保无病、无毒传播条件。

② 物理、化学和力学性能  应满足医用所需设计和功能的要求。如硬度、弹性、机械强度、疲劳强度、蠕变、磨耗、吸水性、溶出性、耐酶性和体内老化性等。以心脏瓣膜为例，最好能使用 25 万小时，要求耐疲劳强度特别好。此外，还要求便于灭菌消毒，能耐受湿热消毒（120～140℃）、干热消毒（160～190℃）、辐射消毒或化学处理消毒，而不降低材料的性能。要求加工性能好，可加工成所需各种形状，而不损伤其固有性能。

③ 适应性  包括与医疗用品中其他材料的适应性，材料与人体各种组织的适应性。材料植入人体后，要求长时期对体液无影响；与血液相容性好，对血液成分无损害，不凝血，不溶血，不形成血栓；无异物反应，在人体内不损伤组织，不致癌致畸，不会导致炎症坏死、组织增生等。

④ 特殊功能  不同的应用领域，要求材料分别具有一定的特殊功能。例如：具有分离透析机能的人工肾用过滤膜、人工肺用气体交换膜，以及人造血液用吸脱气体的物质等，都要求有各自特殊的分离透过机能。

医疗用材料，其设计和制造的目的就是能够代替脏器的机能，或具有与脏器相对应的机能。目前，合成医用材料的物理和化学性能一般都能够达到所必须的要求；在大多数情况下，现有高分子材料的表面化学组成与结构很难满足上述要求，通常要采用表面改性处理，如接枝共聚，以改进其抗凝血等性能。同时还要求医用高分子材料具有更高层次的性能，如考虑与生物体成分的相互作用等。

表 2-1 是生物体替代材料相对应的基本功能及其应用。

表 2-1  生物功能性分类

| 功能分类 | 内　容 | 应　用　例 |
|---|---|---|
| 物理功能 | 强度支持,构造保持 | 人工骨,人工牙齿,人工关节 |
| | 被覆,锁闭 | 损伤皮肤表面,组织损伤部位闭合,缝合线,卡钉,骨钉 |
| | 管道,泵,瓣膜,阀 | 人工血管,人工食道,人工气管,分路器,人工心脏,人工瓣膜 |
| | 电学性质 | 探测器 |
| | 光学性质 | 人工眼球,隐形眼镜 |
| 化学功能 | 接合,填充 | 骨水泥,医用黏合剂 |
| | 物质移动 | 血液净化,人工肺,隐形眼镜 |
| | 选择吸附 | 人工肝 |
| 高层次生物功能 | 化学测量,化学反应,生物功能 | 生物传感器,生物反应器,杂化人工器官 |

高分子材料基本上可使用于上述所有的应用实例，因此在作为医用材料应用时，应具有上述相应的功能性。

### 2.1.1 物理性能

#### 2.1.1.1 力学性质

医用材料的种类很多，如人工器官、软组织、硬组织，牙科、骨科、整形外科等用的材料，都要求具有一定的力学性能。

生物力学是应用力学原理和方法对生物体中的力学问题定量研究的生物物理学分支。其研究范围从生物整体到系统、器官（包括血液、体液、脏器、骨骼等），从鸟飞、鱼游、鞭毛和纤毛运动到动物体液的输运等。生物力学的基础是能量守恒、动量定律、质量守恒三定律并加上描写物性的本构方程。生物力学研究的重点是与生理学、医学有关的力学问题。根据研究对象的不同可分为生物流体力学、生物固体力学和运动生物力学等。医用高分子材料所涉及的力学性质属于"生物固体力学"范围。

人工器官用高分子材料的力学性质。人工器官是指暂时或永久性地代替身体某些器官主要功能的人工装置。使用较广泛的有：①人工肺（氧合器）。模拟肺进行 $O_2$ 与 $CO_2$ 交换的装置，通过氧合器使体内含氧低的静脉血氧合为含氧高的动脉血。②人工心脏（血泵）。代替心脏排血功能的装置，结构与泵相似，能驱动血流克服阻力沿单向流动。人工心脏与人工肺合称人工心肺机，于1953年首次用于人体，主要适用于复杂的心脏手术。③人工肾（血液透析器）。模拟肾脏排泄功能的体外装置，1945年开始用于临床。由于人工器官的种类繁多，其力学性质要求不一样。一般常用的高分子材料，其力学性质都能满足人工器官的基本要求。但经制备和加工成不同类型的人工器官后，其力学性能会有所改变。

牙科、骨科用的材料要求具有比较高的强度。一般而言，如果骨头坏死的话，要求替代材料必须具备骨头的力学性质、承受人体重量。人体骨的性质具有类金属性质，而非传统认为的陶瓷性质。由于人体骨的机械强度高，因此单纯使用高分子作为骨科用材料，其力学性能很难满足要求。高分子材料通常与无机非金属材料，如陶瓷等复合制备人工牙齿和骨。表2-2给出了人体牙齿、牙周支持组织的弹性模量及泊松比与部分高分子材料的比较。

表2-2 人体牙齿、牙周支持组织的弹性模量及泊松比与部分高分子材料的比较

| 材　　料 | 弹性模量/GPa | 泊松比 | 材　　料 | 弹性模量/GPa | 泊松比 |
|---|---|---|---|---|---|
| 牙齿 | 20.29 | 0.3 | 硬橡胶 | 2.8 | 0.43 |
| 皮质骨 | 23.23 | 0.3 | 低压聚乙烯 | 0.9 | |
| 松质骨 | 78.4 | 0.3 | 聚砜 | 2.5 | |
| 牙周膜 | 0.069 | 0.45 | 聚碳酸酯 | 2.2 | |
| 尼龙 | 2.8 | 0.4 | | | |

另外，高分子材料的一些特殊性质，主要是黏弹性，包括蠕变（开裂变形）和应力松弛（应力缓和）等，在作为生物医用材料使用时也应特别注意。蠕变是指在一定的负荷应力作用下，材料随着时间的变形现象。在蠕变过程中形变 $\varepsilon$ 是时间的函数，即柔量 $D$ 是时间的函数。应力松弛是指在固定的变形下，应力逐渐减少的现象。在应力松弛过程中，模量随时间而减小，称为松弛模量。

#### 2.1.1.2 涂覆和修复机能

皮肤表面损伤后的涂覆和损伤裂口的修复。这类医用材料的强度要求不高，但要求具有一定的柔软性，才能与皮肤相配合。

皮肤涂覆材料与正常皮肤的伸缩性有相似的要求，并且与皮肤应具有一定的粘接性。

皮肤涂覆用材料，有合成高分子材料和天然高分子材料两大类，采用天然高分子材料比较合适。生物软组织和合成高分子材料的最大区别是：生物体软组织材料的水分含量特别高。

损伤部位的修复材料是与生物体本身的组织进行物理结合。该类材料应具有一定活性，能促进损伤部位的修复。修复材料包括软组织修复材料和硬组织修复材料。软组织修复材料如皮肤、口腔颌面外科用材料、人工眼角膜和视网膜材料等，包括缝合线。目前用生物可降解性材料，在伤口愈合后自身降解，被生物体吸收。硬组织修复材料如骨、关节修复材料和牙修复材料，国内目前在该方面的研究十分活跃，例如连续碳纤维增强聚烯烃复合硬组织修复材料，颗粒状硬组织填充修复材料，纳米生物活性硬组织修补材料等。

#### 2.1.1.3　导管、泵类

人工血管、食管和气管等要求必须具有一定的柔软性。特别是人工血管和气管必须与宿主材料的力学特性一致。所使用材料的弹性也需要一致。

人工血管发明于 20 世纪 50 年代，在生物血管供应有限，组织工程化血管还不能完全应用于临床的情况下，人工血管的出现对推动外科重建手术发展，维护人类健康方面做出了巨大贡献。人工血管取材于合成材料，具有取材方便、易于消毒灭菌、无存储条件限制等特点，临床应用不受来源、长度、口径大小限制，是目前最常用的血管代用品。人工血管一般有三个基本性能。

（1）强度　人工血管作为体内血管的永久代用品，首先应保持持久的强度、可靠的耐降解抗腐蚀性和良好的抗机械疲劳能力，这是人工血管在移植后能耐受长期血流冲击不发生变形破裂的关键。

（2）孔度　管壁微孔的大小是人工血管的一个重要参数性能，根据 Wesolowski 的定义，在 120mmHg(1mmHg＝133.322Pa) 压力下，每平方厘米人工血管每分钟漏血量称为孔度。不论采用何种材料或工艺制成的人工血管，管壁构造中都应具备合适的孔度。

（3）顺应性　人体动脉管腔随血压变化而出现的"脉动"对稳定血流起着重要作用。同样，人工血管管壁也应具备随血流压力出现相应的收缩和舒张能力，这种在压力变化下出现的容积变化称为顺应性，是人工血管性能的重要指标，又分为径向顺应性和纵向顺应性，分别代表人工血管在承压状态下管径和长度的变化能力。采用顺应性和自体动脉相似的人工血管进行血管重建，可以避免吻合口因移植血管僵硬，出现局部湍流而激活血小板，引起血栓形成和内膜增生，最终导致吻合口狭窄闭塞。目前采用的人工血管材料顺应性都远低于人体动脉。表 2-3 列举了各类人工血管材料的顺应性，数值表示为 100mmHg 压力下管径的变化率。

表 2-3　各类人工血管材料顺应性

| 名　称 | 顺应性/％ | 名　称 | 顺应性/％ |
|---|---|---|---|
| 针织涤纶 | 1.97 | 标准 ePTFE | 0.22 |
| 凝胶涂层涤纶 | 0.90 | 薄型 ePTFE | 0.60 |
| 机织涤纶 | 0.80 | 人体股动脉 | 4.10 |
| 聚氨酯（中孔型） | 2.90 | | |

#### 2.1.1.4　电性能

对生物体组织直接使用电刺激时，使用金属导线时与体液等必须绝缘，因此在金属材料表面必须使用绝缘的生物材料。

另外，应用神经修复用的材料、生物传感器材料等则要求具有导电性。

#### 2.1.1.5 光学性能

光学性能主要是对眼科用的某些高分子材料的要求。要求材料的光学性能与眼睛某些部位的一致。包括角膜和水晶体的曲折率、曲率半径和厚度。

曲折率：水晶体 1.386～1.406；角膜 1.376；泪液＝房水＝销子体＝1.336；PMMA 1.49。

世界范围内有超过 1000 万人由于眼角膜疾病而导致失明，他们视力的恢复在很大程度上依赖于角膜组织的移植术。从 1789 年法国医师 Pellier de Quengsy 首次提出用人工角膜治疗角膜病变所导致的失明以来，人工角膜的研究历程已超过 2 个世纪。一些研究者认为理想的人工角膜应具有以下特点：①优良的光学特性，稳定的物理化学性质；②能够与自体角膜组织长期共存，并紧密结合；③无不良反应，并发症少；④手术简单，制作容易，经济实惠。

### 2.1.2 物理化学性能

#### 2.1.2.1 接合、填充

生物体组织和人工材料之间化学接合用的医用接合剂（黏合剂）的研究目前非常活跃。使用黏合剂的领域包括血管外科、消化器外科、形成外科、脑神经外科、整形外科、牙科等领域。

医用黏合剂的种类很多，按其材料性质可分为化学黏合剂和生物黏合剂。按其用途，其黏合作用在人体生物细胞中涉及以下几个方面：①细胞之间的黏合；②人体内部活性组织与无活性部分的黏合；③人体组织与外部物质之间的黏合。其具体分类为：软组织用黏合剂、牙科用黏合剂、骨科黏合剂及皮肤用压敏胶等。

医用黏合剂接合的机理包括：一次结合力、二次结合力和三次结合力。一次结合力是共有结合，一般是化学结合；二次结合力主要是氢键和分子间的相互作用力；三次结合力一般是指机械的镶嵌等。

理想的医用黏合剂应该具备以下性质：①安全、可靠、无毒性、无三致（致癌、致畸、致突变）；②具有良好的生物相容性，不妨碍人体组织的自身愈合；③无菌，且可在一定时期内保持无菌；④在有血液和组织液的条件下可以使用；⑤在常温、常压下可以实现快速黏合；⑥具有良好的黏合强度及持久性，黏合部分具有一定的弹性和韧性；⑦在使用过程中对人体组织无刺激性；⑧达到使用效果后能够逐渐降解、吸收、代谢；⑨具有良好的使用状态并易于保存。

目前普遍使用的医用黏合剂或多或少都存在一些缺点，完全达到理想状态并得以广泛应用的品种还没有问世，有许多正处于研究阶段。但根据使用部位、目的不同，一些部分满足上述条件的黏合剂在应用和不断改进中也已取得了较好的效果。

化学黏合剂是医用黏合剂中最主要的组成部分，目前应用于临床的主要是这类产品。它包括：①α-氰基丙烯酸酯类黏合剂；②聚氨酯类黏合剂；③明胶系，如 GRF 胶类黏合剂；④有机硅系黏合剂；⑤聚甲基丙烯酸羟乙酯系黏合剂；⑥氯乙烯乳液系类黏合剂；⑦火绵胶系黏合剂等。

其中 α-氰基丙烯酸酯类黏合剂是发现最早、应用最广泛的组织黏合剂。该种黏合剂的特点是粘接速度快、粘接强度高、而且毒性相对较小，组织反应相对较弱，是临床应用的主要品种。其黏合机理是化学结合力。

生物黏合剂是指从人或动物血液中提取制备的黏性制品，目前已上市并应用于临床的品种只有纤维蛋白黏合剂又称生物胶,分为异体来源与自体来源两种。

纤维蛋白黏合剂作为医用黏合剂的历史可以追溯到 20 世纪初。1909 年 Bergel 报道纤维蛋白粉末具有止血功能,随后即应用于肝脏和大脑的止血。1940 年 Young 尝试利用凝血反应来黏合切断的周围神经,Tidrick 和 Cronkile 等则利用它来固定移植的皮肤。但直到 1972 年才由 Matras 正式使用它作为黏合剂。Matras 首次用冷沉淀技术提取了高浓度的人纤维蛋白原,加上高浓度的牛凝血酶和第Ⅷ因子制成黏合剂,用以进行周围神经吻合并获得成功。由此,人们进行了大量的实验和临床应用研究,使这种兼具止血、覆盖创面和黏合组织功能的医用制剂迅速普及,现已在欧美、日本等国的外科领域得到广泛应用,目前国内也已有多种产品问世。

### 2.1.2.2　物质的移动

血液中病因物质如尿素、肌酐等清除用的血液透析膜,血液中二氧化碳清除的人工肺等,这些都需要膜的领域,牵涉到物质在膜中的移动。

众所周知,物质的分子总是处在不规则的热运动中,在有两种物质组成的二元混合物中,如果存在浓度差,由于分子运动的随机性,物质的分子会从浓度高处向浓度低处迁移,这种迁移称为浓度扩散,或简称扩散,并通过扩散产生质交换。浓度差是产生质交换的推动力,正如温度差是传热的推动力一样。

单位时间内垂直通过单位面积的某一组分的物质数量称为扩散通量。随着采用的浓度单位不同,扩散通量可表示为质量扩散通量 $[kg/(m^2 \cdot s)]$ 和摩尔扩散通量 $[kmol/(m^2 \cdot s)]$。

物质的分子扩散系数表示它的扩散能力,是物质的物理性质之一。

扩散通量 ($J_A$) 与扩散系数 ($D_A$) 的关系可用 Fick 第一扩散定律表示,适用于扩散通量不随时间改变的稳态扩散:

$$J_A = -D_A dc_A/dZ = -D_A(c_1 - c_2)/Z_M$$

式中,$D_A$ 为扩散系数 (diffusion coefficient);$dc_A/dZ$ 为 $Z$ 方向的浓度微分;$Z_M$ 膜的厚度;$c_1$,$c_2$ 分别为膜两边的浓度。

对于非稳态扩散 (nonsteady-state diffusion),一般用 Fick 第二扩散定律表示,适用于系统中某一特定点的扩散通量和浓度梯度随时间改变,而造成扩散物质的净累积或净耗损之非稳态扩散。

例如,膜式氧合器,又称膜式人工肺,气体与血液在膜两侧通过扩散作用进行 $O_2$ 和 $CO_2$ 的交换。Kawahito 等研制出涂覆硅橡胶的中空纤维膜氧合器,外径为 $300\mu m$,纤维壁厚为 $50\mu m$。经过提高纤维长度和总的表面积,降低包装密度,改进流量分配等,经体外和体内实验的结果表明:在血流为 $2L/min$,$V/Q = 4$($V$ 为气体流速,$Q$ 为血液流速) 时,氧气和二氧化碳的传输速率分别为 $(97.44 \pm 8.88) mL/(min \cdot m^2)$ 和 $(43.59 \pm 15.75) mL/(min \cdot m^2)$。此外这种硅膜还显示了优异的机械稳定性和较小的血液损伤以及较小的血液流动阻力等。

### 2.1.2.3　选择性吸附

当生物医用高分子材料与血液接触时,血液中的某些成分将会吸附在材料表面。正是利用这一点,人们研制了各种吸附剂以清除血液中的毒素,如包埋高分子的活性炭、离子交换树脂等。

物质在固体表面上或孔隙容积内积聚的现象被称为吸附。吸附又分为物理吸附和化学吸附两种。物理吸附可以比作凝聚现象,在该吸附过程中被吸附分子的化学性质保持不变，物理吸附又被称为 van der Waals 吸附；而化学吸附过程则可以看成为相界面上发生的化学反应，相互作用的成分间发生电子重新分配，并形成化学键。在化学吸附中吸附质与吸附剂之间形成的结合方式实际上是化学键。化学吸附一般发生在像边缘不饱和碳原子等活性位 (active sites) 上，存在固定的吸附位，而且被吸附分子不能沿表面移动。这是物理吸附和化学吸附的根本区别，实际上该本质区别的根源在于引起吸附发生的相互作用力的不同。

描述吸附最常用的公式是 Langmuir 和 Freundlich 吸附方程。

Langmuir（朗格缪尔）方程是在假定表面均匀的条件下给出的，对表面不均匀物质上的吸附，其理论假设和实际情况差别很大。该方程的数学式表达简单，其吸附方程能较好反应吸附曲线，因而得到广泛应用。Langmuir 方程是假设吸附体系处于动态平衡而得到的等温方程，其表达式如下：

$$q = \frac{q_m b p}{1 + b p}$$

式中，$q$ 为单位吸附剂的吸附量；$q_m$ 为平衡吸附量；$b$ 为 Langmuir 常数；$p$ 为溶质浓度。

Freundlich（弗罗因德利希）吸附方程通常以经验公式的形式出现。它是指数形式的公式，很容易取对数得到一条直线，而确定其中的系数。Freundlich 式如下：

$$q = a c^{1/n}$$

其中 $q$ 为单位吸附剂的吸附量；$c$ 为吸附平衡时溶质在溶液中的浓度；$a$ 和 $n$ 均为特性常数，$n$ 的数值通常大于 1。

另外还有一些其他吸附经验公式，如 Frumkin-Chomkin 式

$$q = a \times \ln(bc)$$

其中 $q$ 为单位吸附剂的吸附量；$a$、$b$、$c$ 均为系数。

高分子材料表面对蛋白质的吸附一般为 Langmuir 吸附。吸附分离是利用吸附剂和被分离物质的分子间的相互作用达到对该物质的吸附分离。利用 Van der Waals 力和静电力的吸附一般是非特异性的；多孔性的吸附一般是非特异分离；有时也存在一定的特异分离。发生化学结合一般都是特异性分离。

### 2.1.3 生物体适应的种类

根据生物进化学说，发展到今天的生物都具有高度的适应性，也就是说生物体的结构与功能是适应的，它对内能协调统一，对外能适应复杂多变的环境。扩大一点来看，生物的结构、功能、适应的一致性可以在分子、细胞器、细胞、组织、器官、个体、种群、群落、生态系统等微观到宏观的各个不同层次中表现出来。

DNA 分子作为遗传物质，具有独特的双螺旋结构，这能适应它的两个重要功能，即自我复制——遗传信息的传递，控制蛋白质的合成——遗传信息的表达，从而保证生物体的前后代遗传性状的一致性。

线粒体作为细胞内能量转换的重要细胞器，它具有双层膜结构，外膜充当了界限膜，使其与细胞质内的其他物质隔离开来，内膜向内腔凸起，形成嵴，嵴的存在扩大了内膜面积，有利于基粒（呼吸酶等）的附着，从而保证有氧呼吸的顺利进行，为细胞的生命活动提供 ATP。

构成生物体各种组织的细胞结构是千变万化的。动物体内的毛细血管的管壁是由一层扁平上皮细胞构成的，它既能把血浆和组织液隔开，又能使这两者之间进行充分的物质交换。

动物的小肠是吸收养分的主要器官，它的黏膜具有皱襞，皱襞上具有许多绒毛，绒毛上

皮又有许多微绒毛，这样就使小肠的内表面积大大增加，有利于营养物质的吸收。

生物体与它所生存的环境保持高度统一，什么样的环境之中，就有什么样的生物，动物保护色、警戒色、拟态就是最好的例子。

生物体对生物材料的适应性分为表面的和本体的两大类，见表 2-4。

表 2-4　生物体对生物材料的适应性

| 适 应 性 | 种　　类 | 方　　　法 |
|---|---|---|
| 表面的 | 非刺激性<br>（抗血栓性）<br>组织接着性 | 材料表面性质的控制<br>抗血栓性物质的利用<br>软组织接着表面的形成<br>硬组织接着表面的形成 |
| 本体的 | 力学整合性<br>设计的调和性 | 柔软性、刚直性、强度置入材料 |

当材料与生物体组织接触时，由于是异体材料，生物体为适应和保护自己，会在材料表面逐渐形成一层包膜，如果材料的组织相容性差，形成的纤维包膜会很厚，而最终会影响材料的使用及效果，甚至产生一些不良后果。

## 2.2　材料与生物体的相互作用

各种人工器官、医用制品所用的生物医用材料，植入体内后都将与组织、细胞直接接触。另外，人工血管、人工心脏瓣膜、人工心脏和各种血管内导管、血管内支架等材料还与血液直接接触。植入物材料表面与组织、细胞、血液等短期或长期接触时，材料本身会与生物体发生相互作用，同时高分子材料中可能溶出的小分子物质也会与生物体发生各种不同的反应。这些相互作用，既会对生物体产生各种影响，也可能会影响到材料的使用性能。图 2-1 列出了材料与生物体接触时发生的各种主要反应。

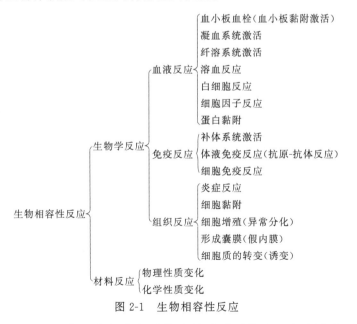

图 2-1　生物相容性反应

材料与机体之间的相互作用使各自的功能和性质受到影响。这种影响不仅能使生物材料变形，更重要的是对机体将造成各种危害。图 2-2 列出相互影响产生的后果。

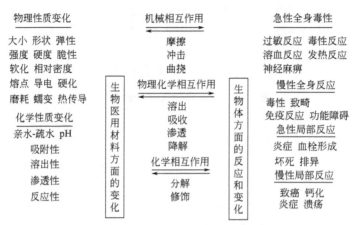

图 2-2　材料与机体相互作用反应示意模式图

### 2.2.1　材料与血液的作用

材料与血液的作用一般首先考虑的是溶血作用，将在材料与血细胞作用一节阐述。材料表面在与血液接触时，机体的凝血系统、溶纤系统、激肽系统和补体系统将产生一系列的防御反应，各系统之间又有相关联的反应，其中补体在血液净化过程中因活化而产生的 C3b、iC3b、C5a 和 C5a des arg 等降解产物会进一步引起一系列的临床过敏反应和后果。

#### 2.2.1.1　凝血过程

凝血过程通常分为内源性凝血途径、外源性凝血途径和共同凝血途径。现已日益清楚，所谓内源性或外源性凝血并非绝对独立的，而是互有联系，这也进一步说明凝血机制的复杂性。

在生理条件下，凝血因子一般处于无活性的状态；当这些凝血因子被激活后，就产生了至今仍公认的"瀑布学说"的一系列酶促反应。

（1）内源性凝血途径

内源性凝血途径是指从因子Ⅻ激活，到Ⅳa-PF3Ca$^{2+}$复合物形成后激活因子Ⅹ的过程。当血管壁发生损伤，内皮下组织暴露，因子与带负电荷的内皮下胶原纤维接触就被激活为Ⅻa，少量Ⅻa与HMWK可使PK转变为激肽释放酶，后者又可与HMWK一起迅速激活大量Ⅻa，Ⅻa又同时激活因子Ⅺ，在此阶段无需钙离子参与。继之，Ⅺ与Ca$^{2+}$、因子Ⅷ和PF3共同形成复合物，从而激活因子Ⅹ为Ⅹa。内源凝血时间延长；但病人体内缺乏这些因子时并不发生出血症状。而当因子Ⅷ、Ⅸ、Ⅺ缺乏时则可见于各种血友病并有凝血时间延长。由于内源性凝血维持的时间长，因此在止血中更显重要。但最新的研究表明，可能并不需在内源性凝血途径中因子Ⅻ的接触激活这一过程，内源凝血途径是由外源凝血启动后形成的少量凝血酶直接激活因子Ⅺ开始的。

（2）外源性凝血途径

是指从因子Ⅶ被激活到形成Ⅹ或Ⅶa-Ca$^{2+}$-TF激活因子Ⅹ过程。当组织损伤后，释放因子，它与钙离子和因子Ⅹ或激活的Ⅶ一起形成复合物，使因子Ⅹ激活为Ⅹa。组织因子（TF，凝血因子Ⅲ）与因子Ⅶ结合后可加快激活Ⅶ；Ⅶ和Ⅶa与TF的结合有相同和亲和力；TF可与Ⅹa形成复合物，后者比Ⅶa单独激活因子Ⅹ增强16000倍。外源性凝血所需的时间短，反应迅速。一般认为，血液凝固时，首先启动外源凝血。

研究表明，内源凝血和外源凝血途径可以相互活化。内源凝血中的Ⅶa、Ⅵa、Ⅸa是外源凝血因子Ⅶ的主要激活物；外源凝血中的因子Ⅸa则可激活Ⅻ，从而部分代替Ⅺa、Ⅹa的功能。内外凝血源途径的互相交叉启动，显示出机体灵活的凝血机制。

（3）凝血共同途径

从因子 X 被激活至纤维蛋白形成，是内源、外源凝血的共同凝血途径。

① 凝血活酶形成　即 Xa、因子 V、PF3 与钙离子组成复合物，即凝血活酶，也称凝血酶原酶。

② 凝血酶形成　在凝血酶原酶的作用下，凝血酶原转变为凝血酶。

③ 纤维蛋白形成　纤维蛋白含有三对多肽链，其中 A 和 B 中含大量酸性氨基酸，故带较多负电荷，凝血酶将带负电荷多的纤维蛋白肽 A 和肽 B 中水解后除去，转变成纤维蛋白单体，能溶于尿素或溴化钠中，是可溶性纤维蛋白；同时，凝血酶又激活因子，使可溶性纤维蛋白发生交联而形成不溶的稳定的纤维蛋白，从而形成血凝块。至此凝血过程才全部完成。

表 2-5 列出了凝血因子的生成部位及凝血途径。凝血反应体系见图 2-3。

**表 2-5　凝血因子的生成部位及凝血途径**

| 凝血因子 | 名　　称 | 生成部位 | 半寿期/h | 参与凝血途径 |
|---|---|---|---|---|
| I | 纤维蛋白 | 肝 | 46～144 | 共同 |
| II | 凝血酶原 | 肝 | 48～60 | 共同 |
| III | 组织因子 | 脑、肺等组织 | — | 外源 |
| IV | 钙离子 | — | — | — |
| V | 易变因子 | 肝 | 12～15 | 共同 |
| VI | 稳定因子 | 肝 | 4～6 | 外源 |
| VII | 抗血友病球蛋白 | 不明 | 8～12 | 内源 |
| VIII | 血浆凝血活酶 | 肝 | 24～48 | 内源 |
| IX | Stuart-Prower | 肝 | 48～72 | 共同 |
| X | 血浆凝血活酶前质 | 肝 | 48～84 | 内源 |
| XI | 接触因子 | 肝 | 48～60 | 内源 |
| XII | 纤维蛋白稳定因子 | 肝 | 48～122 | 共同 |
| | 巨核细胞血小板 | | | |
| | 激肽释放酶原 | 肝 | | 内源 |
| | 高分子量激肽原 | 肝 | 144 | 内源 |

在凝血共同途径中有两步重要的正反馈反应，有效地放大了内外源凝血途径的作用。一是 Xa 形成后，可反馈激活因子 V、VII、VIII、IX；二是凝血酶形成后，可反馈激活因子 V、VII、VIII、X、XI 以及凝血酶原。凝血酶还可促使血小板发生聚集和释放反应，刺激血小板收缩蛋白引起血块退缩。但大量凝血的产生却反过来破坏因子 VIII 和因子 V，这是正常凝血的负电荷反馈调节，以防止不适当的过度凝血。在整个凝血过程中，中心环节是凝血酶的形成，一旦产生凝血酶，即可极大加速凝血过程。但受损部位纤维蛋白凝块的形成又必须受到制约而不能无限制扩大和长期存在。这一作用由体抗系统和纤溶系统调节控制。在凝血的过程中，除了正反馈作用外，同时也存在负反馈作用调节。其中之一是被称为组织因子途径抑制的负调节作用。组织因子途径抑制物（TFPI）可与 VIIa 和 Xa 形成无活性的复合物，从而隔断外源凝血，可能这就是外源凝血首先启动但维持时间较短的一个原因。

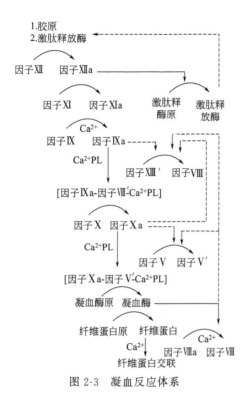

1.胶原
2.激肽释放酶

因子Ⅻ → 因子Ⅻa

因子Ⅺ → 因子Ⅺa        激肽释放酶原 → 激肽释放酶

因子Ⅸ → 因子Ⅸa

Ca²⁺

因子Ⅸ → 因子Ⅸa
Ca²⁺PL        因子ⅩⅢ′ → 因子Ⅷ

[因子Ⅸa-因子Ⅷ′-Ca²⁺PL]

因子Ⅹ → 因子Ⅹa
Ca²⁺PL        因子Ⅴ → 因子Ⅴ′

[因子Ⅹa-因子Ⅴ′-Ca²⁺PL]

凝血酶原 → 凝血酶

纤维蛋白原 → 纤维蛋白
Ca²⁺        因子Ⅷa → 因子Ⅷ
纤维蛋白交联        Ca²⁺

图 2-3　凝血反应体系

因此，用于血液接触的生物材料应重视考虑血液-生物材料相互作用，考虑影响血液反应的因素和评价方法。血液-生物材料相互作用的测定表明有关的特征是蛋白吸附、血小板反应、内源性凝血、纤溶活化、红细胞、白细胞和补体激活。在临床应用中，影响生物材料与血液反应的因素是生物材料的结构、抗血栓物质、疾病和药物治疗所决定的病人状态。生物材料的评价方法采用临床、体内、半体内和体外方法，材料的开发用半体内和体外方法。

生物材料研究的目的是期望获得生物材料特有的性能和生物学反应有关特征之间的相互关系。用于血液接触生物材料研究的目的是进一步认识生物材料和血液成分改变之间的关系。

### 2.2.1.2　材料的抗凝性

在血液净化过程中，无论是分离膜还是体外血液循环管道一旦与血液接触将会不同程度地出现血栓的形成和血小板-纤维蛋白血栓栓塞。这就涉及血液净化系统所使用的材料和在血液净化过程中的血液动力学的情况。血液在与材料表面

接触时：①材料表面很快吸附一层血蛋白，如能引起血细胞黏附的白蛋白，纤维连接素，或引起止血和形成血栓的纤维蛋白原、纤维蛋白、凝血酶、接触因子Ⅻ、高分子量激肽酶原、Von Wilkbrand 因子，或引起炎症和免疫反应的球蛋白、免疫复合因子、补体碎片 C3b。这些血蛋白在材料表面相互之间进行着动态的解吸和再吸附的竞争。随着时间延长和其它因素的影响，被牢固吸附的血蛋白的构象发生改变。②血小板和白细胞黏附在构象改变蛋白吸附层上形成血小板栓子。③进一步将凝血系统活化并导致凝血酶产生和形成纤维蛋白。

血液动力学的情况直接影响到血栓的大小、在血液净化系统中形成的部位、血栓的结构及其碎裂情况。在高流速的血液条件下，血小板主要累积在一起，远比形成纤维蛋白块为多，但在产生湍流的部位，如连接处、分离器内、血流管路缩小和分枝部位会形成大块的血栓沉积物，甚至可将整个循环系统堵塞。

因此对血液净化膜及体外循环系统所采用的材料应选用抗凝性能十分优异的生物材料，一般亲水性材料如聚乙烯醇吸附蛋白少，膜的分离功能稳定，而疏水材料如聚砜类吸附蛋白多，但抗凝好，带来的影响是导致膜分离功能下降，通透性衰减。同时对血液净化系统采取抗凝处理，如利用血浆白蛋白对系统进行预处理，使之钝化。

### 2.2.1.3　材料对免疫系统的影响

纤维素膜（醋酸纤维和铜仿膜）是血液净化中用得最早，但至今仍在临床上使用的膜。"首次使用综合征"就是在使用铜仿膜后发现的，表现在引起机体产生一系列防御反应，临床表现为轻者恶心、呕吐、胸痛、呼吸困难、皮疹、麻疹等过敏反应，重者则呈过敏性休克和其他病症。合成膜也有类似情况发生，但程度参差不齐，不如铜仿膜那样严重。Ringoir 和 Vanholder 在 1992 年的综述性文章中，曾明确提出应当拒绝把铜仿膜一类的血液净化膜用于临床，而应代之以生物相容性更好的膜。从 20 世纪 80 年初至今，世界生物材料学科界

正寻找和在合成一种对血液、体液和组织等方面的生物相容性更好的材料。1997 年吴增树、朱明华等人经数年的努力，对目前商品血液净化膜用的材料对人体免疫系统的影响系统地进行了研究，而且提出一套完整的有关生物材料及制品的免疫学评价方法和评价指南的报道，在他们的研究报道中，医用级的聚醚砜、聚氨酯和聚丙烯与其他医用材料相比，对人体免疫系统的影响较小，尤以聚醚砜更为理想。

另外，材料与体液的作用也是应该引起注意的问题。

生物材料表面的血液反应由图 2-4 可见。首先是蛋白吸附发生，继之血小板反应的卷入。内源性凝血的激活，纤维蛋白溶解和补体系统的参与和红细胞与白细胞的相互作用，这是一种没有考虑血管舒缓素-激肽系统作用的简单图示，然而提供了认识生物材料对血液影响的基本特征。

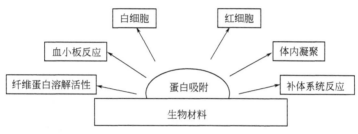

图 2-4　血液和生物材料反应的性能

## 2.2.2　材料与蛋白质的相互作用

高分子材料与血液或体液接触时，首先是与蛋白质的反应，继而是与血小板和其他血液有形成分的反应，如与细胞的反应，以及引起其他体内的活化反应。吸附的蛋白质，会与没有吸附的蛋白质发生置换反应，材料表面存在的蛋白质之后会引起血液凝固、血小板吸附、血栓形成等不良影响。

血浆中蛋白质种类繁多，具有不同的功能。其中白蛋白（albumin，A）和球蛋白（globulin，G）的量最多。白蛋白：$38 \sim 48g/L$；球蛋白：$15 \sim 30g/L$；A/G：正常值 $1.5 \sim 2.5$。

蛋白质的吸附主要是从血液相容性材料的观点发展而来，因血浆中存在大量的蛋白质。吸附的蛋白层直接和机体的成分发生进一步的反应。因此，这一蛋白吸附层的成分和构象以及吸附蛋白是否容易被其他生物分子取代决定了生物材料表面的性能。

吸附蛋白层形成后，这一蛋白吸附层将介导生物材料表面和生物内环境发生相互作用。尽管生物材料表面从相同的生物内环境吸附蛋白，但不同材料却有不同的生物反应，这是因为表面的蛋白吸附层因材料而异。材料表面蛋白吸附层是由材料的表面特性决定的。蛋白吸附层的组成、立体构象和结合强度取决于材料表面的特性和生物环境中的蛋白组成。

材料表面和血浆蛋白吸附的关系主要包括材料表面的化学组成、临界表面张力、表面能、表面亲水/疏水性、表面电荷、微相结构和血浆中蛋白浓度对表面蛋白吸附影响的解析。研究表明，材料表面的自由能小、亲水性强、表面带有负电荷和存在微相分离结构均能降低血浆纤维蛋白原的吸附，提高材料的抗血栓性能；另外，材料表面的某些化学基团如硫酸基、羧基等也能降低材料表面对血浆蛋白的吸附，而表现出良好的血液相容性。

体外研究表明，材料表面吸附蛋白层决定于吸附介质溶液的 pH 值、温度、吸附时间、研究蛋白的类型和浓度，吸附介质的流动对蛋白吸附也有影响，并且在表面形成不均匀的吸附层，红细胞的存在也影响蛋白吸附。

在材料表面吸附的血浆蛋白种类主要集中在：纤维蛋白原、球蛋白、纤维结合蛋白和白蛋白。当材料表面吸附的是纤维蛋白原、球蛋白和纤维结合蛋白时，就会与血小板形成复合体而黏附在材料表面，加速凝血过程，使纤维蛋白原转化为纤维蛋白并包裹其他血液有形成分，在材料表面形成血栓。因此材料表面纤维蛋白原的吸附性可以反映该材料的抗凝血性。

如果材料表面吸附白蛋白时，就极少与血小板形成复合体，但当吸附的白蛋白变性时，就会使纤维蛋白原附着在变性的白蛋白上，从而也能促使凝血的发生。和血浆中的白蛋白和球蛋白相比，纤维蛋白原具有较高的浓度和对表面较高的亲和性，因此纤维蛋白原在材料表面蛋白吸附和血栓形成方面起着非常重要的作用。

血浆蛋白在材料表面的吸附是一个复杂的竞争吸附过程。用单种血浆蛋白和两种或三种蛋白混合溶液体外研究表明，白蛋白、球蛋白和纤维蛋白原的吸附在一定浓度范围内，随着时间延长都能表现出等温式吸附，达到吸附平台的时间和吸附量取决于血浆蛋白和材料表面，三种蛋白在同一材料表面的等温吸附在较大范围内不依赖于溶液中血浆蛋白的浓度。在几种蛋白的混合体系中，白蛋白、球蛋白和纤维蛋白原之间存在着竞争吸附。

体内研究表明，白蛋白、球蛋白和纤维蛋白原在材料表面的吸附是一个动态过程，吸附的蛋白可以被其他蛋白取代，或者和血液中的成分如血小板等发生作用，在材料表面形成血栓。蛋白吸附的种类、数量和动态过程取决于材料表面的特性和动物的血液学和血流动力学特点。

蛋白质与材料表面的相互作用引起蛋白质构造的变化，可以称为活性化，从而引起系列的生体反应。主要是血液凝固和补体激活。

### 2.2.3 材料与细胞的相互作用

血细胞主要指红细胞、白细胞和血小板。红细胞最多，但材料与血小板和白细胞的相互作用更为重要。

血细胞又称"血球"，是存在于血液中的细胞，能随血液的流动遍及全身。以哺乳动物来说，血球细胞主要含下列三个部分：①红细胞：主要的功能是运送氧；②白细胞：主要扮演了免疫的角色；③血小板：止血过程中起着重要作用。血细胞的种类和形态如图 2-5 所示。

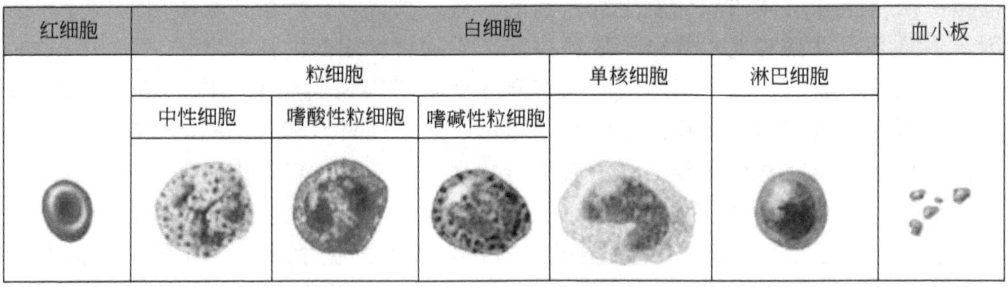

| 红细胞 | 白细胞 | | | | | | 血小板 |
|---|---|---|---|---|---|---|---|
| | 粒细胞 | | | 单核细胞 | 淋巴细胞 | | |
| | 中性细胞 | 嗜酸性粒细胞 | 嗜碱性粒细胞 | | | | |
| | | | | | | | |

图 2-5　血细胞的种类和形态

血细胞约占血液容积的 $45\%$，包括红细胞、白细胞和血小板。在正常生理情况下，血细胞和血小板有一定的形态结构，并有相对稳定的数量。

红细胞（erythrocyte，red blood cell）直径 $7 \sim 8.5 \mu m$，呈双凹圆盘状，中央较薄（$1.0 \mu m$），周缘较厚（$2.0 \mu m$），故在血涂片标本中呈中央染色较浅、周缘较深。在扫描电镜下，可清楚地显示红细胞这种形态特点。正常成人每微升血液中红细胞数的平均值，男性约 400 万～500 万个，女性约 350 万～450 万个。每 100mL 血液中血红蛋白含量，男性约 12～15g，女性约 10.5～13.5g。

材料与红细胞的作用，主要表现在材料表面破坏和损伤红细胞。通常用溶血率表示，是指材料对红细胞的破坏程度或比例。按国际化标准组织规定要求，以溶血率≤5％判定材料符合医用材料的溶血要求，溶血率＞5％预示材料有溶血作用。

白细胞（leukocyte，white blood cell）为无色有核的球形细胞，体积比红细胞大，能作变形运动，具有防御和免疫功能。成人白细胞的正常值为 4000～10000 个/$\mu$L。男女无明显差别。婴幼儿稍高于成人。血液中白细胞的数值可受各种生理因素的影响，如在劳动、运动、饮食及妇女月经期，均略有增多。在疾病状态下，白细胞总数及各种白细胞的百分比值皆可发生改变。

光镜下，根据白细胞胞质有无特殊颗粒，可将其分为有粒白细胞和无粒白细胞两类。有粒白细胞又根据颗粒的嗜色性，分为中性粒细胞、嗜酸性粒细胞和嗜碱性粒细胞。无粒白细胞有单核细胞和淋巴细胞两种。

当血液与材料接触时，开始均会出现白细胞减少现象。这种白细胞减少与常见的白细胞减少症不同，是由于和材料相互作用引起的。

另外，材料表面纤维芽细胞、上皮细胞和内皮细胞在材料表面的吸附，生长等也会引起一系列反应。

## 2.2.4　材料与组织的相互作用

组织相容性是指材料与活体组织之间相互容纳的程度，组织的生物学反应除了全身性的毒性外，更多的是材料周围组织的局部反应。当材料作为一种异物或抗原与机体接触时，会引起机体产生一系列防御反应，包括体液和细胞反应及补体活化，临床表现为过敏性反应特征。

组织反应，包括与皮下组织的反应，与骨组织的反应和在角膜的反应。

有研究者曾经将人工关节材料高密度聚乙烯（HDPE）、聚甲基丙烯酸树脂（PMMA）和甲基丙烯酸树脂（MMA）分别注入家兔膝关节内后 3 日至 12 周取材，通过光镜和透射电镜进行组织学观察，并对它们引起的组织学反应进行比较。PMMA 注射后的滑膜增生，肿胀明显，周围的组织学反应细胞大量浸润，较 HDPE 注射后的组织学反应明显（$P<0.05$）。而 MMA 导致大片组织变性和坏死。

使用生物可吸收内固定材料最主要的三个适应证为是踝部骨折、桡骨小头骨折和（足母）外翻截骨术。在使用聚羟乙酸（PGA）或聚乳酸（PLA）制成的可吸收内固定材料治疗的骨折病人中，部分病人临床上出现了明显的局部无菌性炎症反应。使用的 PGA 内植物，发生率要高于 PLA。二者的不良组织反应在术后出现的时间亦不相同，分别为术后 11 周和 4.3 年。轻度不良反应包括持续数周的疼痛性红斑、丘疹；中度不良反应为窦道形成，并排出液态的聚合物降解残留物，达半年以上。重度不良反应可在内植物隧道的周围产生溶骨性损害。其原因是 PGA 为亲水性聚合物，可增加植入物隧道内的渗透压，使骨内压增高而发生骨质溶解。病理组织学切片呈现非特异性炎症反应，这是机体对内固定物吸收时的正常生物反应，与聚合物的降解吸收和异物反应有关。

材料与组织接触后，人们最关心的两个问题是材料与炎症的关系和材料与肿瘤的关系。

### 2.2.4.1　生物医用材料与炎症

在机体中长期植入生物医用材料，常引起炎症。由于植入物中微量小分子物质渗出，刺激组织所引起的炎症反应属非感染性炎症。炎症过程较轻微，持续时间较短，1～2 周基本消失。毒性较大的小分子残留物则引起炎症的时间较长，在材料长期刺激下或局部组织细胞长期受毒时，产生的慢性炎症将对机体造成不良后果。生物医用材料和医用装置植入体内后，临床上最常见的并发症是感染性炎症，发生率在 $1\%\sim10\%$ 之间，引起感染的原因主要是植入物灭菌不彻底或植入被污染的无菌材料。例如，近几年大量用于整形外科的聚丙烯酰胺水凝胶组织填充假体，由于多种原因，手术后的感染发生率较高，局部发生感染并发症的病人，植入材料的局部组织不但出现红肿、水肿及脓肿、坏死，当炎症转为慢性后出现肉芽肿，严重者发生全身肿毒败血症。造成细菌性感染的原因有以下几点：

① 植入手术过程中对皮肤和组织造成损伤，给微生物提供侵入体内组织的机会；

② 植入生产过程中已被细菌污染的材料和制品或无菌材料已被污染；

③ 植入材料能抑制体内的抗炎防御系统的反应性，增加了局部组织易感染性；

④ 植入材料能抑制和吸附补体 $C_{3a}$、$C_{5a}$，增加多核白细胞在植入物局部组织中的数量，使抑制局部炎症反应的能力减弱。

近几年的研究发现，物理化学性质不同的材料表面对血液中复合补体系统的 $C_{3a}$、$C_{5a}$ 具有激活或抑制的不同作用。弄清不同生物材料对复合补体 $C_{3a}$、$C_{5a}$ 的作用，在抑制或增强生物材料抗感染能力方面有重要意义。

### 2.2.4.2 生物医用材料和肿瘤

生物医用材料的致癌问题一直是人们关心的课题。尽管临床上在使用生物材料和人工器官过程中很少发生肿瘤，但是在生物相容性的动物致癌试验研究中，发生肿瘤的报道并不少见。在周期两年的动物试验中，被诱发的肿瘤常是纤维肉瘤、骨肉瘤、软骨肉瘤和血管肉瘤等。临床上诱发肿瘤的时间较长，有 $75\%$ 以上在植入人体内 15 年后才发生肿瘤。医用聚氨酯和硅氧烷共聚物临床应用 30 年后才有发生肿瘤的报道，说明植入物在人体内诱发肿瘤具有较长的潜伏期。

生物医用材料植入体内诱发肿瘤可能与下列因素有关。

（1）动物试验证实，引起肿瘤的原因与植入材料的外形有明显的相关性。将不同外形的材料埋入大鼠皮下组织内，肿瘤发生率明显不同。粉末和海绵状材料几乎不诱发恶性肿瘤，纤维状也很少发生恶性肿瘤，只有片状材料容易诱发恶性肿瘤。

（2）与植入材料的埋植方法有关。连续放置的片状材料恶性肿瘤发生率明显高于打孔放置的片状材料。

（3）与植入材料表面的粗糙程度有关。若材料表面光滑，肿瘤发生潜伏期短；若材料表面粗糙，肿瘤发生潜伏期延长。

（4）被致癌物污染的材料或生物老化时能释放致癌物质的材料，在植入动物体内能诱发恶性肿瘤。例如被 3,4-苯并芘污染的热塑性聚烯烃橡胶植入大鼠皮下，在 22 周后即可诱发恶性肿瘤。聚氨酯在 121℃ 或体内老化时裂解出的芳香酮化合物有潜在的致癌作用。

（5）与植入材料在体内形成的纤维包膜厚度有关。植入一年时，材料的外包膜厚度超过 $0.25\sim0.3$mm 就有可能诱发恶性肿瘤。

（6）材料中残留的有毒性或有刺激性的小分子物质使局部组织长期受毒或受刺激，可诱发恶性肿瘤。

要消除生物医用材料及医用装置的潜在致癌性，材料不能有残留的有毒、有刺激性的小分子物质溶出；植入物的外形、表面性质和植入的方式均应考虑避免出现诱发肿瘤的有关因素；对长期植入体内的医用材料和装置应进行慢性毒性和致突变、致癌的生物学评价试验，在分子水平上研究材料对基因 DNA、细胞染色体的影响。

## 2.2.5　高分子材料在生物体内的变化

高分子材料在生物体内的变化，首先是高分子材料的劣化，即性能变差。植入生物体内的医用高分子材料及制品，在生物体内受到环境介质的作用，如与体液和/或血液接触，以物理和/或化学作用受到破坏。如果承受应力作用，则性能降低现象更严重。

其次还存在钙化现象。一般来说，生物体内产生的病理性钙化有两种，一种为转移性钙化，另一种为营养不良性钙化。转移性钙化是由于组织中钙含量的增高而产生的。植入人工心脏的患者，一般其组织内的钙含量都是正常的，也就是说不会有转移性钙化产生，所以在血泵上形成的钙化一定是营养不良性钙化。在人工心脏中观察到的钙化与其他营养不良性钙化几乎完全一样。在所有的人工血泵中皆可观察到有钙化的发生。实际上几乎所有植入性材料和器官在体内均可能会发生钙化现象。四川大学在研究人工心脏瓣膜时，曾经以环氧乙烷处理牦牛心包，以防止钙化现象的发生。

### 2.2.5.1　引起生物医用材料变化的因素

如前所述，生物医用材料及制品植入体内，在人体复杂的内环境中长期受到生命活动过程中体内的物理、化学、生物学等多种综合因素的作用，多数医用材料很难保持植入时的形状和物理、化学性能。引起材料发生变化的主要因素有以下几个方面。

① 生理活动中骨髓、关节、肌肉的力学性动态运动。

② 细胞生物电、磁场和电解、氧化作用。

③ 新陈代谢过程中生物化学和酶催化反应。

④ 细胞黏附吞噬作用。

⑤ 体液中各种酶、细胞因子、蛋白质、氨基酸、多肽、自由基对材料的生物降解作用。

另外，生物医用高分子材料在体内的降解也得到了应用，尤其是生物可降解和吸收的材料。在组织工程的研究中，一般要求材料是可降解的，如目前研究的可降解骨组织工程复合支架材料。

可降解骨组织工程复合支架材料可以分为同类生物材料的复合，不同类别生物材料之间的交叉复合。天然材料存在性能难以重现，难以大批量生产，在体内水解过程中不能保持空间构型等缺点；人工合成生物高分子材料之间的复合，其本体降解特性会使支架过早丧失结构完整性，且局部形成降解产物的积累，引起炎症反应；人工合成无机材料之间的复合，存在脆性大、润湿性较差，降解性能较差等不足。交叉复合可以克服单种材料支架的缺陷。交叉复合材料可以分为天然生物材料与无机材料之间的复合、人工合成高分子与无机材料之间的复合、金属基交叉复合材料。

### 2.2.5.2　引起生物体反应的因素

生物医用材料及装置植入人体后，主要引起组织反应、血液反应和免疫反应等三种生物学反应。这些反应大部分由材料聚合加工过程中残留的低分子物质引起。残留在材料中的引发剂、催化剂、添加剂及中间产物、单体等在材料植入体内后逐渐溶出或渗出，对局部的组织、细胞乃至全身产生毒性、刺激性、致敏性、局部炎症，长期接触产生致突变、致畸、致癌作用、与血液接触产生凝血和形成血栓。材料和制品引起机体反应的主要因素如下。

① 材料中残留有毒性的低分子物质。

② 材料聚合过程残留有毒性、刺激性的单体。

③ 材料及制品在灭菌过程中吸附了化学毒剂和高温引发的裂解产物。

④ 材料和制品的形状、大小、表面光滑程度。

⑤ 材料的酸碱度。

## 2.3　医用材料的生物相容性

如前所述，与生物体血液、组织接触的生物材料，会与生物体发生各种相互作用，产生各种复杂的生物、物理和化学反应。植入人体内的生物医用材料及各种人工器官、医用辅助装置等医疗器械，必须对人体无毒性、无致敏性、无刺激性、无遗传毒性和无致癌性，对人体组织、血液、免疫等系统不产生不良反应。这就涉及生物相容性的概念。

生物相容性是研究生物材料时最先而又最为生物材料学专家们所关注的课题。生物医用高分子材料与生物体的相互作用，或者高分子材料溶出的低分子物质与生物体的作用，实际上也就是生物相容性的范畴。通常指的生物安全性评价与生物相容性评价指标基本都是一致的，都是反应材料与生物体的作用，只是生物相容性的评价范围会更宽。

1994 年在生物相容性统一观点的会议记录中，建议生物相容性定义为"在特殊应用中，材料、医用装置，或治疗系统能完成其功能，但又不会在临床上明显地引起宿主的反应"。

### 2.3.1　生物相容性的分类

生物医用材料的生物相容性按材料接触人体部位不同一般分为两类，若材料用于心血管系统与血液直接接触，主要考察与血液的相互作用，称为血液相容性；若与心血管系统外的组织和器官接触，主要考察与组织的相互作用，称为组织相容性或一般生物相容性。从广义上讲，植入体内的各种医用材料和装置都首先要求具有优良的组织相容性。例如，人工皮肤用于烧伤切痂后创面的覆盖和整形、人工骨、关节、肌腱用于骨骼系统损伤和功能的修复，人工胰脏和人工肝细胞能部分替代胰岛细胞对血糖的调节功能和对肝脏的解毒作用，其他各种人工组织、人工器官及医用装置植入体内都与相应的局部组织、细胞直接接触，所有进入体内的医用材料和装置都将遇到组织相容性问题。循环系统用的人工心脏、心脏瓣膜、人工血管及进入血管中的血管支架、导管等医用装置，在与组织、细胞接触的同时还与血液直接接触，所以还有血液相容性问题。由于血液的成分和生理功能的复杂性，生物医用材料及医用装置的表面性能不同，与血液相互作用时将产生对机体不利的各种生物学反应，如凝血或溶血等反应。因此，生物医用材料与血液成分相互作用构成了血液相容性研究的主要内容。血液相容性在生物医用材料的研究中有着重要的地位。图 2-6 中列出生物医用材料生物相容性分类。

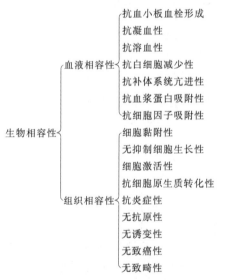

图 2-6　生物相容性分类和要求

组织相容性涉及的各种反应在医学上都是比较经典的，反应机理和试验方法也比较成熟；而血液相容性涉及的各种反应比较复杂，很多反应的机理尚不明确，需要研究阐明，试验方法除溶血试验外，多数尚不成熟，特别是涉及凝血机理中细胞因子和补体系统方面分子水平的试验方法还有待研究建立。

值得一提的是，血液相容性的具体内容最初仅指材料表面的抗凝性，但随着人工肾和血液净化治疗的发展，由于血液透析过程中出现"首次使用综合征（FUS）"，因而对生物材料，特别是分离膜的生物相容性便逐渐扩大到对机体免疫系统的影响及其临床后果等范围。

### 2.3.2　组织相容性

组织相容性（histocompatibility, tissue compatibility）是指器官或组织移植时供者与受者相互接受的程度。如相容则不互相排斥，不相容就会出现排斥反应——免疫应答效应的一种。诱导排斥反应的抗原称为组织相容性抗原，也称为移植抗原。人和各种哺乳动物的组织相容性抗原都十分复杂，但有一组抗原起决定性作用，称为主要组织相容性抗原（majorhistocompatibilityantigen，MHA），其余的称为次要组织相容性抗原。编码MHA的基因是一组呈高度多态性的基因群，集中分布于各种动物某对染色体上的特定区域，称为主要组织相容性复合体（major histocompatibility complex，MHC）。MHC编码的产物称为MHC分子，可分布于不同类型的细胞表面，不但决定着宿主的组织相容性，而且与宿主的免疫应答和免疫调节密切相关，其意义已远远超出了移植免疫的范畴。

组织相容性和血液相容性共同构成生物相容性的内容。组织相容性一般包括细胞黏附性、无抑制细胞生长性、细胞激活性、抗细胞原生质转化性、抗炎症性、无抗原性、无诱变性、无致癌性和无致畸性等。

组织相容性要求医用材料植入体内后与组织、细胞接触后无任何不良反应。当医用材料与装置植入体内某一部位时，局部的组织对异物的反应属于一种防御性应答反应，植入体周围组织将出现白细胞、淋巴细胞和吞噬细胞聚集，发生不同程度的急性炎症。当材料有毒性物质渗出时，局部炎症不断加剧，严重时出现组织坏死。长期植入时，材料被淋巴细胞、成纤维细胞和胶原纤维包裹，形成纤维包膜囊，使正常组织和材料隔开。如果材料无任何毒性，性能比较稳定，组织相容性良好，则在半年、一年或更长时间包膜囊变薄，囊壁中的淋巴细胞消失，在显微镜下只见到很薄的1～2层成纤维细胞形成的无炎症反应堆的正常包膜囊。如果植入材料组织相容性差，材料中残留小分子毒性物质不断渗出，就会刺激局部组织细胞形成慢性炎症，材料周围的包囊壁增厚，淋巴细胞浸润，逐步出现肉芽肿或发生癌变。表2-6是两组性能良好的组织相容性材料植入体内一年的局部组织学反应。

**表 2-6A　国产嵌段聚醚聚氨酯 SPEU-80B 肌肉组织反应情况**

| 植入时间/天 | 炎症反应 | 囊壁形成程度 |
|---|---|---|
| 7 | 材料周围嗜中型白细胞浸润，可见吞噬细胞（Ⅳ级） | 囊壁开始形成（Ⅳ级），材料周围可见小血管和纤维母细胞增生 |
| 14 | 产生少量淋巴细胞、异物巨细胞（＜Ⅲ级） | 材料周围有纤维细胞与胶原纤维形成囊腔（Ⅲ级） |
| 30 | 产生少量淋巴细胞（Ⅱ级） | 囊壁致密，壁变薄（Ⅱ级） |
| 60 | 产生极少量淋巴细胞（Ⅰ级） | 囊壁稳定，无继续增生（Ⅱ级） |
| 90 | 无炎症反应（＜Ⅰ级） | 囊壁稳定（＜Ⅰ级） |
| 180 | 无炎症反应（＜Ⅰ级） | 囊壁变薄（＜Ⅰ级） |
| 360 | 无炎症反应（＜Ⅰ级） | 囊壁稳定（＜Ⅰ级） |

**表 2-6B　国产医用热硫化甲基乙烯基硅橡胶（STGB）**

| 植入时间/天 | 炎症反应 | 囊壁形成程度 |
|---|---|---|
| 7 | 中性粒细胞浸润（Ⅳ级），产生少量多核巨细胞 | 囊壁开始形成，有小血管和纤维母细胞增生（Ⅳ级） |
| 14 | 产生少量白细胞和淋巴细胞（＜Ⅲ级） | 纤维母细胞及肌母细胞增生，形成包囊壁（Ⅲ级） |
| 30 | 产生少量单核细胞和淋巴细胞（Ⅱ级） | 囊壁变薄（Ⅱ级） |

续表

| 植入时间/天 | 炎症反应 | 囊壁形成程度 |
|---|---|---|
| 60 | 产生少量淋巴细胞（Ⅰ级） | 囊壁变薄、稳定（Ⅰ级），无细胞增生 |
| 90 | 无炎症反应 | 囊壁稳定（＜Ⅰ级） |
| 180 | 无炎症反应 | 囊壁薄，稳定（＜Ⅰ级） |
| 360 | 无炎症反应 | 囊壁薄，无增生（＜Ⅰ级） |

### 2.3.3　血液相容性

如前文所述，材料接触血液后，会与血液中的蛋白、细胞产生相互作用，对各种凝血因子、免疫系统和补体系统也会产生深远影响。

根据国际标准化组织（International Standards Organization，ISO）10993 的定义，血液相容性是指血液与外源性物质或材料接触时，产生合乎要求的反应。在生物材料的研究过程中，一般具体指材料与血液各成分之间的相容性。在前文 2.2.1 中，已经详细地描述了材料与血液接触后产生的各种现象以及对血液相容性的要求。

## 2.4　生物相容性的评价

生物医用材料及其制作的各种用于人体的生物装置（medical device，在 1997 年颁发的国家标准中译为医疗器械）的生物相容性和质量直接关系到患者的生命安全，因此由国家统一对这类产品实行注册审批制度。生物医用材料和医疗器械在研究和生产时都必须通过生物学评价（biological evaluation），生物医用材料的安全性从广义上讲应该包括物理性能、化学性能、生物学性能及临床研究等四方面。

目前国际标准组织和欧美、日本及我国实行的标准在安全性能上的评价主要是指生物学评价。接触人体或植入体内的医疗器械，其材料的化学性能是直接影响人体安全的因素，例如医用聚氯乙烯中残留的氯乙烯单体（＜0.0001%），聚丙烯酰胺水凝胶中残留的丙烯酰胺单体（＜0.0001%）的含量都必须控制在一定量以下，生物材料才无毒性。有些材料的单体、添加剂、有害金属元素等残留物无法确定和控制，只有通过生物学评价实验才能确定是否有毒性。因此从狭义上讲，生物医用材料及医疗器械的安全性评价就是指生物学评价。

### 2.4.1　生物学评价项目的选择

不同用途的生物医用材料和医疗器械的生物学评价项目的内容和水平都不相同。项目选择主要依据医疗器械和材料的用途、接触人体的部位和接触时间，具体有如下几点。

① 接触部位有体表和体内组织、骨骼、牙和血液。

② 接触方式有直接接触和间接接触。

③ 接触时间是：一时接触 ≤24h；短、中期接触 24h～30d；长期接触大于 30d。

④ 用途：一般功能、生殖和胚胎发育及生物降解。

经过各国学者和标准部门的重视和努力，生物医用材料及医疗器械生物学评价项目都不断完善，有了标准和相应的实验方法。各国已基本统一在国际标准化组织提出的生物学标准，但各国的标准仍保留各自特点。

#### 2.4.1.1　美国 ASTM（F748—1982）

美国材料实验协办（ASTM）是最先提出生物医用材料和医用装置的生物学评价项目选择标准的非官方学术团体。因溶血实验在材料生物学评价中有特殊性，它不但能评价材料的血液相容性，而且对于残留小分子有毒物质有较高的敏感性，故在此标准中单独列为一项评价实验内容。另外该标准对材料的热原检测较重视，除与体表接触的材料外，凡间接或直接与血液、组织、骨接触的材料都进行热原实验。表 2-7 是 ASTM 生物材料和医用装置生物学评价实验项目选择标准。

表 2-7　生物材料和医用装置生物学评价实验项目选择（ASTM—1982）

| 材料和装置的分类和应用 | | | 细胞毒性实验 | 皮肤刺激性实验 | 肌肉埋植实验 | 血液相容性实验 | 溶血实验 | 致癌实验 | 长期植入实验 | 口腔黏膜刺激性实验 | 全身急性毒性实验 | 皮内注射（刺激）实验 | 致敏实验 | 致突变实验 | 热原实验 |
|---|---|---|---|---|---|---|---|---|---|---|---|---|---|---|---|
| 体外用 | 接触体表 | | | × | | | | | | | | | × | | |
| | 接触损伤体表 | | × | × | | | | | | | × | × | × | | |
| | 导入体内与体腔接触 | | | | | | | | | × | | | × | | |
| 半体内用 | 导入体内与组织液接触 | 手术期间 | × | | | | | | | | × | | | | × |
| | | 短期（<30 天） | × | | × | | | | | | × | × | | | × |
| | | 长期（>30 天） | × | | | | | | | | × | | | | × |
| | 导入体内与血液接触 | 间接接触 | × | | × | × | × | | | | × | × | | | × |
| | | 直接接触（<24h） | × | | | | | | | | × | × | | | × |
| | | 直接长期接触 | × | | × | × | × | | | | × | | | | × |
| 植入体内 | 与骨接触 | | × | | × | | | × | × | | × | × | × | × | × |
| | 与组织接触 | | × | | × | | | × | × | | × | × | × | × | × |
| | 与血液接触 | | × | × | × | × | × | × | × | | × | × | × | × | × |

注：× 为必须选择的项目。

### 2.4.1.2　美国、英国、加拿大三国的标准

1986 年美国、英国和加拿大三国生物学评价学者达成协议，提出一个新的比较完善的生物材料和医用装置生物学评价项目选择指南（表 2-8）。

表 2-8　美、英、加拿大三国生物材料和医用装置生物相容性评价项目选择指南

| 装置分类 | | | 短期 | | | | | | | | 长期 | | |
|---|---|---|---|---|---|---|---|---|---|---|---|---|---|
| | | | 刺激性试验 | 致敏试验 | 细胞毒性试验 | 全身急性毒性试验 | 血液相容性试验 | 热原试验 | 植入试验 | 致突遗传毒性试验 | 亚慢性毒性试验 | 慢性毒性试验 | 致癌基因生物评价试验 |
| 装置在体外 | 与体表接触 | A | × | × | × | | | | | | | | |
| | | B | × | × | × | | | | | | | | |
| | | C | × | × | × | × | | | | | | | |
| | 与损伤或破损体表接触 | A | × | × | × | × | × | | | | | | |
| | | B | × | × | × | × | × | | | | × | | |
| | | C | × | × | × | × | × | | × | × | × | × | |
| 装置在体外与体内接触 | 与体腔接触 | A | × | × | × | × | × | × | | × | | | |
| | | B | × | × | × | × | × | × | | × | × | | |
| | | C | × | × | × | × | × | × | × | × | × | × | × |

续表

| 装置分类 | | 生物实验 | | 短　期 | | | | | | | | 长　期 | | |
|---|---|---|---|---|---|---|---|---|---|---|---|---|---|---|
| | | | | 刺激性试验 | 致敏试验 | 细胞毒性试验 | 全身急性毒性试验 | 血液相容性试验 | 热原试验 | 植入试验 | 致突遗传毒性试验 | 亚慢性毒性试验 | 慢性毒性试验 | 致癌基因生物评价试验 |
| 装置在体外与体内接触 | 与血液间接接触 | | A | × | × | × | × | × | × | × | × | × | | |
| | | | B | × | × | × | × | × | × | × | × | × | | |
| | | | C | × | × | × | × | × | × | × | × | × | × | × |
| | 与血液直接接触 | | A | × | × | × | × | × | × | × | × | × | | |
| | | | B | × | × | × | × | × | × | × | × | × | | |
| | | | C | × | × | × | × | × | × | × | × | × | × | × |
| 装置在体内 | 骨 | | A | × | × | × | × | × | × | × | × | × | | |
| | | | B | × | × | × | × | × | × | × | × | × | | |
| | | | C | × | × | × | × | × | × | × | × | × | | × |
| | 组织/血液 | | A | × | × | × | × | × | × | × | × | × | | |
| | | | B | × | × | × | × | × | × | × | × | × | | |
| | | | C | × | × | × | × | × | × | × | × | × | × | × |
| | 血液 | | A | × | × | × | × | × | × | × | × | × | | |
| | | | B | × | × | × | × | × | × | × | × | × | | |
| | | | C | × | × | × | × | × | × | × | × | × | × | × |

该标准中对项目的选择有重要的改进。除材料和装置的实用部位与 ASTM 标准相同外，主要改变如下。

① 在接触时间上分为 A、B、C 三类（A 为短暂，小于 5min；B 为短期，5min 至 29 天；C 为长期，大于等于 30 天）。

② 将评级实验按实验周期分为短期和长期两大类。

③ 将溶血实验并入血液相容性实验项目。

④ 将口腔黏膜实验、皮肤刺激实验、皮内注射实验合并为 1 项，称刺激实验。

⑤ 将肌肉埋植试验与长期植入试验并为一项，称植入试验。

⑥ 坚持设热原试验项目，凡与血液间接或直接接触的材料和装置都必须进行热原试验。

⑦ 提出了生物材料和医用装置应做亚慢性毒性试验和慢性毒性试验。

此标准对生物学评价项目选择进行了较严格的调整，扩大了不同用途材料项目选择范围，对直接接触体内或间接接触组织和血液的材料和装置都要求全面进行生物相容性试验。

### 2.4.1.3　ISO 生物学评价标准

1992 年国际标准化组织（ISO）正式公布了医疗装置生物学评价系列国际标准：ISO 10993.1—1992 至 ISO 10993.12—1992 十二个部分标准。此国际标准是由 ISO/TC194 国际标准化组织医疗装置生物学评价技术委员会制定并通过。

ISO10993 的总题目是医疗装置生物学评价，由下列部分组成。

第 1 部分，试验选择指南。

第 2 部分，动物福利要求。

第 3 部分，遗传毒性、致癌性和生殖毒性试验。

第 4 部分，与血液相互作用实验选择。

第 5 部分，细胞毒性，体外法。

第 6 部分，植入后局部反应试验。

第 7 部分，环氧乙烷灭菌残留量。

第 8 部分，临床调查。

第 9 部分，生物学试验有关的材料降解（技术报告）。

第 10 部分，刺激与致敏试验。

第 11 部分，全身毒性试验。

第 12 部分，样品制备与标准样品。

此生物学评价系列国际标准的第 1 部分是试验选择指南（表2-9）。标准中对医疗装置的分类、接触时间、评价试验等方面做了进一步调整，调整以后的标准有以下特点。

**表 2-9　医疗装置生物学评价试验指南**（ISO 标准，1992）

| 生物材料和医疗器材分类（接触部位） | | 接触时间 A 一时接触（≤24h）；B 短、中期接触（>24h 至 30 日）；C 长期接触（>30 日） | 基本评价的生物学试验 | | | | | | | | 补充评价的生物学试验 | | | |
|---|---|---|---|---|---|---|---|---|---|---|---|---|---|---|
| | | | 细胞毒性试验 | 致敏试验 | 刺激或皮内反应试验 | 全身急性毒性试验 | 亚慢性亚急性毒性试验 | 遗传性试验 | 植入试验 | 血液相容性试验 | 慢性毒性试验 | 致癌试验 | 生殖和发育毒性试验 | 体内降解试验 |
| 表面接触 | 皮肤 | A | × | × | × | | | | | | | | | |
| | | B | × | × | × | | | | | | | | | |
| | | C | × | × | × | | | | | | | | | |
| | 黏膜 | A | × | × | × | | | | | | | | | |
| | | B | × | × | × | | | | | | | | | |
| | | C | × | × | × | × | × | | | | | | | |
| | 损伤表面 | A | × | × | × | | | | | | | | | |
| | | B | × | × | × | | | | | | | | | |
| | | C | × | × | × | × | × | | | | | | | |
| 由体外与体内接触 | 血路间接 | A | × | × | × | × | | | | × | | | | |
| | | B | × | × | × | × | | | | × | | | | |
| | | C | × | × | | × | × | × | | × | × | × | | |
| | 组织/骨/牙 | A | × | × | × | | | | | | | | | |
| | | B | × | × | | | × | × | | | | | | |
| | | C | × | × | | | × | × | | | | | × | |
| | 循环血液 | A | × | × | × | × | | | | × | | | | |
| | | B | × | × | × | × | | × | | × | | | | |
| | | C | × | × | × | × | × | × | | × | × | × | | |
| 体内植入 | 组织/骨 | A | × | × | | | | | | | | | | |
| | | B | × | × | | | × | × | | | | | | |
| | | C | × | × | | | × | × | | | × | × | | |
| | 血液 | A | × | × | × | × | | | × | × | | | | |
| | | B | × | × | × | × | × | | × | × | | | | |
| | | C | × | × | × | × | × | × | × | × | × | × | | |

注：×为必须选择的项目。

① 明确了医疗装置的分类，将接触分为表面接触、体外与体内接触、体内植入三大类。

② 在接触时间上将小于24h的接触列为一时接触，短、中期接触时间大于24h～30d，30d以上为长期接触。

③ 将生物学评价试验分为基本评价试验和补充评价试验两大类。

④ 将亚慢性、亚急性毒性试验列入基本评价实验项目中，取消了热原试验项目。

⑤ 在补充评价试验中增加了生殖与发育毒性和生物降解试验项目。

ISO 10993标准完善了生物学评价项目的标准选择，为各国研究、生产、发展生物医用材料和医疗装置，保证生物相容性和安全性提供了统一的依据。

#### 2.4.1.4　我国的生物学评价试验选择标准

我国生物学评价尝试在ISO标准基础上参考了美国和日本的标准，并根据我国多年来进行生物学评价的水平，在1994年提出了我国生物学评价选择标准，1997年正式由卫生部颁布（表2-10）。

**表2-10　我国卫生部生物材料和医疗器械生物学评价试验项目选择**（1997）

| 接触部位 | 分类 | 接触时间 A/B/C | 细胞毒性试验 | 致敏试验 | 刺激或皮内反应试验 | 急性毒性试验 | 溶血试验 | 热原试验 | 遗传毒性试验 | 植入试验 | 血液相容性试验 | 亚急性毒性试验 | 慢性毒性试验 | 致癌试验 | 生殖和发育毒性试验 | 体内降解试验 |
|---|---|---|---|---|---|---|---|---|---|---|---|---|---|---|---|---|
| | | | 基本评价的生物学试验 → | | | | | | | | | 补充评价的生物学试验 → | | | | |
| 表面接触 | 皮肤 | A | × | × | × | | | | | | | | | | | |
| | | B | × | × | × | | | | | | | | | | | |
| | | C | × | × | × | | | | | | | | | | | |
| | 黏膜 | A | × | × | × | | | | | | | | | | | |
| | | B | × | × | × | × | | | | | | | | | | |
| | | C | × | × | × | × | | | × | | | × | | | | |
| | 损伤表面 | A | × | × | × | | | | | | | | | | | |
| | | B | × | × | × | | | | | | | | | | | |
| | | C | × | × | × | | | | × | | | × | | | | |
| 由体外与体内接触 | 血路间接 | A | × | × | × | | × | | | | | | | | | |
| | | B | × | × | × | | × | | | | | | | | | |
| | | C | × | × | × | | × | | × | × | × | × | × | × | | |
| | 组织/骨/牙 | A | × | × | × | | | | | | | | | | | |
| | | B | × | × | × | | | | × | × | | | | | | |
| | | C | × | × | × | | × | | × | × | | | | × | | |
| | 循环血液 | A | × | × | × | × | × | | | | × | | | | | |
| | | B | × | × | × | × | × | | | | × | | | | | |
| | | C | × | × | × | × | × | | × | × | × | × | × | × | | |

续表

| 生物材料和医疗器材分类 | | 接触时间 | 基本评价的生物学试验 | | | | | | | | | 补充评价的生物学试验 | | | | |
|---|---|---|---|---|---|---|---|---|---|---|---|---|---|---|---|---|
| 接触部位 | | A —— 一时接触（≤24h）；B 短、中期接触（>24h 至 30 日）；C 长期接触（>30 日） | 细胞毒性试验 | 致敏试验 | 刺激或皮内反应试验 | 急性毒性试验 | 溶血试验 | 热原试验 | 遗传毒性试验 | 植入试验 | 血液相容性试验 | 亚急性毒性试验 | 慢性毒性试验 | 致癌试验 | 生殖和发育毒性试验 | 体内降解试验 |
| 体内植入 | 组织/骨 | A | × | × | × | | | | | | | | | | | |
| | | B | × | × | | | | | × | × | | | | | | |
| | | C | × | × | | | × | | × | × | | | × | × | | |
| | 血液 | A | × | × | × | × | × | × | | | × | | | | | |
| | | B | × | × | × | × | × | × | × | × | × | | | | | |
| | | C | × | × | × | × | × | × | × | × | × | × | × | × | | |

注：×为必须选择的项目。

此标准基本与国际标准相同，但也有不同点，不同点如下。

① 与美国和日本标准相同，坚持将热原试验列为基本评价的生物学评价试验。

② 根据我国近 10 年的评价试验，认为溶血试验除了作为血液相溶性评价的一个试验外，还可以作为急性毒性体外试验，对材料在筛选过程中的初期评价有着重要作用，因此，将溶血试验作为一项生物学评价试验。

③ 考虑到亚急性（亚慢性）毒性试验在国际上尚未形成标准的方法，各国均在摸索建立中，在国内普遍实施有一定难度，因此，将此试验列入补充评价部分内。

1997 年底，我国国家技术监督局下发了国家标准 GB/T 16886 系列医疗器械生物学评价标准。此标准等同采用国际标准 ISO 10993—1992《医疗器械生物学评价》，其中第一部分 GB/T 16886.1 试验选择指南，亦等同采用国际标准 ISO10993.1—1992《医疗器械生物学评价　第一部分　实验选择指南》（见表 2-9）。目前我国生物医用材料和医疗器械的生物学评价试验选择按 GB/T 16886 进行。该标准共有 16 个部分。

GB/T 16886.1—2011 医疗器械生物学评价第 1 部分：评价与试验。

GB/T 16886.2—2011 医疗器械生物学评价第 2 部分：动物保护要求。

GB/T 16886.3—2008 医疗器械生物学评价第 3 部分：遗传毒性、致癌性和生殖毒性试验。

GB/T 16886.4—2003 医疗器械生物学评价第 4 部分：与血液相互作用试验选择。

GB/T 16886.5—2003 医疗器械生物学评价第 5 部分：体外细胞毒性试验。

GB/T 16886.6—1997 医疗器械生物学评价第 6 部分：植入后局部反应试验。

GB/T 16886.7—2015 医疗器械生物学评价第 7 部分：环氧乙烷灭菌残留量。

GB/T 16886.9—2001 医疗器械生物学评价 第 9 部分：潜在降解产物的定性和定量框架。

GB/T 16886.10—2005 医疗器械生物学评价第 10 部分：刺激与迟发型超敏反应试验。

GB/T 16886.11—2011 医疗器械生物学评价第 11 部分：全身毒性试验。

GB/T 16886.12—2005 医疗器械生物学评价第 12 部分：样品制备与参照样品。

GB/T 16886.13—2001 医疗器械生物学评价第 13 部分：聚合物医疗器械的降解产物的定性与定量。

GB/T 16886.14—2003 医疗器械生物学评价第 14 部分：陶瓷降解产物的定性与定量。

GB/T 16886.15—2003 医疗器械生物学评价第 15 部分：金属与合金降解产物的定性与定量。

GB/T 16886.16—2013 医疗器械生物学评价第 16 部分：降解产物和可溶出物的毒代动力学研究设计。

GB/T 16886.17—2005 医疗器械生物学评价第 17 部分：可沥滤物允许限量的建立。

### 2.4.2 生物学评价试验方法及特点

由于大多数生物医用材料和医疗器械在体内不被体液、血液所溶解，包括胶原、壳聚糖、聚乳酸、聚己内酯等天然合成的可降解材料也不大可能像大多数水溶性药物那样很快被中性溶液所溶解，这些医疗器械植入体内，较长时间存在组织或血液中，并相互作用产生反应。而急性或慢性反应，局部或全身反应只能用生物学评价试验方法进行观察。现有的生物学评价试验和药物毒理学试验在目的、原理、方法上都不相同，有些方法是在药物毒理学试验基础上发展建立的，但在样品处理和试验方法等方面与药物毒理学试验有分别，形成了生物材料和医疗器械生物学评价试验的下列特点。

① 大部分体内、体外生物学试验检测样品用材料浸提液，一般用 121℃生理盐水 60min 浸提进行试验，目的是检测材料溶出的残留低分子物质毒性。

② 直接用材料和医疗器械植入体内，与组织、血液或与体表组织，血液接触进行试验。

③ 大部分的体内试验是通过外科无菌手术操作方式进行的，即将材料或医疗器械植入体内某些部位，观察产生的反应（肉眼和显微镜）。

④ 进行体外细胞培养，观察样品细胞毒性，测定浸提液或材料对细胞溶解（细胞死亡）、生长的毒性作用。

⑤ 致癌试验是用不同形状、大小、表面状态的材料植入体内某一部分，观察动物整个寿命期（如大鼠两年）材料和医疗器械对体内潜在的致癌作用。

⑥ 血液相容性试验是通过材料和医疗器械直接接触血液，首先观察对血小板激活，血栓形成的凝血作用，其次观察血浆蛋白、血液有形成分和补体系统，以及细胞因子的作用。

⑦ 植入试验是将生物材料和医疗器械埋入动物体内某些部分（如肌肉或皮下与骨组织），观察埋入不同时间（短期 7d，15d，30d，60d，90d，长期 180d 和 360d）材料对局部的组织病理学改变。

⑧ 降解试验是采用各种体内外方法，测定材料和医疗器械的降解程度、机械强度的变化，了解降解产物在体内吸收、分布、代谢过程，评价材料对有机体的毒害作用。

有关生物学的评价，具体方法按照国家标准 GB/T 16886 执行，下面对常用的各种实验方法进行阐述。

#### 2.4.2.1 与血液相互作用的相关测试

（1）溶血实验（与红细胞的作用）

① 实验方法　试剂为 2％草酸钾，0.9％生理盐水，蒸馏水，新鲜稀释抗凝兔血。材料 3 份，每份 5g。

新鲜兔血 20mL 加 2％草酸钾 1mL，制备成新鲜抗凝兔血；然后将 8mL 新鲜抗凝兔血加 0.9％生理盐水 10mL 进行稀释。在盛有材料的试管中加入生理盐水 10mL，置于 37℃水浴中 30min，各加稀释兔血 0.2mL，混匀，继续 37℃水浴中保温 60min。阳性对照（三份）用蒸馏水 10mL 加稀释兔血 0.2mL，阴性对照（三份）用生理盐水 10mL 加稀释兔血 0.2mL，保温条件同材料管。各管离心 5min，吸取上层清液于 721 分光光度计 545nm 波长测定吸光度。

② 结果表示　溶血程度按下式计算：

$$溶血率(\%) = \frac{样品吸光度 - 阴对吸光度}{阳对吸光度 - 阴对吸光度} \times 100\%$$

若材料溶血率<5%，说明该材料在体外进行实验与血液接触时不引起溶血。

另外，对白细胞的相互作用，一般以白细胞的减少，以及对不同白细胞，如对中性粒细胞、嗜酸性粒细胞和嗜碱性粒细胞，以及无核白细胞的影响进行评价。

（2）血浆蛋白吸附实验

材料浸泡于蛋白质溶液中一定时间，在材料表面会吸附一定血浆蛋白质，一般用 PBS 缓冲液将游离的蛋白质清洗掉。可以直接对吸附在材料表面的蛋白质进行测定；或用 SDS 溶液或其他溶液及方法将吸附蛋白质清洗到溶液中，测定溶液中的蛋白质浓度，从而计算蛋白吸附量。由于使用的蛋白质浓度不同、测试方法和试验条件的差异，以及材料的不同，蛋白吸附量测试结果差异很大。

蛋白质含量的测定方法很多。可分为生物化学法和物理法。

① 生物化学法　蛋白质含量测定法，是生物化学研究中最常用、最基本的分析方法之一。目前常用的有四种古老的经典方法，即定氮法、双缩脲法（Biuret 法）、Folin-酚试剂法（Lowry 法）和紫外吸收法。另外，还有一种是近十年才普遍使用起来的新的测定法，即考马斯亮蓝法（Bradford 法）。其中 Bradford 法和 Lowry 法灵敏度最高，比紫外吸收法灵敏 10~20 倍，比 Biuret 法灵敏 100 倍以上。定氮法虽然比较复杂，但较准确，往往以定氮法测定的蛋白质作为其他方法的标准蛋白质。

值得注意的是，这后四种方法并不能在任何条件下适用于任何形式的蛋白质，因为一种蛋白质溶液用这四种方法测定，有可能得出四种不同的结果。每种测定法都不是完美无缺的，都有其优缺点。在选择方法时应考虑：实验对测定所要求的灵敏度和精确度；蛋白质的性质；溶液中存在的干扰物质；测定所要花费的时间。考马斯亮蓝法（Bradford 法），由于其突出的优点，正得到越来越广泛的应用。

微量凯氏（Kjeldahl）定氮法：样品与浓硫酸共热，含氮有机物即分解产生氨（消化），氨又与硫酸作用，变成硫酸铵。经强碱碱化使之分解放出氨，借蒸汽将氨蒸至酸液中，根据此酸液被中和的程度可计算出样品之氮含量。

双缩脲法（Biuret 法）：双缩脲（$NH_3CONHCONH_3$）是两个分子脲经 180℃ 左右加热，放出一个分子氨后得到的产物。在强碱性溶液中，双缩脲与 $CuSO_4$ 形成紫色络合物，称为双缩脲反应。凡具有两个酰氨基或两个直接连接的肽键，或通过一个中间碳原子相连的肽键，这类化合物都有双缩脲反应。

Folin-酚试剂法（Lowry 法）：这种蛋白质测定法是最灵敏的方法之一。过去此法是应用最广泛的一种方法，由于其试剂乙的配制较为困难（现在已可以订购），近年来逐渐被考马斯亮蓝法所取代。此法的显色原理与双缩脲方法是相同的，只是加入了第二种试剂，即 Folin-酚试剂，以增加显色量，从而提高了检测蛋白质的灵敏度。这两种显色反应产生深蓝色的原因是：在碱性条件下，蛋白质中的肽键与铜结合生成复合物。Folin-酚试剂中的磷钼酸盐-磷钨酸盐被蛋白质中的酪氨酸和苯丙氨酸残基还原，产生深蓝色（钼蓝和钨蓝的混合物）。在一定的条件下，蓝色深度与蛋白的量成正比。目前一些蛋白测试剂如 Bio-Rad 微蛋白测试剂就是该方法的发展。

考马斯亮蓝法（Bradford 法）：1976 年由 Bradford 建立的考马斯亮蓝法（Bradford 法），是根据蛋白质与染料相结合的原理设计的。这种蛋白质测定法具有超过其他几种方法的突出优点，因而正在得到广泛的应用。这一方法是目前灵敏度最高的蛋白质测定法。考马斯亮蓝

G-250 染料，在酸性溶液中与蛋白质结合，使染料的最大吸收峰的位置由 465nm 变为 595nm，溶液的颜色也由棕黑色变为蓝色。经研究认为，染料主要是与蛋白质中的碱性氨基酸（特别是精氨酸）和芳香族氨基酸残基相结合。

② 物理法　有紫外吸收法和放射性同位素标记法。

紫外吸收法：蛋白质分子中，酪氨酸、苯丙氨酸和色氨酸残基的苯环含有共轭双键，使蛋白质具有吸收紫外光的性质。吸收峰在 280nm 处，其吸光度（即光密度值）与蛋白质含量成正比。此外，蛋白质溶液在 238nm 的光吸收值与肽键含量成正比。利用一定波长下，蛋白质溶液的光吸收值与蛋白质浓度的正比关系，可以进行蛋白质含量的测定。

紫外吸收法简便、灵敏、快速，不消耗样品，测定后仍能回收使用。低浓度的盐，例如生化制备中常用的 $(NH_4)_2SO_4$ 等和大多数缓冲液不干扰测定。特别适用于柱层析洗脱液的快速连续检测，因为此时只需测定蛋白质浓度的变化，而不需知道其绝对值。

此法的特点是测定蛋白质含量的准确度较差，干扰物质多，在用标准曲线法测定蛋白质含量时，对那些与标准蛋白质中酪氨酸和色氨酸含量差异大的蛋白质，有一定的误差。故该法适于用测定与标准蛋白质氨基酸组成相似的蛋白质。若样品中含有嘌呤、嘧啶及核酸等吸收紫外光的物质，会出现较大的干扰。核酸的干扰可以通过查校正表，再进行计算的方法，加以适当的校正。但是因为不同的蛋白质和核酸的紫外吸收是不相同的，虽然经过校正，测定的结果还是存在一定的误差。

此外，进行紫外吸收法测定时，由于蛋白质吸收高峰常因 pH 值的改变而有变化，因此要注意溶液的 pH 值，测定样品时的 pH 值要与测定标准曲线的 pH 值相一致。

放射线同位素标记法：该法是利用放射性标记蛋白的方法对吸附于不同表面的蛋白数量进行测量，以分析不同蛋白质在不同表面的吸附性。试验中首先用含有纤维蛋白原或白蛋白的单蛋白缓冲液对样品进行吸附试验，然后再用 $I^{125}$ 对吸附的纤维蛋白原和白蛋白数量进行标定，用 γ 计数仪做放射活性测定，以求得一定时间吸附于材料表面的蛋白吸附量。

另外，还可以采用酶联免疫法测定某些蛋白吸附，或双向凝胶电泳检测蛋白质。

（3）血小板黏附试验

血小板黏附是指血小板黏附于异物表面，是血小板的一项重要的止血功能。临床意义：血小板黏附试验反映血小板的黏附功能。

考察生物医用高分子材料对血小板的黏附，是评价材料抗凝血功能的重要指标。采用分离的血小板溶液。或将新鲜的抗凝人体血液用离心机分离，1000r/min 离心 10min 得到富血小板血浆（PRP）。材料与 PRP 接触一定时间后取出，PBS 溶液清洗，戊二醛固定，乙醇梯度干燥，扫描电镜观察，对黏附血小板计数，观察血小板形态结构变化，以考察材料表面对血小板的黏附性能。图 2-7 是血小板在材料表面黏附的扫描电镜图。

### 2.4.2.2　与细胞的相互作用

（1）细胞培养

① 基本概念　现代生物技术一般认为包括基因工程技术、细胞工程技术、酶工程技术和发酵工程技术，而这些技术的发展几乎都与细胞培养有密切关系，特别是在生物材料和医药领域的发展，细胞培养更具有特殊的作用和价值。

体外培养（in vitro culture），就是将活体结构成分或活的个体从体内或其寄生体内取出，放在类似于体内生存环境的体外环境中，让其生长和发育的方法。细胞培养：是指将活细胞（尤其是分散的细胞）在体外进行培养的方法。

体内、外细胞的差异和分化。差异：细胞离体后，失去了神经体液的调节和细胞间的相

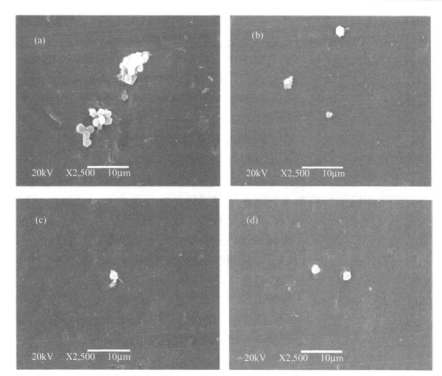

图 2-7　血小板在聚醚砜膜材料表面黏附的扫描电镜图

互影响，生活在缺乏动态平衡相对稳定环境中，日久天长，易发生如下变化：分化现象减弱；形态功能趋于单一化或生存一定时间后衰退死亡；或发生转化获得不死性，变成可无限生长的连续细胞系或恶性细胞系。因此，培养中的细胞可视为一种在特定的条件下的细胞群体，它们既保持着与体内细胞相同的基本结构和功能，也有一些不同于体内细胞的性状。实际上细胞一旦被置于体外培养后，这种差异就开始发生了。分化：体外培养的细胞分化能力并未完全丧失，只是环境的改变，细胞分化的表现和在体内不同。细胞是否表现分化，关键在于是否存在使细胞分化的条件，如 Friend 细胞（小鼠红白血病细胞）在一定的因素作用下可以合成血红蛋白，血管内皮细胞在类似基膜物质底物上培养时能长成血管状结构，杂交瘤细胞能产生特异的单克隆抗体，这些均属于细胞分化行为。

② 细胞培养的一般过程　准备工作对开展细胞培养异常重要，工作量也较大，应给予足够的重视，准备工作中某一环节的疏忽可导致实验失败或无法进行。准备工作的内容包括器皿的清洗、干燥与消毒，培养基与其他试剂的配制、分装及灭菌，无菌室或超净台的清洁与消毒，培养箱及其他仪器的检查与调试。

取材：在无菌环境下从机体取出某种组织细胞（视实验目的而定），经过一定的处理（如消化分散细胞、分离等）后接入培养器血中，这一过程称为取材。如是细胞株的扩大培养则无取材这一过程。机体取出的组织细胞的首次培养称为原代培养。理论上讲各种动物和人体内的所有组织都可以用于培养，实际上幼体组织（尤其是胚胎组织）比成年个体的组织容易培养，分化程度低的组织比分化高的容易培养，肿瘤组织比正常组织容易培养。取材后应立即处理，尽快培养，因故不能马上培养时，可将组织块切成黄豆般大的小块，置 4℃ 的培养液中保存。取组织时应严格保持无菌，同时也要避免接触其他的有害物质。取病理组织和皮肤及消化道上皮细胞时容易带菌，为减少污染可用抗菌素处理。

培养：将取得的组织细胞接入培养瓶或培养板中的过程称为培养。如系组织块培养，则直接将组织块接入培养器皿底部，几个小时后组织块可贴牢在底部，再加入培养基。如系细胞培养，一般应在接入培养器皿之前进行细胞计数，按要求以一定的量（以每毫升细胞数表示）接入培养器皿并直接加入培养基。细胞进入培养器皿后，立即放入培养箱中，使细胞尽早进入生长状态。正在培养中的细胞应每隔一定时间观察一次，观察的内容包括细胞是否生长良好，形态是否正常，有无污染，培养基的 pH 值是否太酸或太碱（由酚红指示剂指示），此外对培养温度和 $CO_2$ 浓度也要定时检查。

原代培养一般有一段潜伏期（数小时到数十天不等），在潜伏期细胞一般不分裂，但可贴壁和游走。过了潜伏期后细胞进入旺盛的分裂生长期。细胞长满瓶底后要进行传代培养，将一瓶中的细胞消化悬浮后分至两到三瓶继续培养。每传代一次称为"一代"。二倍体细胞一般只能传几十代，而转化细胞系或细胞株则可无限地传代下去。转化细胞可能具有恶性性质，也可能仅有不死性（immortality）而无恶性。

冻存及复苏：为了保存细胞，特别是不易获得的突变型细胞或细胞株，要将细胞冻存。冻存的温度一般用液氮的温度 −196℃，将细胞收集至冻存管中加入含保护剂（一般为二甲亚砜或甘油）的培养基，以一定的冷却速度冻存，最终保存于液氮中。在极低的温度下，细胞保存的时间几乎是无限的。复苏一般采用快融方法，即从液氮中取出冻存管后，立即放入 37℃水中，使之在一分钟内迅速融解。然后将细胞转入培养器皿中进行培养。冻存过程中保护剂的选用、细胞密度、降温速度及复苏时温度、融化速度等都对细胞活力有影响。

常用仪器设备：无菌室，超净工作台，三重纯水蒸馏器，抽气泵，压力蒸气消毒器，电热恒温培养箱，培养器具，$CO_2$ 培养箱，恒温水浴锅，倒置显微镜，离心机，无菌过滤器，洗刷装置，细胞计数板和电子细胞技术仪等。

③ 细胞培养的无菌环境　无菌室，其结构一般由更衣间、缓冲间、操作间三部分组成。

超净工作台工作原理：鼓风机驱动空气通过高效过滤器得以净化，净化的空气被徐徐吹过台面空间而将其中的尘埃、细菌甚至病毒颗粒带走，使工作区构成无菌环境。根据气流在超净工作台的流动方向不同，可将超净工作台分为侧流式、直流式和外流式三种类型。

图 2-8 和图 2-9 是在材料表面进行细胞培养的结果。

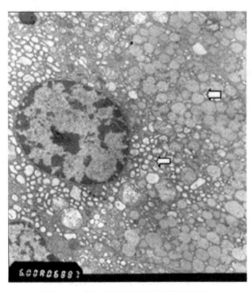

图 2-8　第二代泪腺细胞培养结果

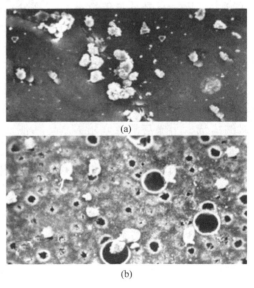

(a)

(b)

图 2-9　泪腺细胞在聚醚砜中空纤维膜内（a）和外（b）表面培养结果

（2）小鼠骨髓细胞微核实验

① 实验方法　称取材料 4g，加生理盐水 20mL 于 120℃±2℃ 条件下浸提 1h。动物为 NIH 小鼠，质量为 20～22g，15 只，随机分为 3 组。

于小鼠处死前 6h 和半小时分别静脉注射材料浸液 1mL（材料组），生理盐水 1mL（阴性对照），环磷酰胺 40mg/kg，腹腔注射（阳性对照）。处死小鼠后，以股骨骨髓制片，染色，每只动物计数 1000 个嗜多体染色细胞，计算微核数，并经统计学处理。

② 实验结果与讨论　小鼠骨髓细胞微核实验结果见表 2-11。表中的实验结果经统计学处理，阴性对照组与阳性对照组比较有显著性差异（$P>0.05$），材料组与阴性对照组比较无显著性差异（$P<0.01$）。

表 2-11　小鼠骨髓细胞微核实验结果

| 组　别 | 动物数 | PCZ 数 | 微核数 | 微核率/% |
|---|---|---|---|---|
| 材料 | 5 | 5000 | 10 | 2.0 |
| 阴对 | 5 | 5000 | 8 | 1.6 |
| 阳对 | 5 | 5000 | 61 | 12.2 |

注：所用材料为聚醚砜。

### 2.4.2.3　与组织的相互作用

这里以短期和长期包埋实验进行说明。

（1）实验方法

将材料制成约 2cm 长，用自来水冲洗，蒸馏水漂洗 2 次后，高压消毒灭菌备用，制备样品 48 个。动物为健康大耳白兔 12 只，重量 2～2.5kg，雄性。

方法：白兔背部去毛，麻醉后，常规消毒，在背部后各作一切口，切口两侧皮下分别置入一个样品，每只家兔置入 4 个样品，缝合切口。

在实验第 3 天、7 天、15 天、1 个月、2 个月、3 个月分别处死 2 只动物，肉眼及镜下观察炎性反应及囊壁形成情况。

（2）实验结果及表示

肉眼：各组观察期内炎性反应。

镜下：各组观察期内炎性反应。

肉眼及镜下观察材料包埋后炎性反应及囊壁形成情况。

### 2.4.2.4　医用高分子材料溶出物实验

（1）急性全身毒性实验

① 实验方法　称取材料 4g，以自来水冲洗，蒸馏水摇洗 2 次（1 分钟/次），放入带塞试管，加 20mL 浸提液（共 4 种，分别为生理盐水，酒精氯化钠溶液，植物油和聚乙二醇 400），另设 4 个空白对照，于 120℃±2℃ 条件下浸提 1h（在 24h 内使用）。

动物选用 NIH 小鼠，鼠重 18～20g，共分 8 组，每组 5 只。实验组动物分别静脉注射生理盐水和氯化钠溶液浸提液；腹腔注射植物油和聚乙二醇 400 浸提液。每只小鼠剂量为 50mL/kg。对照组动物给予相应的空白浸出液。

分别观察注射后即刻、4h、24h、48h 和 72h 时小鼠的一般状态及毒性表现。体重变化观察时间为 1 周。

② 实验观察内容　在 72h 的急性全身毒性实验期内，观察各组中毒症状；1 周观察期内各组动物体重增长；小白鼠有无死亡现象，组间有无差别。

如果在观察期内，实验动物无中毒症状，动物体重增长正常，小鼠无死亡现象，组间无差别，则说明材料的四种浸液无急性全身毒性作用。

（2）豚鼠过敏实验

① 实验方法　称取材料 4g，加生理盐水 20mL 于 120℃±2℃ 条件下浸提 1h。动物为健康豚鼠 27 只，重量 250～350g，随机分为 3 组，每组 9 只。

致敏：实验组动物每只腹腔注射材料浸液 0.5mL，隔日一次，共 3 次。阳性对照组注射小牛血清，阴性对照组注射生理盐水，实验及方法同实验组。

激发：在首次注射后第 14d、21d、28d，每组各取豚鼠 3 只，每只豚鼠腹腔注射相应试液（分别为材料浸液，阳性对照为小牛血清，阴性对照为生理盐水）1.0mL，连续观察 1h。

② 实验结果及表示　在观察期内，阳性对照有竖毛、呼吸困难等典型过敏反应，阴性对照和实验组无任何过敏反应。则表明材料浸液对豚鼠无致敏作用。

（3）皮内刺激实验

① 实验方法　称取材料 4g，加生理盐水 20mL 于 120℃±2℃ 条件下浸提 1h。动物为健康大耳白兔 2 只，重量 2～2.5kg，皮肤光滑无损伤。

剪剃白兔背部脊柱两侧约 10cm×25cm 范围之毛发，各侧每隔 2cm 为注射点，共 10 个点，每点注射 0.2mL，分别为阳性对照（30％酒精溶液）2 点，阴性对照（生理盐水）2 点，材料浸液 6 点。观察注射后 24h、48h 和 72h 注射局部皮肤及周围组织反应。

② 实验结果及表示　在 72h 观察期内，阳性对照点有明显的充血、水肿及坏死；阴性对照和实验材料浸液点无反应。表明材料浸液皮内刺激试验阴性。

世界各国对医用高分子材料都有要求，任何高分子材料都必须经过生物学评价，也就是材料必须达到医用级，工业级和食品级的高分子是不能作为医用的。因此要求医用高分子材料无毒、无致热原、高纯度等，添加剂等都必须无毒，而且尽量少加添加剂，材料在制备过程中生产的环境要求也高，医用高分子制品生产环境也要求高，至少应达到十万级（属于洁净度要求，洁净度分为十万级、一万级、千级、百级等，其中百级要求最高，百级洁净区内几乎无细菌、无落尘）。

（4）材料在体内降解过程中降解产物对体内代谢影响的试验方法

这些新的生物学评价试验方法的建立将促进智能性仿生生物医用材料的研发。

## 2.5　生物材料降解的评价方法

植入人体的可降解吸收材料，人们首先关心的是它的归宿和降解产物是否有毒，以及如何人为地控制降解速度，因此，首先要了解引起降解的原因。由于材料的多样性和降解过程的复杂性，至今仍不完全清楚材料在体内的降解机制。本节将介绍几种提出的可能机制，同时讨论影响降解的因素及降解速度的调控途径。

固体聚合物的降解首先表现为物理变化，包括外形、外观、力学性能、失重乃至最后失去功能，这些变化可用于体外方法评价，一般是在 37℃中性水介质中进行降解试验，进行材料的初步筛选，主要是从分子量下降、质量和力学性能的变化三个方面比较不同材料的降解速度。

体内降解试验一般是针对某一特定应用目的而设计的，将材料试样或制品植入动物体内的特定部分，以取得更接近临床的试验数据，由于目前对体内降解的评价还缺乏国际统一标准，因此对于同一种材料，不同研究者用不同技术和动物品种并从不同角度研究材料的降解，得到的体内寿命和最后归宿会有差别，最常用的体内降解评价方法列于表 2-12。

表 2-12　材料在体内降解的评价方法

| 降解进程 | 评价技术 | 降解进程 | 评价技术 |
|---|---|---|---|
| 表面及颜色变化 | 光学和电子显微镜 | 力学性能改变 | 强度测定 |
| 体积变化 | 组织学观察,X 射线透视 | 生物相容性 | 组织学观察,临床观察 |
| 质量变化 | 称重 | 体内吸收过程 | 细胞生物学 |
| 分子量下降 | 凝胶渗透色谱(GPC),黏度 | 降解产物的排出 | 放射性标记 |

## 2.5.1　降解机制

材料在体内的降解和吸收是受生物环境作用的复杂过程，包括物理、化学和生化因素。物理因素主要是外应力，化学因素主要是水解、氧化及酸碱作用，生化因素主要是酶和微生物。由于植入体内的材料主要接触组织和体液，因此水解（包括酸碱作用和自催化作用）和酶解是最主要的降解机制。

### 2.5.1.1　水解机制

天然聚合物在生物体中降解，首先被水解或氧化降解为小分子，然后再被吸收和排泄，大量研究表明，可降解合成高分子材料的降解主要是水解。水解降解过程可以被酸、碱或酶催化。

高分子量固态聚合物装置从植入体内到消失，是由不溶于水的固体变成水溶性物质，这个过程称为溶蚀，植入装置溶蚀，宏观上是装置整体结构被破坏，体积变小，逐渐成为碎片，最后完全溶解并在植入部位消失；微观上是大分子链发生化学分解，如分子量变小，交联度降低，分子链断裂和侧链断裂等，变为水溶性的小分子而进入体液。上述过程是降解的第一阶段，第二阶段是吸收阶段，即进入体液的降解产物被细胞吞噬并被转化和代谢。以聚酯类为例，在降解的第一阶段，大分子主链中的酯键被水解断开，表现为分子量的迅速下降，失去原有的力学强度。当分子量小到可溶于水的极限时（数均分子量 $M_n = 5000$ 道尔顿左右），整体结构即发生变形和失重，逐步变为微小的碎片进入体液。这个阶段的长短具有重要的应用价值，是选择材料的重要依据，因为这个时期是植入装置维持功能的有效时间，也称为使用寿命。研究降解材料的一个重要目标就是使材料使用寿命与实际应用的要求相吻合。

人们对材料水解降解动力学进行了研究，在大量报道中，不同实验室的研究结果基本一致，公认的降解机制是：由于酯键无规水解而引起分子链断裂，其降解速度符合酯类水解的一级动力学，并表现出自催化作用。分子量变化的对数值与时间成直线关系，因此通过体外水解动力学就可以预测聚酯材料在体内的降解时间。

### 2.5.1.2　酶解机制

虽然聚合物材料前期的水解过程不一定需要酶参加，但是水解生成的低分子量聚合物片段可能需要通过酶作用转化为小分子代谢物。普遍认为酶解和酶促氧化反应是材料在体内降解吸收的重要因素，酶在一定程度上影响降解机制和速度。临床还发现，一些认为是非降解性的植入物，如尼龙人工血管或聚氨酯导管和心室辅助泵，在体内有明显的降解现象。对于这些材料体内降解行为的研究表明，酶、过氧化物、自由基、吞噬细胞和磷脂等都起到重要作用，以下是几种可能的酶作用机制。

（1）酶促进水解机制

对易于水解的聚合物，在体内可能同时存在单纯水解和酶催化水解两种作用，酯酶促进聚合物分解，而水解酶可促进易水解聚合物的降解，容易被水解酶降解的聚合物有聚酯、聚酰胺、聚氨基酸、聚氰基丙烯酸以及某些聚酯型聚氨酯。目前这些因素的作用机制尚缺乏完整的实验证据，是降解材料研究的重要课题。

（2）酶促进氧化机制

对一些非水解性聚合物，另一可能的降解机制是酶催化的氧化。组织学研究已经证实，材料在体内最后都是通过吞噬细胞和巨细胞内吞作用而代谢。医用装置植入体内后，在局部都会引起不同程度的急性炎症。当组织受到损伤，周围血管的通透性发生变化，多形核白细胞迅速向炎症部位移动，这些中性粒细胞的激活机制接着使单核细胞分化为巨噬细胞。多形核白细胞和巨噬细胞的代谢产生大量的过氧阴离子（$O_2^-$），这个不稳定的中间体进而转化为更强的氧化剂（$H_2O_2$）。体内的 NADPH（还原型辅酶Ⅱ）氧化酶和 NADH（还原型辅酶）氧化酶都参加了这个转化过程，而过氧化歧化酶（SOD）则起到了加速转化的作用，$H_2O_2$ 有可能在植入部位引发聚合物自身分解；同时 $H_2O_2$ 在肌过氧化酶（MtK）的作用下可进一步转化为次氯酸。次氯酸也是一种生物材料的强氧化剂，可氧化聚酰胺、聚脲、聚氨酯中的氨基，使分子链断开。

近年来，氧自由基与人类疾病的关系越来越引起关注，一般认为，巨噬细胞释放的过氧阴离子和过氧化氢是无害的。但在金属离子存在下可催化成第二代高活性的氢氧自由基（HO*），这些高活性的自由基在聚合物表面和附近无疑会导致聚合物损伤和降解，近年来，自由基特别是氢氧自由基对聚酯降解的作用以及可能对人体的伤害，引起了关注，许多人用含氢氧自由基的介质与不含氢氧自由基的介质进行体外对照实验，证明氢氧自由基是引起降解的重要因素，例如，聚乳酸在有过氧化氢和二价铁离子的介质中，比在单纯水介质中降解速度加快了近一倍，曾经有人用顺核磁共振法测定体内植入部位自由基的浓度与材料降解的关系，并提出几种可能的作用机制。

## 2.5.2 材料在体内的吸收和排泄

组织和细胞生物学方法是研究材料在体内吸收过程的重要手段，将聚合物微粒或纤维包埋在动物体内的特定部位，随着埋植过程，不断取出包埋材料的组织，用光学或电子显微镜观察组织反应和材料的变化，直到材料消失和组织反应结束。这种研究还可评价材料的组织反应和生物相容性，例如将 PLGA（羟基乙酸与乳酸共聚物，相对分子质量 6 万）微球埋植在大鼠肌肉后的现象如下：第一天观察到微球被巨细胞和吞噬细胞包围；21 天时微球的形态开始发生变化，边沿不再规整，体积变小；一个月后微球变为碎片并被异物细胞吞噬；两个月时基本不完全吸收。而同样的微球体外降解试验中，两个月时大部分仍维持完好形状，可见在体内比在体外降解吸收快得多，认为这是体内其他生物物质（如磷酸、酶等）参加了材料的降解过程，Pitt 等在细胞水平上观察了低相对分子质量（3000 左右）聚己内酯（PCL）在体内被吸收的过程，证明 PCL 碎片最后被吞噬细胞和巨细胞吞噬，进而被消化，从吸收到吞噬完全被吸收过程约 13 天。

用同位素标记方法可以定量的研究材料在体内的降解，吸收和排泄，Pitt 将 3H 标记材料植入大鼠体内，系统研究了聚己内酯在体内降解为碎片后的吸收和排泄，表明其降解产物最终是从粪、尿和呼吸道排除体外的，相对分子质量 3000 的聚己内酯植入体内 120 天以后，从粪、尿累计排泄出总植入量的 60% 左右。将 3H 标记的聚己内酯植入大鼠，通过跟踪血液中放射性物质的浓度，脏器中的放射性分布以及收集从粪、尿中排出的放射性物质总量，定量地研究了 PCL 的吸收和排出情况。结果发现，在血中出现放射性的同时，粪、尿中即有放射性物质排出，植入 135 天后排出了植入总量的 91.68%，并与血液中放射性的消失同步。各脏器中的放射性均接近本底水平，表明该材料没有在脏器中积聚，而且可以完全排出。

### 2.5.3　影响降解的因素和降解速率的调控

聚合物的降解是由多种因素共同作用的结果，表 2-13 中列举出近 20 种影响降解速度的因素。

表 2-13　影响聚合物降解的可能因素

| 因素分类 | 具 体 因 素 |
| --- | --- |
| 材料因素 | 化学结构:水解性,亲水性,离子强度等;构型:光学异构体,立体规整度;形态:结晶型或无定形以及结晶度大小;分子量:分子量大小,分子量的多分散性;形状:比表面积的大小;低分子物的存在:自催化作用 |
| 植入部位的环境因素 | 体液:pH 值,金属离子;酶:种类和浓度;吸附物质的种类 |
| 物理因素 | 外应力的存在,消毒方式,保存历史 |

上述诸因素中起决定作用的是材料本身的化学结构，其中聚合物主链的易水解性和单体的亲水性是最主要的因素。已知与杂原子（氧，氮，硫）相连的羰基是非常容易水解的基因，因而聚酯、聚酰胺、聚原酸酯、聚酸酐、聚氨酯和聚脲都是容易降解的聚合物。此外，聚醚、聚甲醛、纤维素、聚丙烯腈、聚磷酸酯以及聚 $\alpha$-氰基丙烯酸酯等主链或侧链含有杂原子的聚合物在某些条件下也可以水解，因此也被列入可降解材料。按照化学键水解难易程度从大到小排列如下：聚酸酐＞聚原酸酯＞聚羧酸酯＞聚氨基甲酸酯＞聚碳酸酯＞聚醚＞聚烃类，因此可以根据聚合物主链的结构预言降解趋势并进行分子设计，以制备不同降解速度的聚合物。

除主链结构外，降解速度很大程度上与材料对水的渗透性有关，聚合物的亲水与亲脂性是由单体的亲水性决定的，对聚合物的降解有决定性影响。例如同样是聚酸酐，由憎水的双对羧基苯氧基丙烷制成的聚酸酐，比由亲水的葵二酸制成的聚酸酐的降解速度慢 3 个数量级。再如，同样是聚羟基脂肪酸酯、聚羟基乙酸（PGA）和 L-聚乳酸（L-PLA）相比较，虽然主链中的酯键是相同的，但由于 L-PLA 侧链的甲基使聚合物具有更强的憎水性，因而 L-PLA 比 PGA 的降解速度慢得多。

在实际应用中，不能仅仅根据化学结构来判断材料的降解能力，聚合物的形态、起始分子量、加工过程、是否存在催化剂和添加剂，以及植入装置的整体形状等，都能影响材料的降解速度。在上述诸因素中，首先应考虑那些与水渗透性有关的因素。一般认为，凡是能影响材料水渗透的物理形态和结构因素都能明显影响降解性，其中形态是重要因素。聚合物的形态可分为结晶形态和无定形态。对于无定形聚合物，如果 $T_g$ 高于体温（37℃），则植入体内后是玻璃态；如果 $T_g$ 低于体温（37℃），在体内是橡胶态。因此结晶态聚合物比无定形态聚合物降解慢很多。例如，L-PLA 和 DL-PLA 的化学结构完全相同，亲水性也相同，但由于 L-PLA 是半结晶形态，而 DL-PLA 是无定形态，因此 L-PLA 比 DL-PLA 降解慢近 3 倍，对于半结晶材料。无定形区比半结晶区先降解，失重主要是无定形组分的丢失，因而随着降解时间延长，材料的结晶度不断增加。同一材料处于玻璃态比处于橡胶态时水渗透性要差，对于 $T_g$ 接近 37℃ 的无定形聚合物，这个因素也要考虑。吸水后聚合物可以使 $T_g$ 降低，当降到接近 37℃ 时，植入体内后溶蚀速度可能会突变。

此外，增加比表面积和多孔状结构都有利于水的渗透，因而可加快降解速度，交联结构、规整的分子结构、高取向的结构等不利于水渗透的因素，都可使降解程度减小，分子量的大小虽不影响降解速度，但分子量越大，达到失重极限的时间就越长，因而对于同一聚合物，分子量越大，有效寿命越长。

加工过程可以影响材料的致密性，从而影响它的降解速度，例如用熔融法制成的微球是致密的,而溶剂挥发制成的微球含微孔结构,因而后者降解速度要比前者快很多;许多水解过程,如酯类水解,是酸碱催化的,因此催化剂以及其他助剂(增塑剂等)的存在,有可能加快降解;加工过程中高温和应力作用及灭菌过程的辐射作用等外界因素均会导致分子量下降和降解,以上论述说明,在设计可降解植入装置,应考虑到多方面因素对材料降解的影响。

### 2.5.4 降解材料的制品化及应用

由于可降解聚合物不稳定,在加工、消毒和保存过程中很容易受各种环境因素影响而降解,以致医用装置在植入前就已失去力学强度和生物功能。如何避免在制品化过程中过早的降解,是可降解材料制品化的一个重要问题。

(1)加工稳定性

即使是相对稳定的可降解聚合物,加工过程中的湿气也会导致降解,在较高温度加工更易被水解而降解,因此可降解植入装置的加工常常要求严格控制大气湿度和聚合物中的水含量,并要在特殊的加工环境和设备中进行,通常是在干燥惰性气体保护下或在真空条件下进行,这些要求增加了可降解制品工业化的难度和费用,因此也是降解材料工业发展缓慢的一个重要原因,由于可降解医用材料具有不可代替性和广阔的医学应用前景,提高降解材料的加工稳定性将成为重要的研究课题。

(2)灭菌

由于降解聚合物不稳定,并且大多数熔点低(在120℃以下),因此可降解医用材料不能用常规的高压蒸气法灭菌。目前临床上大多采用射线和环氧乙烷(EO)灭菌,两法各有优缺点。用 γ 射线灭菌时,在有效辐照剂量下往往导致大分子链断裂,特别是脂肪族聚酯。许多研究表明,聚乳酸和聚羟基乙酸经 γ 射线辐射灭菌后分子量下降30%~40%,同时力学性能也下降。可降解装置的破坏在某些情况是无法弥补的,例如,可吸收缝线在 γ 射线辐照下强度在保存过程中持续下降,严重影响其使用性能,因而在材料设计中必须考虑灭菌因素,解决途径之一是提高原始材料的分子量,使辐照后的保留分子量仍能达到所需要的水平,也有人开始研究抗辐射聚乳酸。

在实际应用中,往往采用 EO 灭菌而不用辐射灭菌。但是 EO 有毒性是严重的问题。灭菌后的装置应除去痕量的 EO 并检查残留量,最近发现 EO 灭菌对材料的影响与材料的性能有关,4 种不同的 PLA 共聚物经 EO 灭菌后,两种材料的硬度和强度都下降了,另外两种的硬度和强度反而增加了,因此灭菌对各种材料强度和降解影响的研究是不容忽视的问题。

## 2.6 生物学评价与新材料研究

随着组织工程研究的进展和深入,21 世纪新的生物医用材料的研究重点将由一般血液相容性和组织相容性材料的研究转向智能性材料的研究。在设计组织工程所需的细胞基质支架材料时,一种材料的生物相容性和生物降解性已不能满足细胞生长调控的需要,往往需要采用天然或合成的多种材料共聚物制成三维支架材料,设计和研究与所载的细胞生长,扩增同步又能生物降解的新材料,以满足丰富的生物相容性和生物医用材料的要求。

### 2.6.1 新材料的设计和研究

新材料的设计和研究应把研究对象要求的生物相容性作为一个重要问题考虑。在研究内容中把有关生物学评价的实验和材料的筛选结合起来,最终使研究成功的新材料具有有益的生物相容性。在新材料的研究过程中不能只局限于对所研究材料简单做一些毒性的试验，而不去研究材料的本体特征和表面性质，对材料的本体特征和表面性质进行分析的多种物理、化学分析方法有助于判断所研究的材料的生物相容性。如材料的傅立叶变换红外光谱（FT-IR-ATR）、热分析（DSC）、核磁共振（NMR）、电子能谱（ESCA）及材料的萃取实验（紫外光谱分析法）等，均能通过分析了解新材料的表面特性和材料本体中添加剂，溶剂的残留量程度，从而判断聚合物的血液相容性和对细胞生长的影响。

ISO 10993.1—1992 标准中提出的生物学评价选择所列出的各种体内、外生物学试验，包括慢性毒性试验、遗传毒性试验、致癌性试验和生殖毒性试验都是从毒理学的角度评价最终医疗器械产品的安全性。从一般意义上讲，材料的生物相容性越好，医疗器械植入体内长期使用安全性就越大。材料和医疗器械在合成和制造工艺过程中使用的添加剂、交联剂、溶剂、化学灭菌剂以及材料本身的单体等残留物，都能构成不同程度的潜在毒性，这些含有潜在毒性的材料或医疗器械植入人体内后，材料表面的分子残留物首先溶出，对组织、细胞呈现毒性，选择适当的生物学评价试验能证实毒性的存在。

### 2.6.2　建立新的生物相容性的试验方法

常规的生物学评价试验方法，对研究智能性生物医用材料或组织工程所需要的细胞基质支架材料的生物相容性来说，很难满足其新的功效性能的要求。在研究新材料的同时，应设计、研究建立满足智能性要求的新的生物相容性试验方法，举例如下。

① 材料对人体细胞培养、黏附、克隆化的试验方法。

② 细胞扩增过程中细胞生长与凋亡基因调控的试验方法。

③ 人体各种促进细胞功能或抑制细胞功能的细胞因子与材料相互作用产生的正、负效应的试验方法。

④ 材料在体内降解过程中降解产物对体内代谢影响的试验方法。

这些新的生物学评价试验方法的建立将促进智能性仿生生物医用材料的研发。

## 2.7　生物相容性研究及评价展望

在复合材料中应用纳米技术极大地提高了复合材料的性能。同样，将该技术用于生物医学复合材料，不仅可提高对复合材料的增强效果，而且大大地改善了生物学性能。纳米生物医学复合材料正在成为生物医学复合材料研究的一个热点。合成材料越接近于人体组织，越容易为人体所接受。生物医学复合材料结构和性质的多样性，为研制仿生的生物医学材料展示了广阔的前景。随着对人体自身组成部分认识的深化和生物技术的发展，人类已开始在分子水平上通过蛋白质等生物分子、细胞外基质和活性细胞等去构建人体组织和器官，这将是又一代崭新的生物医学复合材料，也是 21 世纪生物材料的主发展方向。

智能型生物材料的研究开发和组织工程技术，将对生物医用材料的生物相容性和生物学评价提出新的要求。原有的生物相容性内容和生物学评价试验方法，将被生物相容性的新内容和生物学新的评价试验方法充实。生物相容性的研究内容应从单纯研究生物医用材料作用于机体而产生的不利于人体生命过程的影响，扩大到研究生物材料携带的各种智能信息、功能物质在与机体的相互作用中，产生不利于机体生命活动延续和促进生命活动正常进行的各种反应，对这些反应的作用机理、信息表达和评价材料功效的试验方法的研究，将是生物医用材料发展新阶段的生物相容性深入研究的新内容。这些研究反馈与新材料研制，将给社会高新技术产业带来巨大的经济效益。

### 2.7.1 生物相容性研究内容

生物相容性的研究内容在过去一直被认为是评价生物材料与机体组织间的相容性，即植入人体内的材料不引起组织和血液的不良反应，以保证临床使用生物材料和医疗器械的安全性。由于生物医用材料与生命科学的结合，丰富多彩、品种繁多的生物医用材料被研究开发用于临床，成为生物相容性研究的新方向，以控制细胞的生长、分化过程中的 DNA、RNA、蛋白质、酶等细胞因子的异常合成，调控细胞正常的生长和凋亡过程，维持机体正常生命活动。新一代的生物医用材料的研究开发及临床应用将促进生物相容性的研究向新的方向发展，以下几个方面的生物相容性问题将是生物相容性研究的新内容。

① 不仅要研究植入体内材料及其产生的功能性效应及对局部靶器官产生的影响，还要研究对机体全身各个组织、器官及生理功能系统产生的影响。

② 植入人体内的降解缓释材料及其所载的活性物质降解释放后在体内参与的那些代谢过程，在参与代谢过程中吸收、分布、排泄的途径和颗粒亲和留驻场所等。

③ 组织工程细胞基质支架和载体材料在细胞生长、扩增进而形成替代组织、器官过程中对细胞机制调控的影响。

④ 智能化生物医用材料在体内对产生效应的靶器官之间信息传递、功能调控的研究。

⑤ 生物医用材料的不同理化性能，本体结构的变化对体内各种细胞因子的影响，产生正负两方面的作用。

### 2.7.2 生物相容性评价方法

新的生物相容性研究与生物学评价试验方法的研究和建立新的生物相容性内容的研究对生物学评价将产生重大的变革，除目前 ISO10993 提出和推荐的生物学评价试验方法外，应大量研究建立适应新的生物相容性研究内容的生物学评价方法。这些新的试验方法应包括以下几方面内容。

① 新材料对人体免疫防御系统影响及作用机制的研究方法以及材料对各种补体及补体激活产生的裂解产物等评价补体系统激活的试验方法。

② 评价材料对体内的各种细胞因子影响的实验方法。

③ 生物材料对细胞生长、凋亡影响的评价试验方法。

④ 降解控释材料参与体内代谢过程吸收、分布、排泄的试验方法。

⑤ 智能性材料在体内进行信息传递及功能调控的评价试验方法。

⑥ 药物控释材料的生物相容性评价试验方法。

⑦ 净化功能生物材料的生物相容性评价试验方法。

⑧ 组织工程所需的对培养细胞生长、抑制、扩增、黏附等生物材料的生物相容性评价试验方法。

## 习　　题

1. 医用高分子材料的性能有哪些特殊要求？
2. 人工血管的基本性能要求有哪些？
3. 医用黏合剂接合的机理是什么？
4. 什么是扩散通量，如何表示？
5. Langmuir 和 Freundlich 吸附方程的表示方法？
6. 材料与生物体相互作用的主要类型有哪些？
7. 生物医用高分子材料在生物体内的变化类型有哪些？
8. 医用高分子材料与生物体的相互作用评价的主要内容是什么？

9. 医用高分子的生物学评价的分类?

10. 简述细胞培养的一般过程。

11. 生物相容性反应的主要类型有哪些?

12. 生物材料和制品引起机体反应的主要因素是什么?

13. 生物材料和医疗器械生物学评价试验的主要特点是什么?

14. 简述生物医用高分子材料在体内降解的主要评价方法。

15. 简述生物医用高分子材料在体内降解的主要机制。

16. 影响聚合物降解的主要因素有哪些?

17. 生物医用材料植入体内诱发肿瘤的可能因素有哪些?

## 参 考 文 献

[1]　渥美和彦. 醫用高分子. 東京: 共立出版株式会社, 1978.

[2]　何天白, 胡汉杰. 功能高分子与新技术. 北京: 化学工业出版社, 2001.

[3]　俞跃庭. 生物材料导论. 天津: 天津大学出版社, 2001.

[4]　日本高分子学会. 医療機能材料. 共立出版株式会社, 1990.

[5]　http://www.ikepu.com/biology/biology/branch/biomechanics_total.htm.

[6]　杨志勇, 樊庆福. 生物材料与人工器官(一). 上海生物医学工程, 2005, 26 (4): 236-240.

[7]　顾汉卿. 对我国人工器官、组织工程与生物材料的展望. 医疗保健器具, 2006, 12: 4-7.

[8]　陈国新, 钱法汤. 转矩力作用下颌切牙及其支持组织的三维有限元分析. 口腔医学纵横, 2000, 16 (1): 50-51.

[9]　张纪蔚. 人工血管性能要求和研究现状. 中国实用外科杂志, 2007, 27 (7): 560-561.

[10]　严拓, 敖宁建, 覃百花, 等. 人工角膜及其相关材料. 中国组织工程研究与临床康复, 2008, 12 (10): 1903-1906.

[11]　Chirila T V. An overview of the development of artificial corneas with porous skirts and the use of PHEMA for such an application. Biomaterials, 2001, 22 (24): 3311-3317.

[12]　夏毅然, 徐永祥, 刘文冰, 等. 医用黏合剂的研究及应用进展. 化工新型材料, 2003, 31 (4): 9-12.

[13]　Donkerwolcke, Burny M, Muster F D. Tissues and bond adhesive historical aspects. Biomaterials, 1998, 19: 1461.

[14]　Motomura T, Maeda T, Kawahito S, et al. Development of silicone rubber hollow fiber membrane oxygenator for ECMO. Artif Organs, 2003; 27 (11): 1050-1053.

[15]　赵长生. 聚醚砜中空纤维血浆分离膜的研究. 成都: 四川大学, 1998.

[16]　王春仁. 生物材料表面血浆蛋白吸附. 国外医学生物医学工程分册, 1995, 18 (6): 334-339.

[17]　刘国平, 杜靖远, 朱通伯, 等. 人工关节材料引起关节组织反应的实验研究. 中华物理医学杂志, 1994, 16 (2): 132-135.

[18]　王华东. 生物可吸收内固定材料的不良组织反应. 国外医学: 骨科学分册, 2000, 4: 237.

[19]　http://www.chem-online.net/gyhx/ShowArticle.asp? ArticleID=9127.

[20]　高长有, 马列. 医用高分子材料. 北京: 化学工业出版社, 2006.

[21]　医用高分子材料编集委. 医用高分子材料. 学会出版株式会社, 1981.

[22]　马建标, 李晨曦. 功能高分子材料. 北京: 化学工业出版社, 2000, 48-50.

[23]　医疗装置生物学评价系列国际标准 ISO 10993.

[24]　医疗器械生物学评价和审查指南. 2007.

[25]　GB/T 16886—ISO 10993 医疗器械生物学评价系列标准.

[26]　张超武, 杨海波. 生物材料概论. 北京: 化学工业出版社, 2006.

# 第3章　医疗诊断用高分子材料

对疾病的正确诊断是有效治疗的基础，早期诊断或预警则可挽救生命，尤其对于恶性肿瘤更是如此。20世纪70年代以来，医学实验诊断技术的发展可谓突飞猛进，随着现代生物技术的发展，许多灵敏性高、特异性强的临床检测手段不断出现。快速、准确、费用低廉是检测技术和手段的发展目标，高分子材料具有廉价、可功能化等特点，将可检测的生物活性物质固载于功能高分子材料表面，这样的高分子材料便可应用于疾病的检测、诊断。高分子材料应用于临床检测具有诸多优点，如高灵敏度、快速、简便、可小型化、家用化、多样化等。随着高分子科学的发展和新型功能高分子材料的开发，高分子材料在临床检测诊断领域的应用日益广泛，如诊断用微球、诊断用磁性微球和诊断用生物传感器等已经得到了日益广泛的研究和应用。

## 3.1　诊断用微球

高分子微球具有一些其他材料不可比拟的特点，如高分子微球的体积小，因而加快了微球反应时间，使得检测快速、灵敏；高分子微球比表面积大，如直径0.1mm的高分子微球1g的总表面积达到60m$^2$，如此大的表面积使微球易于进行化学反应，易于吸附和解吸，光散射性好等；高分子微球能稳定分散；易控制成单分散性，保证了检测结果的可靠性和可重复性；生物相容性能良好；易于表面化学改性，使得各种生物活性物质均能很好的固定在微球表面；易于分离和提纯等，因此在生物和医学领域中具有潜在的广泛应用，见表3-1。

表 3-1　高分子微球在生物医学方面的应用

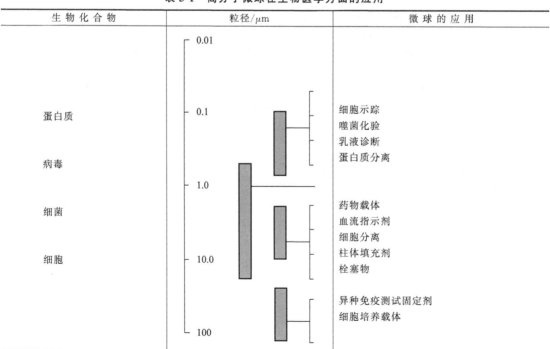

诊断用微球的制备主要包括载体的合成和活性物质的固定，微球载体通常以微球单体和含反应性基团的功能单体共聚制备，为保证微球的高效性，微球须满足比表面积大以及力学性能、稳定性较好等要求，功能基团则要求活性高，对生物活性物质有较强的结合能力，因此微球载体的单体早期常选用苯乙烯、后选用乙烯基吡啶、丙烯酸酯、丙烯酰胺及它们的衍生物作为单体，但目前应用较多的仍为苯乙烯。

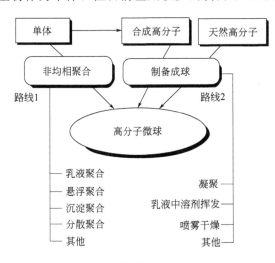

图 3-1　高分子微球的制备方法

### 3.1.1　高分子微球的制备方法

高分子微球的制备方法主要有两条路线：从已有的高分子成球和从单体开始聚合成球，如图 3-1 所示。

#### 3.1.1.1　高分子成球

高分子成球就是从已有的高分子聚合物（包括合成高分子和天然高分子）开始制备，利用乳液溶剂蒸发、喷射干燥、相分离等方法将天然高分子或已有的合成高分子制成微球。天然高分子材料包括淀粉、明胶、清蛋白、阿拉伯胶、海藻酸及其盐类等。半合成高分子材料常用纤维素衍生物包括羧甲基纤维素（SCMC）、邻苯二甲酸醋酸纤维素（CAP）、甲基纤维素（MC）、乙基纤维素（EC）、羟丙基甲基纤维素（HPMC）等。合成高分子材料主要为聚酯类，如聚乳酸（PLA）、乳酸/羟基乳酸共聚物（PLGA），此外还有聚酰胺、聚砜和聚醚砜等。

乳化-溶剂蒸发法制备微球是 1988 年 Ogawa 首先提出的，也是目前应用最为广泛的微球制备技术。其过程大致如下：将高分子材料的有机溶液加入到水溶液中，在乳化剂作用下，经过高速搅拌或超声乳化器乳化，形成水包油（W/O）或水包油包水（W/O/W）型乳化液，不断搅拌萃取挥发有机溶剂，使高分子材料固化成球，最后收集微球，洗涤，干燥。

喷雾干燥法的主要工艺过程是将高分子材料溶于挥发性溶剂中，如二氯甲烷、丙酮等，再用喷雾法将高分子溶液喷入热气流，使溶剂迅速挥发，得到固化微球，真空干燥除去残留溶剂。和其他方法相比，该法所需时间短、生产过程简单、操作控制方便、产品纯度高、具有良好的分散性；但是需要特殊的设备，微球制备受到的影响因素比较复杂。

相分离法是应用较为广泛的微球制备方法，其主要原理是将高分子材料溶解在互不相溶的两种液体中，利用材料在两种溶液中溶解性能的不同制备微球，再采用过滤、冷冻干燥等方法得到微球，该法还可以通过改变温度、pH 以及非溶剂和能引起相分离的聚合物等来实现。

另外，可以利用高分子溶液在遇到高分子的非溶剂时发生液-液相分离和沉淀的方法制备微球，该法简单易行。只要将高分子溶液滴加到非溶剂中即可成球。

其他的还有采用超声法、低温喷雾提取法和超临界流体技术等新型技术来制备高分子微球的。但是一般来说，从高分子物质获得的微球尺寸分布都较宽。

#### 3.1.1.2　单体聚合成球

从小分子单体制备微球的聚合方法主要有：悬浮聚合、乳液聚合、沉淀聚合和分散聚合等。

（1）悬浮聚合

悬浮聚合是指通过强力搅拌并在分散剂的作用下，把单体分散成无数的小液珠悬浮于水中，由油溶性引发剂引发而进行的聚合反应。聚合体系由疏水性单体、水（分散相）、稳定剂以及疏水性引发剂构成。悬浮聚合必须使用分散剂，一般为聚乙烯醇、聚丙烯酸盐等，但在聚合完成后，分散剂很难从聚合产物中除去，会影响聚合产物的性能，并且悬浮聚合制得的微球粒径一般在 $10\mu m$ 之上，而且单分散性不好。

为了获得单分散、且粒径较小的微球，悬浮聚合方法不断被改进，如 Ugelstad 等的"两步溶胀法"和 Okubo 等的"动态溶胀法"能够制备粒径在 $1\sim100\mu m$ 范围且单分散性很高的聚合物微球。杨卓如等采用超声辅助的悬浮聚合也得到了粒径分布较好的聚苯乙烯微球，另外有研究报道采用玉米淀粉/水作为分散介质，不加任何稳定剂，用悬浮聚合法合成出了粒径为 $110\sim125nm$、分散系数为 $0.03\sim0.04$ 的交联聚苯乙烯微球。另外，国外 Bio-Rad、Rohm Phanma 等多家公司出售的生物医用 PAM(polyacrylamide) 微球都是采用反相悬浮聚合工艺制备的。

（2）乳液聚合

单体在水介质中，由乳化剂分散成乳液状态进行的聚合，称为乳液聚合。乳液聚合由于散热容易及以水为介质，环境污染少而颇受欢迎。最早的乳液聚合方法报道是在 1932 年，此聚合方法经历了 20 世纪 30～50 年代的初步发展后，成为聚合物微球制备中最重要的方法。乳液聚合技术最重要的特征为分隔效应，即聚合增长中心被分隔在为数众多的聚合场所内，这使得聚合的速率高、产物的分子量高。随着科研技术的发展，乳液聚合技术也得到了新的发展和创新，出现了几种新技术。

① 无皂乳液聚合　传统乳液聚合有个致命弱点，即产物中含有乳化剂，难以完全清除，而无皂乳液聚合是完全不含乳化剂或只含微量乳化剂的乳液聚合，这些乳化剂所起的作用与传统的乳液聚合完全不同，无皂乳液聚合能够得到粒径分布单一，表面"清洁"，并且其表面功能基团的数目和分布均可得到控制。它是在经典乳液聚合的基础上发展起来的一项聚合反应新技术，最早的无皂型乳液聚合是由 Gee、Davis 和 Melvile 于 1939 年在乳化剂浓度小于 CMC 条件下进行的丁二烯乳液聚合，1965 年 Matsumoto 和 Ochi 在完全不含乳化剂的条件下，合成聚苯乙烯、聚甲基丙烯酸甲酯及聚醋酸乙烯酯乳液。无皂乳液聚合克服了传统乳液聚合的弊端，并且可通过粒子设计使粒子表面带有各种功能基团而广泛用于生物、医学、化工等领域，无皂型乳液聚合越来越受到人们的关注。

无皂乳液聚合微球的增长机理主要影响体系最终微球的形态、微球表面特性和乳液的应用性能。目前无皂乳液聚合微球的增长机理主要有均相增长机理和非均相增长机理。均相增长机理符合传统的乳液聚合增长机理，一般极性单体的增长遵循此原则。非均相增长机理又分为核-壳模式和连续凝聚增长模式。单体的亲水性比聚合物高时，聚合物微球遵循核-壳模式增长，苯乙烯体系的无皂乳液聚合力学的增长符合此模式；连续凝聚增长模式认为当单体转化率较小时，微球反应为均相，当单体转化率提高时，微球发生连续凝聚，由小微球凝聚成较大微球，导致微球长大，甲基丙烯酸甲酯和丙烯酸丁酯体系的无皂乳液聚合微球的增长符合此模式。

无皂乳液聚合微球的稳定型主要依赖于微球表面电荷密度的大小和亲水性大小。微球表面电荷密度越大，稳定性越好；微球表面亲水性越大，稳定性越好。另外由于微球表面亲水性增大，微球表面易结合更多的引发剂离子，同时增加了微球表面电荷密度，从而促使微球更稳定。由此原则可知，采用适当的聚合技术和聚合条件可使单体在分散相中溶解度增加，以及得到稳定的聚合物微球。

无皂乳液聚合制备高分子微球可采用如下途径。

引发剂碎片法：常用的阴离子引发剂有过硫酸盐型和偶氮烷基羧酸盐型，阳离子引发剂主要有偶氮烷基氯化铵盐型。

引入亲水性共聚单体：水溶性共聚单体一般分为羧酸类、酰胺类和离子型共聚单体。采用此法的无皂乳液聚合反应速率快，稳定性好。

引入表面活性单体：反应性表面活性剂在聚合过程中与单体发生聚合，表面活性剂分子可以牢固地键合到微球上，这既克服了传统乳化剂在聚合反应中残留所造成的不良影响，又可改善乳液的稳定性。

另外，可以适当引入有机溶剂或相转移催化剂，或者采用半连续法加入共聚单体；分步控温、超声引发等聚合工艺的改进也可提高乳液的稳定性。

无皂胶粒做生物活性物质的载体有无可比拟的优势，已得到广泛的应用。从 20 世纪 80 年代开始，至今已经得出了多种能以无皂乳液法制备微球载体的途径，例如：甲基丙烯酸（MAA）与甲基丙烯酸缩水甘油酯（GMA），甲基丙烯酸羟乙酯（HEMA）与甲基丙烯酸环氧乙烯（EOMA），乙烯基吡啶（VP），对氯苯乙烯硫脲嘧啶（VBIC），丙烯酰间丁二烯（APr）与丙烯酰哌啶（APp），$N$-异丙基丙烯酰胺（NIPAM）等。

② 细乳液聚合　细乳液聚合的动力学与传统乳液聚合有显著的差异，在传统乳液聚合中的引发反应已被证明是发生于溶胀胶束或水相中，而单体液滴通常被排除在外，因为单体液滴的表面积远远小于单体溶胀的胶束。然而在某些条件下，如 Ugelstad 等称作"细乳液"的体系中发现，单体液滴由于使用的助乳化剂与传统的乳液体系有所不同，形成的液滴直径在 100～400nm，此单体液滴的表面积与单体溶胀的胶束相当。由此提出了新的粒子成核机理——在亚微米单体液滴中引发成核机理。因此，细乳液聚合在胶粒成核及增长机理方面都有独到之处。

细乳液的制备通常包括三个步骤：预乳化，将表面活性剂（如十二烷基硫酸钠）和助乳化剂（如十六醇）溶于水；乳化，将油相（单体或单体混合物）加入上述水溶液，并通过搅拌使之混合均匀；细乳化，将上述混合物通过超声振荡进一步均化。

细乳液聚合有其独特的优点：其聚合体系是由离子型表面活性剂和长链脂肪醇或长链烷烃组成的复合乳化剂提供稳定性的，体系稳定性高，有利于工业生产的实施；产物胶乳的粒径较大，且粒径通过控制助乳化剂的用量易于控制；聚合速率适中，生产易于控制。

1992 年 Arbina 等研究了通过细乳液聚合制备高固含量胶乳的可能性，发现通过细乳液聚合可分别制得苯乙烯、2-乙基己基丙烯酸酯和甲基丙烯酸固含量为 60%（质量分数，下同）的乳液，而传统乳液聚合固含量最高只能达到 50%。Arbina 等的研究开辟了通过细乳液聚合制备高固含量胶乳的道路。

另外韩国 Inha 大学的 Lee 等通过细乳液聚合制备了羧酸功能化聚苯乙烯（PS）纳米微球，这种功能化的细乳液 PS 胶乳稳定性大大提高。RAFT 细乳液聚合操作比较简便，产物稳定性好，对胶乳粒子的表面改性研究有重要价值。

③ 微乳液聚合　微乳液聚合的研究始于 20 世纪 80 年代，是石油危机中对微乳液进行深入研究的结果。微乳液可以定义为油分散在水的连续相中或水分散在油的连续相中的由表面活性界面提供稳定作用的热力学体系。微乳液体系的分散相液滴直径为 5～80nm，因此乳液是透明或半透明的。这类体系与动力学稳定的传统乳液或细乳液有显著的差异。理论证

明分散体系中液滴之间的范德华力是随着液滴尺寸增加的，而且在某个临界值以上才变得重要。微乳液的液滴尺寸小于该临界值，因此是稳定的。微乳液聚合所得到的聚合物的分子量比一般的乳液聚合要高出一个数量级，达到$10^6 \sim 10^7$；由于微球的尺寸非常小，乳液的透明性较高，体系的光学透明性有利于进行光化学反应；另外采用 W/O 型微乳液聚合法可以制备尺寸较均一的亲水性微球。

（3）分散聚合

分散聚合是 20 世纪 70 年代初由英国 ICI 公司的研究者们最先提出的，它是一种由溶于有机溶剂（或水）的单体通过聚合生成不溶于该溶剂的聚合物，而且形成胶态稳定的分散体系的聚合方式。体系的胶态稳定性来源于聚合物粒子表面吸附的存在于连续相中的两亲性高分子稳定剂或分散剂，其作用的本质为立体稳定作用。因此，该聚合方式也可以认为是一种特殊的沉淀聚合，其产物的聚集不是形成粉末状或是块状的聚合物，而是聚集成小颗粒，借助于分散剂稳定地分散于体系中，形成类似于聚合物乳液的稳定分散体系。该方法生产工艺简单，可适用于各种单体，且能制成各种粒径的单分散性微球。

分散聚合的典型配方为：溶剂或混合溶剂 40%～60%；单体或混合单体 30%～50%；分散剂 3%～10%；引发剂 1%（单体量）；助分散剂和链转移剂等其他添加剂。

目前对分散聚合的机理研究尚不充分，主要倾向于两种机理，一是低聚物沉淀机理，二是接枝共聚物聚结机理。一般在聚合过程中两种机理都存在，聚合过程可分为如下几个阶段：反应开始前，单体、分散剂及引发剂都溶解在介质中，引发剂引发单体的均相聚合；当生成的低聚物链长达到某一临界值时，就独自或相互聚结成核，从介质中析出；这些核又相互聚结形成粒子；同时也吸附分散剂以及分散剂与聚合物链所生成的接枝共聚物，使其颗粒得以稳定；在颗粒成长阶段聚合物粒子将继续吸收介质中的单体与低聚物，捕获游离的核，并在颗粒内部聚合而使其粒径逐渐增大，直至反应结束。在分散聚合中，从成核聚结到聚合物粒子形成，是反应体系由均相到非均相的转变时期。这一转变虽然持续时间很短，但却决定了整个体系中所形成聚合物的颗粒数目，而且颗粒数目在随后的反应中应当保持不变，才能最终获得粒度均匀的产品。

分散聚合能形成完整的微球从聚合相中析出，是由于分散剂在分散介质中对生长的高分子长链的立体稳定作用而实现的。高分子长链在分散介质中溶解舒展，形成许多微小区域，引发剂分解产生的自由基就在这些微区中引发聚合。当反应进行到一定程度后，高分子长链生长到一定长度，分子链就相互缠结在一起，在搅拌作用下逐渐形成球状的核。

分散聚合作为一种介于乳液聚合和悬浮聚合之间的聚合方法，其动力学行为类似于本体聚合，聚合方式上又可看成是一种特殊的沉淀聚合，因此在聚合过程中受许多因素的影响。影响分散聚合的因素有分散剂、单体、分散介质、引发剂、反应温度、反应时间及搅拌程度等。

分散聚合能否顺利进行以及所生成微球的大小均极大地依赖于分散剂的种类和用量。常用的分散剂有聚乙烯基吡咯烷酮、羟丙基纤维素、聚丙烯酸、聚乙二醇及糊精等。在分散聚合中，分散剂的用量过低，将使分散体系得不到充分的保护；分散剂的用量过高，则会因体系黏度过大，会阻碍成核与核聚结而影响颗粒的生长。建议分散剂用量为反应体系的 2%～5%较好。

在分散聚合中，选择分散介质的基本原则是：必须都能溶解单体、引发剂和分散剂，而不能溶解聚合产物，同时分散介质的黏度应小于 2～3Pa·s，以利于反应物质的扩散。分散介质的组成与性质不同，将会直接影响体系的相转变过程，进而影响聚合产物的粒度及其分散性。一般对于非极性单体（如苯乙烯、丁二烯等）而言，可选用低级醇、酸、胺等极性大的介质；对极性大的单体（如丙烯酸、醋酸乙烯酯等）而言，则应当选用脂肪烃类等非极性介质。

分散聚合作为一种新的聚合方法，尤其是在制备单分散微米级聚合物微球方面的独特功效，已引起人们的广泛重视。因而分散聚合成为一步法制备 $0.1 \sim 15 \mu m$ 高分子微球的最常见方法，甚至几乎成为唯一的方法。在适当的条件下，用分散聚合法制备的粒径颇为均一的高分子微球，也被称为单分散的高分子微球。国内外很多学者对分散聚合法中所用的溶剂及其极性、共聚单体的结构和动力学等作了较多的理论研究工作，促进了聚苯乙烯（PS）微球的发展。如有研究以苯乙烯为单体，偶氮二异丁腈为引发剂，聚乙烯吡咯烷酮为分散稳定剂，在乙醇/水的极性反应体系中，使用分散聚合法制备聚苯乙烯（PS）微球。研究结果表明，在适合微球形成的单体用量、引发剂和分散稳定剂的浓度、反应温度、时间和乙醇/水的比例等参数下，制备了粒径在 $1.5 \sim 3 \mu m$ 之间、粒径分布 $1.05 \sim 1.08$、分子量 $80 \times 10^4$ 左右、最高得率达 97%、球体表面光洁、球形对称均匀且相互不粘连的单分散 PS 微球。

Horak 在乙醇-水为分散介质，乙醇占总分散介质 70% 的情况下，成功地制得了粒径为 $3.0 \mu m$ 的单分散聚合物微球，他认为随着分散介质中乙醇用量的增加，分散介质的极性和溶解度参数发生变化，体系的极性降低，溶解度参数减小，从而改善了分散介质对起始形成的聚合物的溶解性，使聚合物颗粒减少，其粒径变大。

还有学者研究了在分散聚合反应中分散剂和单体用量、分散介质极性和反应温度对微米级单分散聚苯乙烯微球粒径的影响。结果表明：分散剂用量的增加使聚苯乙烯微球的粒径减小，单体和引发剂用量的增加使聚苯乙烯微球的粒径则增大。分散介质极性的加强使聚苯乙烯微球的粒径减小，而反应体系温度的升高则使聚苯乙烯微球的粒径增大，但是分散介质的极性和反应温度对粒径分布的影响很小。

（4）沉淀聚合

在溶液聚合的基础上，采用适当的溶剂和添加剂，使单体溶于介质中，而生成的聚合物不溶于介质中而沉淀下来，可直接得到聚合物固体，这种方法称为沉淀聚合。

沉淀聚合保留了溶液聚合的优点，聚合热易于散发，而且体系黏度小，大大提高了聚合过程的易操作性；反应后期剩余的单体仍然可以自由扩散，这有利于提高转化率和增大分子量；沉淀聚合产物分子量分布窄，残留单体大部分保留在溶剂中，有利于获得高纯度产品。

Choe 等通过沉淀聚合，合成了一系列共聚物微球，包括聚（乙烯-co-二乙烯基苯），聚（甲基丙烯酸甲酯-co-二乙烯基苯）以及聚（丙烯酰胺-co-二乙烯基苯）微球。

在水相中也能进行沉淀聚合。Kawaguchi 等在水相中、70℃ 的条件下，制备了聚（N-异丙基丙烯酰胺-co-亚甲基双丙烯酰胺）［P（NIPAM-co-MBAAm）］微球。PNIPAM 在 32℃ 以下显示亲水性，而 32℃ 以上显示疏水性，因此聚合前聚合体系为均一相，升温聚合后（70℃）的 PNIPAM 为疏水性，可以从水相中沉淀出来而形成微球。聚合时又加入了交联剂，因此聚合后即使温度恢复至室温，微球也不会溶解而保持其球状。

（5）种子聚合

种子聚合是一种能制备各种功能微球的有用技术，聚合体系由种子微球（或种子液滴）、单体（或单体液滴）、分散相、引发剂、稳定剂等组成，单体液滴内的单体不断溶解于分散相内，然后被微球吸收，直到达到平衡，溶胀过程结束后，便可进行聚合反应。

所谓种子乳液聚合法就是先用无皂乳液聚合，分散聚合或雾化法等方法制成小粒径单分散聚合物颗粒，然后以此为种子用单体进行溶胀，使颗粒长大，再引发聚合物制得粒径较大的微球。Okubo 等人用常规种子溶胀法制成了大粒径单分散微球。后来又出现了多步溶胀法。近几年日本神户大学的 Okubo 教授提出了动力学溶胀法制备大粒径微球的新方法。

种子乳液聚合法已成为近年来制备高分子微球最重要、最常用的技术之一。种子乳液聚合：①可制备大粒径微球，目前通过种子溶胀方法可以获得数十微米的大粒径微球载体；②使功能基团集中分布于表层并且可以在粒子的表层引入新的功能基；③利用聚合过程中相分离形成非球形或不规则的粒子结构，从而为制备具有特种功能的高分子微球提供了有效途径。

各种聚合物方法制备高分子微球的聚合方法比较见表 3-2，得到的高分子微球的粒径分布见表 3-3，其中乳液聚合物、无皂乳液聚合、分散聚合、种子聚合能够得到分散性较好的微球。

表 3-2　制备高分子微球的聚合方法比较

| 比 较 项 目 | 悬浮聚合 | 乳液聚合 | 无皂乳液聚合 | 分散聚合 | 沉淀聚合 | 种子聚合 |
|---|---|---|---|---|---|---|
| 单体存在场所 | 颗粒、介质 | 单体珠滴、乳胶粒、胶束、介质 | 单体珠滴、乳胶粒、介质 | 颗粒、介质 | 介质 | 颗粒、介质 |
| 引发剂存在场所 | 颗粒 | 介质 | 介质 | 介质、颗粒 | 介质 | 颗粒 |
| 稳定剂 | 需要 | 不需要 | 不需要 | 需要 | 不需要 | 需要 |
| 乳化剂 | 不需要 | 需要 | 不需要 | 不需要 | 不需要 | 需要 |

表 3-3　各种聚合方法得到的微球粒径范围及分散性

| 粒径/μm | 聚合方法 | 粒径分散性 |
|---|---|---|
| 0.1 | 乳液聚合 | 分布较窄 |
| | 沉淀聚合 | 分布窄 |
| 1 | 分散聚合 | 分布窄 |
| | 无皂乳液聚合 | 分布窄 |
| 10 | 种子聚合 | 分布窄 |
| 100 | 悬浮聚合 | 分布宽 |

## 3.1.2　高分子亲和微球的制备方法

高分子亲和微球即为高分子微球的表面嫁接具有特定的亲和配位能力的生物活性物质，利用这些活性物质与目标物质间的亲和配位关系，选择性地吸附并最终分离出目标物质。亲和微球主要由高分子微球载体和固定于载体上的生物活性物质组成。目前生物活性物质固定在高分子微球载体上的方法有：吸附法、共价结合法、包埋法和交联法。

### 3.1.2.1　吸附法

吸附法一般是通过范德华力将生物活性物质吸附到微球载体上，而这种非化学键合的结合力不够牢固，如放置时间过长，吸附的生物活性物质会缓慢脱落，或当吸附有生物活性物质的微球与含有其他生物活性物质的溶液接触时，微球吸附的生物活性物质会与溶液中其他生物活性物质发生交换现象，从而失去生物活性。

Okubo 等研究也发现：微球的表面特性如亲水性和非均相结构对于抑制非特异性吸附和提高胶体稳定性具有重要作用。基于此，他对 P(St-HEMA) 微球的表面结构提出了三种模型，如图 3-2 所示。

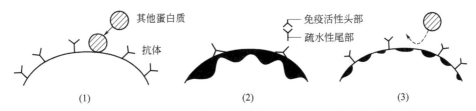

图 3-2　微球表面结构和抗体在其上的吸附状态（阴影代表亲水性区域）

① 微球的表面大部分是疏水性的，抗体主要以尾朝下的形式被吸附，这种定向吸附可以保持抗体的免疫活性。但由于 HEMA 在表面含量较少，未吸附抗体的空隙以疏水性为主，因此易发生非特异性吸附（对于目标蛋白质以外的其他蛋白质的吸附）。

② 微球的表面大部分是亲水性的，HEMA 成分覆盖了整个表面，因此可以完全抑制非特异性吸附，但抗体在这种大极性表面上是以侧向形式被吸附的，故无法发挥免疫活性。

③ 微球的表面由于具有适当的亲疏水平衡以及非均相结构，抗体在疏水性区域以尾朝下定向吸附保持了免疫活性，同时未吸附抗体的空隙是亲水性的，不仅避免了非特异性吸附而且提高了胶体稳定性，因而成为理想的免疫载体。

既然蛋白质在微球上的吸附主要是由疏水作用决定的，那么减少物理吸附的最好方法是调节微球表面的 HLB 值。一些研究发现，可以用 HEMA、MAA、MMA（methylmethacrylate）、NIPAM、NIPAM/GMA 等功能单体合成带有各种亲水壳层的核-壳型聚苯乙烯胶粒。这种胶粒吸附蛋白质少，当蛋白质与功能高分子微球偶联时，可以减少伴随的物理吸附。物理吸附操作简便，条件较温和，活力不易丧失，蛋白质的空间结构不易发生变化，但活性物质和高分子微球的相互作用较弱，两者之间易受外界条件如 pH 值、温度、离子强度的影响而分离。

### 3.1.2.2　共价结合法

共价结合法是以共价键方式将生物活性物质固定于微球表面，根据不同用途化学键合方式对微球表面进行修饰，使其表面带有—$NH_2$、—$NHCH_3$、—$N(CH_3)_2$、—$SO_3H$、—COOH、—CHO、—$CH_2Cl$ 和环氧等功能基团，从而增强了微球与生物活性物质间结合的牢固性。尽管共价结合法操作较复杂，反应条件较剧烈，活力丧失较多，但这种固定方式键合牢固，使用寿命很长，而且可设计为定向结合，因而成为目前的研究热点。

如高分子微球表面含有有些功能基团如—CHO、—$CH_2Cl$ 和环氧等，很容易与生物活性分子的—$NH_2$ 反应，就用直接偶联法。当某些高分子微球上的功能基不能直接与生物分子上的功能基反应时，一般需要进行活化处理。活化方法很多，主要有叠氮形成法、酸酐形成法、碳二亚胺法、酰氯法、烷基化或芳基化法、重氮化法、异脲键合法（异硫氰酸法、溴化氰法、氰脲酰氯法）等。常用功能微球的功能基团及共价结合反应的特点见表 3-4。

表 3-4　常用功能微球的功能基团及共价结合反应的特点

| 微球种类 | 主　要　单　体 | 功能基团 | 共价结合反应特点 |
|---|---|---|---|
| 聚苯乙烯 | 苯乙烯 | 无 | 非官能团型,物理吸附 |
| 羟基胶乳 | 苯乙烯、丙烯酸羟烷基酯 | —OH | 需有毒溴化氰活化 |
| 羧基胶乳 | 苯乙烯、丙烯酸或甲基丙烯酸 | —COOH | 需碳二亚胺法等方法活化 |
| 环氧基胶乳 | 苯乙烯、甲基丙烯酸缩水甘油酯或丙烯酸缩水甘油酯 | ⌇ | 无需活化,强碱条件结合 |
| 醛基胶乳 | 苯乙烯、丙烯醛、戊二醛 | —CHO | 无需活化 |
| 氨基胶乳 | 苯乙烯、烯丙基胺 | —NH₂ | 需活化 |

### 3.1.2.3　包埋法

包埋法是应用最为普遍的固定化技术,它是将生物活性物质固定在聚合物的三维空间网状结构中的方法。该方法操作过程简单,同时对生物成分的活性影响较小,被包物不易泄漏,可固定高浓度的生物活性物质。包埋法分为两类:一是将生物活性分子结合到半透性凝胶微球的晶格中,称为晶格法;二是将生物活性分子包裹到半透性高分子胶囊中,称为微胶囊法。聚丙烯酰胺(PAM)是一种常用的包埋材料,具有相当好的强度、弹性和化学惰性,多用于固定化酶和非生长微生物(如酵母细胞)。但这种固定化技术也存在一定的局限性,如由于扩散阻力大使响应时间增加等。

### 3.1.2.4　交联法

交联法就是通过双功能或多功能分子在生物活性分子之间、生物活性分子/载体之间交联形成网状结构而使生物活性物质固定化的方法。最常用的交联试剂如戊二醛,能在温和的条件下与蛋白质的自由氨基反应。交联法可以加强固定化作用,但产物形成条件不易确定,必须仔细控制 pH 值、离子强度、温度及反应时间等参数。

为平衡传统固定化方法中共价交联法与吸附法或包埋法的优缺点,一般采用联用固定法,如吸附法和交联法同时使用的吸附交联法,即将生物活性物质通过吸附固定在微球表面之后再用双功能试剂(如戊二醛)对生物活性物质进行交联反应,使生物活性物质形成网状的结构固定在微球表面。该法的优点是可提高生物活性物质的固载率,但会进一步使其活性降低。另外人们还在不断探索新的固定化方法,如利用辐射技术引发聚合、利用光化学接枝法或等离子体聚合法也能制得性能良好的固定化生物活性物质。

### 3.1.3　高分子微球在医疗诊断中的应用

#### 3.1.3.1　免疫载体

将抗体或抗原通过物理吸附或化学键合的方法固载于微球载体表面可以制成基于微球的定量或定性检测试剂,能够检测体液中对应的抗体或抗原。利用此方法来诊断疾病时具有简便、快速、灵敏等特点,因而已在临床化学分析上展示出了强大的生命力,并已得到广泛应用。

基于微球的定量或定性检测一般都是建立在抗原(Ag)和抗体(Ab)的特异性反应的基础上的,由于抗体抗原的直接观察是比较困难的,当抗原抗体的浓度较大时,就可能在抗原抗体接触反应后出现沉淀,如果浓度不够它们的结合就不易看到。因此如用粒径较大的颗粒作载体,当发生抗原抗体结合时,就使许多颗粒聚集起来,这样观察就比较容易。抗原或抗体被吸附或键连到微球载体上,然后把它与含有对应反应物的样品(血清,尿样等)混合,这些"敏感"的微球就起着放大抗原抗体之间特异性反应的作用。图 3-3 是一个简单的乳液凝集免疫检测模型,用抗体标记过的微球和含有带检测抗原的样品(如血清,尿样等)混合后,抗原抗体之间将发生特异性反应从而使微球发生凝集,然后通过一系列特别的方法检测微球凝集的发生,从而确定抗原的存在。

基于微球的免疫检测技术最早可以追溯到 1956 年 Singer 和 Plotz 发明的乳液凝集测试

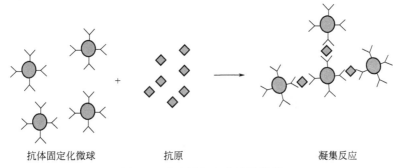

抗体固定化微球　　　　　抗原　　　　　　　凝集反应

图 3-3　乳液凝集免疫检测模型

（latex agglutination tests，LAT），并用于类风湿因子的检测，1957 年他们又发明了怀孕检测，从此之后，LAT 应用于超过 100 种传染病毒的检测，出现了一系列从简单到比较复杂的测试方法。如聚苯乙烯胶乳用于乙型肝炎、血吸虫病、类风湿、梅毒等的检测诊断。Yamashiki 等采用胶乳凝聚法快速检测乙型肝炎表面抗原，其最小检测极限是 15ng/mL，灵敏度是反相被动血细胞凝聚法的三倍，且不需昂贵设备。胶乳凝集试验（LAT）就是利用抗体（抗原）间特异性的反应及胶体粒子的凝集来检测，具有快速、便宜的特点。

测定凝集反应的方法主要有以下几种。

① 载玻片法：这是一种定性的检测方法，简单易行。在载玻片上，将待测样本（血清、尿、唾液）和乳液诊断试剂混合后放置数分钟，观察乳液微球是否发生凝集来进行判断。

② 微滴定板法：这是一种半定量的方法。将样本进行倍比稀释，根据乳液凝集的结果来进行判断。

③ 浊度滴定法：随着凝聚颗粒的生成，浊度增加，以此来推算出抗原的浓度。

④ 测定凝聚物沉淀面积进行定量计算。

定性和定量进行凝聚反应示意图如图 3-4 所示。

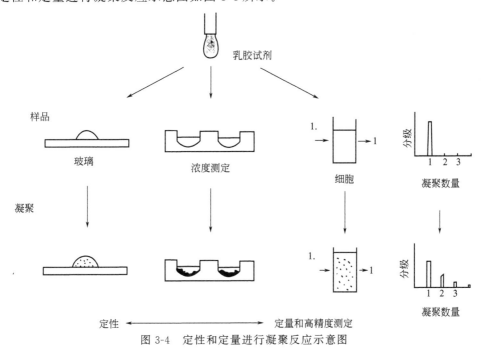

图 3-4　定性和定量进行凝聚反应示意图

采用乳胶粒进行临床检测，要求只发生特异性凝聚反应，因此要求乳胶粒必须具有以下特点：①粒子尺寸尽可能均匀；②粒子具有高比表面积，亲和结合容量高；③适当的乳液分散稳定性；④粒子必须适于抗体分子的固定，并对其他蛋白无吸附。

可见免疫检测所需乳胶粒子的特点与高分子微球的特点相一致，因而高分子微球是免疫检测的优良载体材料。

聚苯乙烯为基材的疏水性微球是最早被用于临床诊断的免疫微球，由于其疏水性强，抗体的疏水部位会被牢固地吸附在微球表面，可不采用化学方法固定。但是疏水性表面会产生非特异性吸附，为了抑制抗体以外的蛋白质吸附，在固定抗体后必须用白蛋白、聚乙二醇等亲水性高分子等进一步修饰微球的疏水性表面。因此近年来人们开始采用亲水性较强的微球作为抗体的载体，如聚（2-羟乙基甲基丙烯酸酯）、聚（甲基丙烯酸缩水甘油酯）微球等。这时抗体不能利用疏水相互作用来固定，而必须采用化学共价结合的方法固定。Kondo 等采用羧基化的聚（苯乙烯-丙烯酰胺）固定抗体后详细研究了影响凝集速度的因素，发现随着抗体固定量增加，凝集速度加快，溶液的粒子强度为 0.1，pH 值为 7 时，凝集速度最快。另外除了抗原和抗体之间的引力以外，抗体固定化微球之间的静电引力，抗原之间的静电引力均会影响凝集速度。近年来人们还发展了一种表面亲水性微区和疏水性微区交替组成的微球，疏水微区用于吸附抗体，裸露的亲水性微区可以避免实际使用时其他杂蛋白的吸附。

### 3.1.3.2　DNA 诊断

高分子微球固定 DNA、配位体或激素类等生物活性组分后，能用于各种生物特性的诊断。如对于癌症能够在初期检测出基因的异常情况，对于恶性肿瘤的治疗极为重要，如 K-ras 基因突变常发生在胰腺癌、直肠癌和肺癌的初期。

带单链 DNA 的高分子微球能捕捉与它相应的 DNA 或 RNA。Tsunezuka 等将 tymine20mer 固定在高分子微球上，并成功地从 RNA 混合物中提取出 m-RNA。也有研究表明固定了 20-merDNA 的微球对于互补 DNA 有很好的选择性，因而可以确定带有与 DNA 突变体互补的 DNA 高分子微球能用于突变 DNA 的检测。虽然目前用高分子微球来诊断 DNA 的研究仍存在一些问题，但可以确定此方法来检测 DNA 必将取代目前临床使用的 PCR 方法。

目前用高分子微球来诊断 DNA 的研究重点主要有：设计适合的高分子微球适于携带 DNA；选择适当的 DNA 链长来固定；选择适当的模式固定 DNA；找出最适合的测试方法和测试条件。

### 3.1.3.3　血液检测

心脏的血液输出和局部的血液流动情况是确定氧气输送和组织耗氧量的重要指标，因此，对其进行检测具有很大的必要性。可以使用放射标记的聚合物微球进行检测。使用标记的微球进行检测是 Rudloph 和 Heymann 最早在 1967 年发明的方法。通常血流检测使用的标记微球的直径在 $10\sim40\mu m$ 之间，与红细胞的大小相当。

由于安全性因素，后来又发展出彩色标记、荧光标记、磁性标记等无放射性的标记与检测方法。如直径 15mm 的彩色聚苯乙烯微球被用于局部血液流动的检测，通过光谱法测定血液中染料的浓度来确定血液流动情况，这一方法价格比放射性标记的微球方法便宜，同时不存在安全问题。另外还有研究将含有 Ag 和 Ba 或其他重金属的荧光微球用于局部区域血流情况的检测，如 Schlensak 等采用荧光微球，研究了动脉灌注法在心脏分流手术中的影响，认为此方法并不能有效地抑制肺部的局部缺血问题；尽管血管的栓塞在绝大多数时候都是有害的，但其也可以被加以利用，可以利用其减少手术中血液的流失量，提高安全系数。

利用特异性亲和作用，微球还可以用于其他疾病的诊断。如利用某些细胞（如巨噬细胞）对具有某种特定结构的异物的吞噬作用来测定细胞的功能。Wagner 等发现颗粒状白血球细胞对聚苯乙烯（PS）微球和表面用血清蛋白覆盖的 PS 微球具有不同的吞噬能力，其中 PS 微球较容易被吞噬，从而可通过比较细胞对微球异物的吞噬能力来判断该细胞功能正常与否。结合有一定生物活性分子的高分子微球对某些病毒具有很高的识别和亲和能力，利用这种特性，就可以分离除去一些较难用药物治愈的病毒。Akashi 等利用功能性高分子微球脱除 HIV-1 病毒（Human Immunodefi-ciency Virus-1，又称艾滋病毒），发现脱除率可达 97%。脱除的方法：首先在微球表面引入带有羧基的高分子链，进而通过缩合反应把伴刀豆球蛋白 A（Concanavalin A）固定到其表面。利用 HIV-1 病毒表面的活性基与伴刀豆球蛋白 A 发生凝聚反应，离心分离除去沉淀物，达到脱除病毒的目的。

## 3.2　诊断用磁性粒子

磁性高分子微球是指通过适当的方法使有机高分子与无机磁性物质结合起来形成具有一定磁性及特殊结构的微球。因磁性高分子微球同时兼具普通高分子微球的众多特性和磁性纳米材料的磁响应特性，不但能通过共聚及表面改性等方法赋予其表面功能基团（如 OH、COOH、CHO、$NH_2$ 和 SH 等），还能在外加磁场作用下，方便迅速地分离，因此以磁性高分子微球作为一种新型的功能材料，特别是以其为固相载体的磁性分离技术在临床诊断免疫分析、

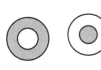

壳-核结构　核-壳结构　壳-核-壳结构

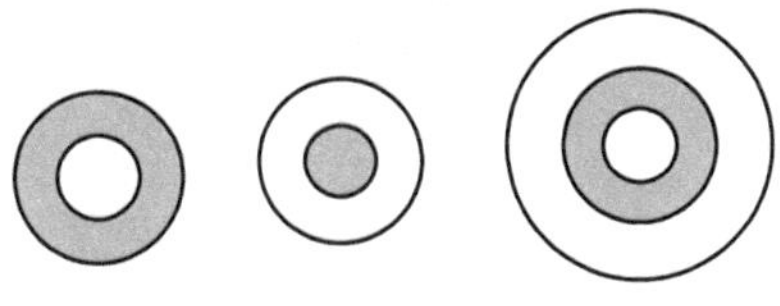

图 3-5　磁性高分子微球结构

靶向药物、细胞标记细胞分离、基因测序 DNA，酶的固定化及生物芯片技术等领域有广泛的应用前景。

磁性高分子微球按照其结构的不同可以分为三大类，如图 3-5 所示。①壳-核结构，高分子材料作为核，磁性材料作为壳层。②核-壳结构，磁性材料为核，高分子材料组成壳层。③壳-核-壳结构，外层和内层为高分子材料，中间为磁性材料。

用作磁性微球载体的磁性微球主要是后两种，其中核壳式结构为最多。

通过选择不同的原料和制备方法，可得到不同粒径、晶型和磁响应的磁粒子核，再根据需要，可制备出以高分子材料为壳层，其大小从纳米到微米不等的磁性微球。磁性微载体表面常带有化学功能的基团，如—OH、—$NH_2$、—COOH 和—$CONH_2$ 等，使得磁性微载体几乎可以偶联任何具有生物活性的蛋白。常用的高分子材料有聚酰亚胺、聚乙烯醇、多糖（纤维素、琼脂糖、葡聚糖、壳聚糖等）和牛血清白蛋白等。免疫配基通过功能基团结合到磁性微载体上形成免疫磁性微球（如图 3-6）。免疫配基一般包括抗原、抗体或凝集素等，配基具有生物专一性的特点，而且载体和微球与配基结合不能影响或改变配基原有的生物学特性，以保证微球的特殊识别功能。

目前商品化的磁性高分子微球的代表商品是挪威 Dynal 公司开发的 Dynabeads 系列产品。该产品已被成功地应用于微生物免疫学分子生物学和癌症研究等领域。

### 3.2.1　磁性高分子微球的制备方法

磁性高分子微球根据不同的结构类型具有不同的制备方法，就高分子包覆磁性无机粒子类微球而言，目前通常采用以下三种方法来制备，即包埋法、单体聚合法和原位法，其中单体聚合法与一般的高分子微球的制备采用同样的方法，即悬浮聚合法、乳液聚合法、细乳液聚合法、微乳液聚合法和分散聚合法等。

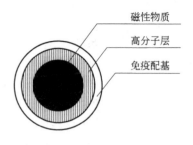

图 3-6　免疫磁性微球结构

#### 3.2.1.1　包埋法

包埋法是制备磁性高分子微球最早的一种方法，它是将磁性粒子分散于高分子溶液中，通过雾化絮凝、沉积、蒸发等方法得到内部包有一定量磁微粒的高分子微球，如图 3-7 所示。该法得到的磁性高分子微球，其磁性微粒与大分子之间主要是通过范德华力、氢键和螯合作用以及功能基间的共价键相结合。常用的包埋材料有纤维素、尼龙、磷脂、聚酰胺、聚丙烯酰胺、硅烷化合物等。如 Bahar 等将悬浮有 $Fe_3O_4$ 粒子的聚苯乙烯氯仿溶液倒入水中，搅拌，乳化，然后蒸发出溶剂，得到磁性聚苯乙烯微球。

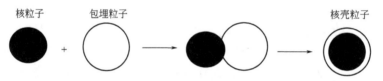

图 3-7　包埋法制备核-壳结构磁性微球

这种方法的优点是简单，但得到的微球粒径分布宽，形状不规则，粒径不均匀，壳层中难免混有溶剂、乳化剂或沉淀剂，用于免疫检测或细胞分离等领域时，微球的生物相容性将受到影响。同时该方法仅限于某些可溶或可熔的高分子，而且需要额外的分离设备和能源消耗。

#### 3.2.1.2　单体聚合法

由于包埋法存在诸多缺陷，因而一些可得到性能更加优良的微球的单体聚合方法应运而生，并逐步取代了包埋法。单体聚合法是在磁性粒子和有机单体存在的情况下，根据不同的聚合方式加入不同的助剂来聚合制备磁性高分子微球的方法。制备一般高分子微球的常规方法均被尝试于磁性高分子微球的制备，这里不再具体阐述各种方法，仅举例加以说明。

Margel 等利用悬浮聚合的方法，制得了粒径在 $0.03\sim80\mu m$ 的聚丙烯醛类磁性微球，并对其表面醛基、羧基及双键含量进行了测定。Daniel 等首先均化含有乳化剂的水相和分散有磁粉、油溶性引发剂和单体的油相，然后引发聚合反应，此方法被称为微悬浮聚合，得到了粒径在 $0.05\sim10\mu m$ 的憎水交联高分子微球，其中磁性粒子倾向于迁移至微球的四周。悬浮聚合法得到的磁性高分子微球粒径分布较宽，因此目前研究较多的为乳液聚合法和分散聚合法。

在乳液聚合法中够得到粒径分布单一，表面"清洁"微球的无皂乳液聚合是应用和研究的最多的。Yanase 等在磁流体存在的条件下，不加表面活性剂，制得了磁性聚苯乙烯微球，并讨论了表面活性剂、引发剂、单体和添加剂（$CaCl_2$ 和荧光染料）等对聚合反应和微球特征的影响。Kondo 等采用两步无皂乳液聚合制备出了热敏性的聚苯乙烯/N-异丙基丙烯酰胺/甲基丙烯酸〔P(St/NIPAM/MAA)〕磁性微球。Yanase 等制备的磁性聚苯乙烯微球表面缺少功能基，而 Kondo 等采用的两步法较复杂，因此 Hwee 等采用一步无皂乳液聚合技术，在磁流体存在的条件下，合成出平均粒径 30nm 的磁性高分子微球，并对平均粒径及粒径分布、表面羧基含量、磁含量、酸碱稳定性进行了测定，发现用丙烯酸钠代替甲基丙烯酸不但能提高磁性微球的单分散性，还能提高其表面羧基含量。

分散聚合作为一种新的聚合方法，尤其是在制备单分散聚合物微球方面的独特功效，因而在磁性微球的制备方面也被广泛应用。Daniel 采用分散聚合法，在磁流体存在下，以乙醇-水为分散介质，以聚乙烯醇（PVP K30）为分散剂和稳定剂，进行甲基丙烯酸缩水甘油酯（GMA）分散聚合，合成出了粒径比较均匀、磁响应性较强的高分子磁性微球。

单体聚合法成功的关键在于确保单体的聚合反应在磁性粒子表面顺利进行。由于磁性粒子是亲水性的，所以亲水性单体（如多糖化合物）容易在磁性粒子表面进行聚合，而对于亲油性单体（如苯乙烯、甲基丙烯酸甲酯），聚合反应难以在磁性微粒表面进行。因此需要对磁性微粒进行预处理或适当改变聚合体系的有机相组成。

### 3.2.1.3　原位法

Ugelstad 等发明了一种与众不同的制备磁性高分子微球的方法——原位法，该方法首先制得单分散的致密或多孔高分子微球，此球根据不同的需要含有可能与铁盐形成配位键或离子键的基团（如含有 N 基团，环氧基，羟基，羧基，磺酸基等）。然后可根据高分子微球所具有的不同功能基以不同的方法来制备磁性高分子微球。如含氨基或羧基时，可直接加入适合比例的二价或三价铁盐溶液，使聚合物在铁盐溶液中溶胀、渗透，升高 pH 值，可得到铁的氢氧化物，最后升温至适当的温度，即可得到含有 $Fe_3O_4$ 磁性微粒的高分子微球。

Ugelstad 等用该方法开发了系列商品化产品，即 Dynabeads，该产品已成功应用于微生物学、分子生物学和免疫学等诸多领域。

原位法和其他方法比较，具有以下的优点：在磁化过程中，单分散高分子微球的粒径和粒径分布不变，所得磁性高分子微球也就具有良好的单分散性；磁性粒子在整个高分子微球中均匀分布，且浓度相同，从而使磁性微球在磁场下具有一致的磁响应性；可以制备各种粒径的致密或多孔的磁性高分子微球，且可制备出磁含量大于 30% 的高磁含量微球。

### 3.2.2　磁性高分子微球的表面功能化

磁性高分子微球是有机高分子和无机磁性物质的复合体，它同时兼有机高分子微球的诸多表面功能性和磁性物质的磁响应性。要利用其表面的功能性，必须使磁性微球表面带上所希望的功能基团。

一般来说磁性高分子微球的表面功能化有两种方法，单体共聚法及表面处理法。如 Kondo 等采用苯乙烯和 N-异丙基丙烯酰胺共聚制备了含羧基的热敏性磁性聚合物微球单体共聚法，制备磁性聚合物微球简单易行，但是采用该方法得到的功能基团只有小部分位于微球表面，而大部分被包埋在微球内部。而采用磺化硝化氯甲基化及辐射等后处理方法，可以有效提高表面功能基浓度。

其中最常用的表面基团是羧基和氨基，这主要是因为经过长时间储存这两种功能基仍然十分稳定；目前对这两种基团偶联的化学方法进行了广泛的研究，对于每种基团均有多种偶联方法可以选择；蛋白质分子均含有端羧基和氨基，因此能确保蛋白质能够偶联到带有羧基和氨基的微球表面上。

在生物医学领域中常用的功能基团见表 3-5。

表 3-5　生物医学领域常用的功能基团

| 表面功能基 | 化 学 式 | 表面功能基 | 化 学 式 |
|---|---|---|---|
| 羧基 | —COOH | 氯甲基 | —CH$_3$Cl |
| 氨基 | —NH$_2$ | 醛基 | —CHO |
| 羟基 | —OH | 环氧基 | $-CH-CH_2$ （环氧） |
| 联胺基 | —NHNH$_2$ | | |
| 酰胺基 | —CONH$_2$ | 甲苯磺酰基 | $-CH_2-\bigcirc-SO_3H$ |

### 3.2.3　磁性微球在医疗诊断中的应用

#### 3.2.3.1　免疫检测

在免疫检测中，磁性高分子微球表面上偶联的抗体（或抗原）可与环境中特异性抗原（或抗体）结合，形成抗原-抗体复合物，在外加磁场作用下，使特异性抗原（或抗体）与其他物质分离，这种分离方法克服了放射免疫测定（RIA）和传统酶联免疫测定方法的缺点，具有灵敏度高、检测速度快、特异性高、重复性好等优点，更重要的是，该方法可将待检测物质分离出来，是免疫检测方法的革命性发展。

沈荣森等在磁性聚丙烯醛微球表面直接固定抗体，用于甲状腺素甲状腺球蛋白等放射性的免疫检测分析，非特异性结合低重复性好。为了提高抗体的纯化效率，使用具有较大比表面积的亚微米级磁性聚合物微球是一个很好的选择，Kondo 等采用含聚异丙基丙烯酰胺的亚微米级磁性微球作为载体，表面偶联抗原，利用其加热絮凝效应和磁场作用力的联合驱动，对血清中的抗体进行了分离。

磁性高分子微球在外加磁场的作用下能快速富集，有助于缩短检测时间，提高检测效率，Thertz 等利用这种思想，构建了一种三明治夹心结构（如图 3-8），利用超顺磁纳米粒子标记的单克隆 TSH 表面病毒抗体来检测 TSH，研究发现，施加外加磁场可大大提高检测的灵敏度，使之达到 0.02 pg/mL，比未加磁场的提高了整整 100 倍。

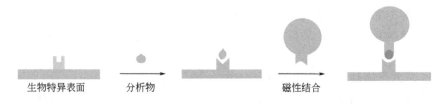

生物特异表面　　分析物　　　　　　　磁性结合

图 3-8　夹心结构磁性高分子微球

目前磁性免疫检测技术已经成为免疫分析的重要方法之一，许多免疫检测试剂及自动化免疫检测系统都已经商业化。如瑞士 Serono 公司首先应用纤维素包裹 Fe$_3$O$_4$ 的磁性微球偶联上羊抗-异硫氰酸荧光磺（FITC）抗体，建立了磁性均相酶联免疫分析系统，并推出了系列产品，此磁性微粒的直径约为 1μm，大大增加了载体的表面积，缩短了反应时间，试剂的有效期从 1 个月提高到 12 个月，同时检测的灵敏度和准确率达到了放射性免疫测试方法的水平。同时免疫磁性微球可以简单快速地从血液或者骨髓中富集、清除癌细胞，广泛地应用于疾病检测、癌症治疗和自身骨髓移植（AB-MT）中，还被用于从母体外周血中分离胎儿细胞进行无创性产前诊断。

#### 3.2.3.2　核酸研究

随着 PCR、RT-PCR 等分子生物学技术的突飞猛进，通过对 PCR 产物进行测序分析，可以了解基因组的结构特点，DNA 的突变和基因多态性等，但方法比较复杂，而免疫磁性微球借助亲和素-生物素系统与非蛋白质结合（如各种 DNA、RNA 大分子）直接进行扩增，所以近年来免疫磁性微球在分子生物学中的应用越来越广泛。

　　对于大量测序工作（例如人类基因组计划）一般需将模板纯化、测序反应、产品分离和检测等操作步骤一体化。Mhlen 和 Rolfs 等用磁性高分子微球作固相载体对 DNA 测序工作的半自动化和全自动化进行了尝试，Rolfs 的测序系统每周的分析能力可达 30000～40000 个碱基对。另外含有单链 DNA 的磁性微球可用来分离纯化 DNA 和 RNA。含有双链识别的磁性微球，只需通过三次吸附-解吸循环，在不到 1h 的时间内，即可从酵母原始溶液中得到均匀的核因子。另外人们还将 PCR、磁性分离、样品处理等连续操作自动化，以用于临床检验和大规模的测序工作。

## 3.3　高分子材料在诊断生物传感器中的应用

　　生物传感器是近几十年内发展起来的一种新的传感器技术。生物传感器是一个非常活跃的研究和工程技术领域，它与生物信息学、生物芯片、生物控制论、仿生学、生物计算机等学科一起，处在生命科学和信息科学的交叉区域。在 20 世纪 60 年代，Clark 等首先实现了使用 pH 或氧电极来检测酶解脲或葡萄糖的产物，这也标志着生物传感器的诞生。到 80 年代生物传感器研究领域已基本形成。其标志性事件是：1985 年"生物传感器"国际刊物在英国创刊；1987 年生物传感器经典著作在牛津出版社出版；1990 年首届世界生物传感器学术大会在新加坡召开，并且确定以后每隔二年召开一次。

　　一般生物传感器由生物识别元件（感受器）、信号转换器（换能器）与信号检测元件（检测器）三大部分组成。生物传感器的结构和检测示意图如图 3-9 和图 3-10。

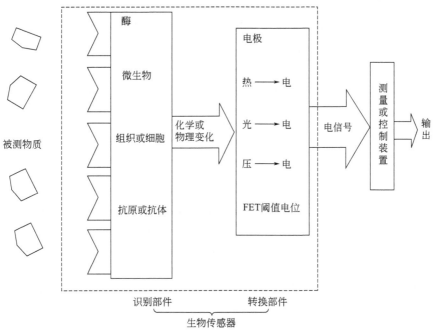

图 3-9　生物传感器结构框图

　　生物分子作识别元件的传感器包括酶-底物、酶-辅酶、抗原-抗体、激素-受体、DNA 双螺旋拆分的分子等，把它们的一方固定化后都可能作为分子识别元件来选择地测量另一方。

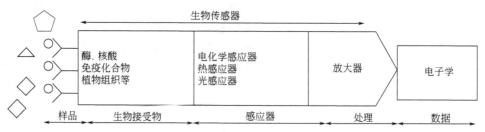

图 3-10 生物传感器检测主要过程

除了生物大分子以外，还可以用细胞器、细胞、组织、微生物等具有对环境中某些成分识别功能的元件来作识别元件。甚至可以用人工合成的受体分子与传感器结合来测定微生物、细胞和相关的生物分子。

另外检测的指标包含电化学（电位测定、电导测定、阻抗测定）、光学（光致发光、共振表面等离子体）、机械（杠杆、压电反应）、热（热敏电阻）或者电（离子或者酶场效应晶体管）等。

分子识别是生物传感器的理论基础，具有识别能力的生物分子为生物功能物质，其识别能力具有很高的选择性，犹如钥匙和锁的关系一样，一把钥匙只能打开一把锁。因此所制备的生物传感器同样具有很高的选择性，可以从不经前处理的样品中，直接测定出欲测的物质。例如葡萄糖氧化酶能从多种糖分子的混合溶液中，高选择性地识别出葡萄糖，并把它迅速地氧化为葡萄糖酸内酯。这种葡萄糖氧化酶即称为生物功能物质。到目前为止，已经发现的具有分子识别能力的生物分子有酶、抗原和抗体，结合蛋白质，植物凝血素和激素受体等。它们一般都溶于水，本身不稳定，需要固定在各种载体上，才能延长其活性；而将生物功能物质包藏或吸附于某些高分子材料或无机材料上就可制备成生物识别元件（感受器），这是生物传感器的研究和开发的最重要工作。表 3-6 给出了各种传感器及其应用领域。

表 3-6　各种传感器及其应用领域

| 所用高分子材料 | 应用领域 | 特点 |
|---|---|---|
| 纤维素膜 | 葡萄糖传感器 | 提高电流长期稳定性 |
| 聚氯乙烯 | 尿液中肌酐的分析 | 聚合物膜 |
| 聚苯胺 | 测试葡萄糖、尿素等 | 聚合物沉积及固定酶 |
| 聚吡咯 | 测试葡萄糖 | 电极固定酶 |
| 聚硅氧烷 | 血中葡萄糖测定 | 复合膜 |

由表 3-6 可以看出目前固定化载体一般是高分子材料，高分子材料按来源可分为天然高分子和合成高分子。其中天然高分子材料有琼脂糖凝胶、脂质体及纤维素等，合成高分子材料有聚甲基丙烯酸衍生物、聚砜、聚吡咯及聚酰胺等。合成高分子材料由于其合成的灵活性、结构的预设性以及性质的多样性，在生物传感器的发展中具有举足轻重的地位。

中国生物传感器研究始于 20 世纪 80 年代初，从事生物传感器研究的科研机构有中国科学院微生物所、中国科学院上海生化所、上海冶金所、中国科学院武汉病毒所、华东理工大学和山东省科学院生物研究所等单位，直至今日，这些单位仍在生物传感器领域进行着创新研究和开发。

### 3.3.1　生物传感器用高分子固定化载体

高分子材料具有许多优良的特性，在生物传感器的发展中占据着不可替代的作用，并且越来越受到关注和重视。表 3-7 显示了生物传感器中应用较为广泛的高分子材料。

表 3-7 生物传感器固定化载体用高分子材料

| 分 析 物 | 使用的高分子材料 | 感 应 元 素 | 传感器性质 |
|---|---|---|---|
| 葡萄糖 | 聚吡咯 | 葡糖氧化酶(GOD) | 长期稳定 |
| | 聚甲基吡咯 | GOD | |
| | 聚氨基苯酚 | GOD | |
| | 聚苯酚 | GOD | |
| L-氨基酸 | 聚氨基乙基苯酚 | 氨基酸氧化酶 | 低检测极限 |
| 肌酐 | 聚二胺基 | 肌酐酶 | 快速反应 |
| 亚硫酸盐 | 壳聚糖 | 亚硫酸氧化酶 | 即时反应 |
| 尿素 | 聚苯胺 | GOD | |

#### 3.3.1.1 惰性高分子材料

常用固定化载体材料中惰性高分子材料主要有聚氯乙烯、聚硅氧烷、聚氨酯和氟碳聚合物等。Mizutani 等采用聚二甲基硅氧烷包埋葡萄糖氧化酶构建了一种葡萄糖传感器，后来他们研究组又采用聚二甲基硅氧烷固定了三种酶构建了一种尿素传感器。Buhlmann 等采用聚氯乙烯膜构建了一种生物传感器用于测定尿中的肌酐含量。

新的物理手段为固定化新方法的开发应用及传统方法的改进提供了良好条件。其中光交联具有条件温和、易控制交联度及对酶和细胞活性影响不大的优点。自 20 世纪 80 年代 Hoffman 等用 γ 射线辐照接枝的聚合物作为固定化酶的载体，制得了具有生物活性的膜材料以来，用等离子体处理的聚合物与活性单体进行接枝聚合，制备酶固定化载体的研究越来越受到重视。近年来，用光接枝技术在聚合物表面固定生物活性物质的研究也比较活跃，Pashova 等将甲基丙烯酸缩水甘油酯和甲基丙烯酸 2-羟乙酯接枝于聚丙烯腈纤维表面，用于固定青霉素和酰胺酶取得了成功。朱如瑾用空气等离子体对 PE 膜进行处理，然后在其上接枝丙烯酸单体，用氯化亚砜固定化葡萄糖氧化酶。此外，超声技术应用于生物分子的固定化也取得了较好的效果。

#### 3.3.1.2 天然高分子材料

天然高分子材料一般都无毒、亲水、生物相容性及细胞亲和性好，并与生物功能分子的相容性良好，因而天然高分子材料常作为生物功能分子的固定化载体材料。常用的有琼脂糖凝胶、脂质体、蛋白及纤维素等。如丝素蛋白常作为酶的固定化基材，并且丝素蛋白经机械作用、加热、pH 值的变化、添加极性溶剂等处理后容易转变为 β 折叠结构而不溶于水，不需要任何交联剂，反应条件简单，易于控制。Fukui 等首先报道了丝素蛋白用于 β-葡萄糖苷酶（β-gtucosdase）的固定化。此后又有许多研究报道了丝素蛋白材料可以固定各种酶，Asakura 利用丝素蛋白膜固定葡萄糖氧化酶（GOD）作为葡萄糖的生物传感器。

也有研究发现采用纤维素膜固定葡萄糖氧化酶（GOD），可以提高生物传感器电极的长期稳定性。

#### 3.3.1.3 导电高分子材料

随着导电高分子的发展，一些高导电的聚合物开始应用到酶的固定化及生物传感器领域。即将单体和生物功能物质同时混合于电解液内，通电使单体在电极表面电聚合成高分子，与此同时将生物功能物质包埋于导电高分子膜内，直接固定于电极表面而构成生物传感器。

聚苯胺、聚噻吩、聚吡咯是三大主要导电高分子材料，它们具有电化学活性，在氧化还原过程中，阴离子能掺杂和去掺杂，为酶在电极上的固定化提供了新的途径。导电高分子材料用于生物传感器具有以下优点：室温进行，方法简单，电化学聚合和酶的固定化可以一步完成，并直接固定于电极表面；高分子膜的厚度及酶的固定量容易控制，制得的传感器重现性良好；高分子膜严格地在电极的有限表面上形成，有利于电极的微型化和阵列电极上酶的固定化；许多导电高分子膜具有优良的抗干扰能力。

聚苯胺（PAN）在生物传感器中的应用十分广泛，这是因为聚苯胺除具有其他杂环聚合物所共有的特点之外，还具有独特的掺杂行为和良好的电化学可逆性，再加上原料易得、合成方法简单，是目前最有希望得到应用的导电高分子。它可通过改变聚合时的电流密度或通过掺杂来调节 PAN 膜孔径大小以提高传感器的性能。PAN 及其衍生物膜制得的传感器具有响应快、检出限低、线性范围宽等优点。Aizawa 在 pH7.0 的磷酸盐缓冲液中制得聚苯胺氧化酶微铂电极，用电流法测试葡萄糖的含量，测试范围为 $1\times10^{-4}\sim5\times10^{-3}\,mol/L$。

GOD 等氧化酶吸附在碳材料电极或汞电极表面，虽可获得其直接的电化学作用，但这些酶易与电极发生强烈相互作用而失活。因而采用导电高分子材料如聚吡咯修饰于电极表面时固定酶可以有所改善；虽然制成的酶膜机械强度仍较差、电极寿命较短，但这可通过交联剂的应用得以改善，而且聚吡咯微管的研制成功为防止酶失活发挥了重要作用。如 Miao 等人发现了一种聚吡咯纳米微管。利用化学或电化学方法使吡咯单体在模板孔隙中生长，可得到与模板相应结构的纳米管。这种微管具有统一直径、上下连通、管壁多孔的特点。同时它还具有较大的比表面积，能容纳大量的酶分子，并减少反应物和产物的扩散障碍，有效地提高酶电极的性能。

非导电电生聚合物在生物传感器中也开始崭露头角，不导电聚合物膜在生物传感器中主要是用作防止酶电极污染的阻挡膜。像过氧化吡咯膜、聚苯酚、聚间（邻）苯二胺膜及杂聚吡咯膜等均具有优良的离子选择性和排斥作用，有效地提高了传感器的抗干扰能力。

### 3.3.1.4 离子交换聚合物材料

采用离子交换聚合物膜修饰电极可以有效地消除电活性物质的干扰，其作用机理是，依靠电性排斥或体积排斥作用，使活性物质阻止在聚合物膜之外，防止电活性物质在电极上发生反应，干扰对底物的准确测定，从而提高传感器的测定精度。常用的离子交换聚合物膜有两种，一种是 Eastman-AQ，另一种是 Nafion。

Nafion 是阳离子交换聚合物的典型代表，它是一种全氟化的磺酸酯聚合电解质，它对有机阳离子，尤其是有机金属阳离子的交换选择系数特别高，能抵抗阴离子和许多生物分子的干扰作用，其化学性质和热力学稳定性非常好，它在水中溶胀，但不溶于水，而且在适当条件下可溶于有机溶剂，因此能在电极表面形成修饰膜。其膜由氟碳骨架构成的憎水有机相区，磺酸根离子、阳离子和水组成的亲水离子束区，成隧道状的含部分离子和水的过渡区组成。Nafion 膜不仅具有制备简单、离子交换量大、附着力强、选择性和防污性能好等特点，而且具有不影响酶活性的优点。这使得利用 Nafion 膜修饰电极的研究引起了广泛的兴趣。

$$\begin{array}{c}-\!\!\left[(CF_2\!-\!CF_2)_m CF\!-\!CF_2\right]_n\\ |\\ O\!\!\left[CF_2\!-\!CF\right]_k\!\!-\!\!O\!-\!CF_2CF_2SO_3H\\ |\\ CF_3\end{array}$$

Nafion（Ⅰ）

另外 Eastman-AQ 是一种新型的聚合物阳离子交换剂，涂于电极表面上，形成的膜除具有强的附着力外，且具有预富集、离子交换及防污性能。由于 Eastman-AQ 膜对电极表面具有较强的吸附能力，其厚度对传感器的性能影响较大，一般较薄的膜既能提供对阴离子物质（如抗坏血酸、尿酸等）的排斥作用，又增加了阳离子物质（如多巴胺、肾上腺素和去钾肾上腺素等）的电流响应。

其他应用于生物传感器的离子交换聚合物还有磺化聚苯乙烯及类似物、质子化聚（4-乙烯基吡啶）、季铵化聚（4-乙烯基吡啶）和质子化聚（L-赖氨酸）等。

### 3.3.1.5 水凝胶

水凝胶是在水中溶胀并保持大量水分而又不溶解的聚合物。水凝胶具有良好的生物相容性，固定在水凝胶中的生物分子活性能够保持较长时间。因此，水凝胶在生物传感器中得到了较广泛的应用。按水凝胶对外界刺激的应答情况，水凝胶可分为"传统的"水凝胶和"环境敏感的"水凝胶两种。其中 pH 或温度敏感的水凝胶是"环境敏感的"水凝胶中研究较多的两种类型。

"传统的"水凝胶单独用于酶固定化的很少，一般都采用将其与其他高分子材料进行复合以实现对酶的固定化。用强亲水性的水凝胶包埋方法固定化酶，虽能给酶提供一个类似人体的微环境，但存在酶的泄漏问题，生物传感器的稳定性不佳。提高稳定性一般有两种方法，一是使用亲水和疏水单体共同固定化酶；二是将其通过共价键键合到水凝胶上，并可通过引入"手臂"分子以使酶的失活降到最低程度。

根据水凝胶的环境敏感性，可将它与生物传感器物理元件相连，然后将生物分子固定在水凝胶表面或内部，便可得到生物传感器，用于诊断疾病及做日常监测。如利用水凝胶固定抗原，可用于免疫检测。

### 3.3.1.6　高分子复合物

高分子复合物是两种不同性质的高分子体系，经氢键力、库仑力、给-受电子体的相互作用力、范德华力、疏水键力等次价力聚集而成。高分子复合物具有优良的质量传递性能，对水、电解质及氧的选择透过性和良好的生物相容性，在生物传感器领域显示出良好的应用前景。应用较多的高分子复合物有醋酸纤维素酯/海藻酸钙复合物，PVA-卡拉胶，PEAE-纤维素-PMMA 及聚乙烯基吡啶-QE-Sephadex A50 等复合物。这些复合物与单体系的物质相比，具有机械强度大、性质稳定、传质性好等优点，且对固定化酶的活性影响较小。

利用几种具有不同排阻作用的物质进行复合，可大大提高传感器的选择性。如醋酸纤维素/Nafion 复合膜，醋酸纤维素膜可以对分子的大小进行选择性渗透，而 Nafion 膜则可对阳离子进行选择性渗透，由它们制得的电极可对带正电荷的小分子化合物进行选择性测定，效果很好。

单独使用导电高分子作为酶电极的载体得到的传感器，稳定性不够理想。可以将导电聚合物和非导电聚合物共同电聚合而获得具有特殊性能的电聚合物复合膜。如 Mizutami 将聚吡咯和聚乙烯醇进行复合制成了葡萄糖传感器，该传感器与单独采用聚吡咯的传感器相比稳定性明显提高，而同单独采用聚乙烯醇的相比又增加了响应。

高分子复合物对提高生物传感器的灵敏度也非常有效，如将脲酶交联到聚苯胺/Nafion复合物上制成的脲酶生物传感器具有十分突出的灵敏度，而且其检测限低和响应快。利用双酶修饰电极对提高传感器的灵敏度更加有效，如将聚（吡咯-铵）和聚（吡咯-乳糖酰胺）复合膜制得的葡萄糖氧化酶和多吩氧化酶双酶传感器比单酶传感器的灵敏度高出 350%。

近年有研究采用具有特殊结构的高分子〔如 β-环糊精聚合物和高分子模板聚合物（MTP）〕作为生物传感器载体材料。这类聚合物一个共同的特点是它们都具有亲水或疏水的空腔，可以镶嵌某些电子媒介体或对一定结构的生物活性分子进行识别。如刘盛辉利用 β-环糊精的空穴结构，通过主客体化学反应将二茂铁包络在 β-环糊精聚合物的空穴中，同时将葡萄糖氧化酶交联在 β-环糊精聚合物上，制成了对葡萄糖有灵敏响应的生物传感器。最近 Malitesta 首次用电化学聚合法制得了 MTP-聚邻苯二胺，并制成了葡萄糖仿生传感器。

综上所述，高分子材料虽具有许多独特的性能，但一种聚合物很难集各种优良性能于一体，往往是在一些方面具有优势，在另一方面性能不够理想。因此开发研制具有特殊功能的新型高分子材料是生物传感器走向商品化和工业化的重要途径之一。

## 3.3.2　应用举例

### 3.3.2.1　葡萄糖传感器

糖尿病是全球性的医学难题，糖尿病是一种病因十分复杂的内分泌代谢性疾病，是一种慢性高血糖临床综合征。如治疗不及时或治疗不当，会出现一系列的严重并发症，如糖尿病肾病、糖尿病眼病、心脑血管病、神经衰弱、性功能障碍及急慢性感染，严重的易发生急性的酮症酸中毒、高渗透昏迷、乳酸性酸中毒等，从而威胁生命，被列为继心血管疾病及肿瘤之后的第三大疾病。全世界糖尿病患者达 1.35 亿，我国糖尿病患者人数已超过 5000 万，是世界上糖尿病患者最多的国家。血糖是检测糖尿病的一个极其重要的参数，为了监测糖尿病人的血糖浓度，研究开发一种快速、高效、稳定的葡萄糖生物传感器是非常重要的，这也吸引了此领域众多的研究者专注于此课题。1962 年 Clark 和 Lyons 首先发展了一种用于分析葡萄糖浓度的酶传感器，随后 Updike 和 Hicks 用聚丙烯酰胺凝胶固定葡萄糖氧化酶（GOD）。

葡萄糖生物传感器能够简单、迅速地进行疾病诊断，对治疗糖尿病有重要意义。葡萄糖传感器主要基于葡萄糖氧化酶（GOD）催化葡萄糖氧化生成葡萄糖酸（$C_6H_{12}O_7$）和过氧化氢的化学反应。

酶层：
$$GOD_{ox} + 葡萄糖 \longrightarrow 葡萄糖酸 + GOD_{red}$$
$$GOD_{red} + O_2 \longrightarrow GOD_{ox} + H_2O_2$$

电极：
$$H_2O_2 \longrightarrow O_2 + 2H^+ + 2e^-$$

根据上述反应，可通过氧电极（测氧的消耗）、过氧化氢电极（测 $H_2O_2$ 的产生）和 pH 电极（测酸度变化）来间接测定葡萄糖的含量。因此只要将 GOD 固定在上述电极表面即可构成测葡萄糖的 GOD 传感器。

为了改善葡萄糖传感器的特性和寿命，大多将 GOD 传感器上使用一外层膜，首先这层膜可以阻止酶的流失，而且它具有的选择透过性可以减缓较大分子，如蛋白等的扩散，可以减少电极干扰。还可以通过限制葡萄糖扩散到电极的量，增加传感器的检测线性范围，如果这层膜氧的透过性大于葡萄糖的透过性，还可以改善电极对氧的依赖。这层膜通常采用高分子材料，聚苯酚、聚苯胺、聚吡咯、聚甲基吡咯、聚氨基苯酚、Nafion 膜、纤维素膜、聚硅氧烷、聚羟乙基甲基丙烯酸酯、聚乙烯醇、聚氨酯等高分子材料均在葡萄糖传感器上有所应用。

有研究者为了使葡萄糖传感器具有更好的检测灵敏度、响应时间和抗干扰性，采用了多层膜结构。如 Matsumoto 等人在葡萄糖传感器电极上使用了四层膜：3-氨基丙基三乙氧基硅烷（3-aminopropyltriethoxysilane）、Nafion、葡萄糖氧化酶和氟碳聚合物（perfluorocarbon polyme）。此葡萄糖传感器的检测灵敏度为 2.8～167mmol/L，响应时间超过 66 天无变化，对 2.8mmol/L 抗坏血酸，0.3mmol/L 尿酸，0.3mmol/L 对乙酰氨基酚等的干扰物质无响应。

目前葡萄糖传感器的研究朝着小型化和多功能化发展。

#### 3.3.2.2 尿酸生物传感器

尿酸浓度过高或过低，都会引发急慢性肾炎、肾结核、痛风、慢性白血病、真性红细胞增多症及多发性骨髓瘤等尿酸综合征。

目前已报道的测定尿酸的方法有重量法、滴定法、还原法和酶法等。重量法和滴定法操作繁琐，而且准确度低；临床上通常采用还原法和酶比色法。原法检测尿酸的缺点是血样中的抗坏血酸易干扰，样品必须事先进行脱蛋白处理，需要昂贵设备和专业分析人员；酶法分为酶联光度法和酶联电化学法，酶联光度法常用于医院的自动生化分析仪，适于大批量试样的分析作业，不适于家庭中使用；酶联电化学法应用尿酸酶电极测定人体血和尿中尿酸的浓度，是一种准确、快速、简便的方法，对人体血液中尿酸的定量分析无论是在药物控制方面，还是在临床诊断方面，都具有重要意义。

用于尿酸酶固定的高分子材料有聚硅氧烷、聚乙烯醇和聚吡咯等。如 Komaba 等制备了导电聚合物聚吡咯固定尿酸酶的尿酸传感器，传感器显示了很好的稳定性。

另外目前临床应用和研究的生物传感器还有肌氨酸酐传感器（creatinine biosensor）、胆固醇传感器（cholesterol sensor）、乳酸传感器（lactate sensor）、脑谷氨酸酯传感器（brain glutamate sensor）等。

### 3.3.2.3　多功能生物传感器

将多种酶同时固定在材料上，利用各自的功能协同催化复杂的生物转化过程是酶固定化研究的一个新方向。近年来，多酶共固定技术用于生物传感器的研究十分活跃。Spohn 等将微生物过氧化酶与相应的氧化酶共固定于传感器的膜材料上分别用来检测谷氨酸、赖氨酸和黄嘌呤。Brahim 等采用聚吡咯和聚甲基丙烯酸羟乙酯固定了葡萄糖氧化酶、胆固醇氧化酶和半乳糖氧化酶制备了多功能的生物传感器。Tinkilic 等将葡萄糖氧化酶和脲酶固定在 PVC 膜上，得到了高灵敏度、长使用寿命、使用方便、响应时间短、操作容易以及成本低的微型化生物传感器。

### 3.3.2.4　DNA 传感器

DNA 是近几年迅速发展起来的一种全新思想的生物传感器。其用途是检测基因及一些能与 DNA 发生特殊相互作用的物质。DNA 传感器是利用单链 DNA 或基因探针作为敏感元件固定在固体电极表面，加上识别杂交信息的电活性指示剂（称为杂交指示剂）共同构成的检测特定基因的装置。其工作原理是利用固定在电极表面的某一特定序列的单链 DNA 与溶液中的同源序列的特异识别作用（分子杂交）形成双链 DNA，即电极表面性质发生了改变，同时借助一能识别单链 DNA 和双链 DNA 的杂交指示剂的电流响应信号的改变来达到检测基因的目的。

已有检测灵敏度高达 $10^{-13}$ g/mL 的电化学 DNA 传感器的报道，Hashimoto 等采用一个 20 聚体的核苷酸探针修饰在金电极上检测了 PVM623 的 Pat I 片断上的致癌基因 vmyc。电化学 DNA 传感器离实用化还有相当距离，主要是传感器的稳定性、重现性、灵敏度等都还有待于提高。有关 DNA 修饰电极的研究除对于基因检测有重要意义外，还可将 DNA 修饰电极用于其他生物传感器的研究，用于 DNA 与外源分子间的相互作用研究，如抗癌药物筛选、抗癌药物作用机理研究；以及用于检测 DNA 结合分子。无疑，它将成为生物电化学的一个非常有生命力的前沿领域。

DNA 传感器固定用的高分子材料主要采用导电聚合物，如聚吡啶采用的最多，导电聚合物形成一个三维网络，就像高分子导线一样可以传导电子信号。

随着各个相关领域科学技术的发展，未来生物传感器将会具有如下特点：微型化，可以体内监测、在线监测、实时监测，各种便携式生物传感器的出现将使人们在生活中对疾病进行诊断成为可能；多功能化，趋向于使用一个传感器能够同时测量多个参数以及完成多种功能；智能化与集成化；低成本、高敏感度、高稳定性和长寿命。这些特性的改善也会加速生物传感器的市场化、商品化和普及化的进程，不断扩大其影响范围。

## 习　题

1. 高分子微球制备方法有哪两条主要路线？
2. 将生物活性物质固定在高分子微球载体上的主要方法是什么？
3. 磁性高分微球按照其结构的不同可以分为几大类？
4. 简述磁性高分子微球的制备的主要方法。
5. 医疗诊断用高分子制品有哪些主要类型？
6. 生物医学领域常用的功能基团有哪些？
7. 采用离子交换聚合物的主要特点是什么？
8. 葡萄糖生物传感器的主要机理是什么？

# 参 考 文 献

[ 1 ] 日本高分子学会. 医療機能材料. 共立出版株式会社，1990.

[ 2 ] Kawaguchi H Prog Polym Sci，2000，25：1171-1210.

[ 3 ] Gerard M，Chaubey A，Malhotr B D. Biosensors and Bioelectronics，2002，17：345-359.

[ 4 ] Singer J M，Plotz C M. Am J Med，1956，21：888.

[ 5 ] Lim C T，Zhang Y. Biosensors and Bioelectronics，2007，22：1197-1204.

[ 6 ] Cosnier S. Biosensors and Bioelectronics，1999，14：443-456.

[ 7 ] McMahon C P，et al. Journal of Electroanalytical Chemistry，2005，580：193-202.

[ 8 ] Shinkai M，Biosci J. Bioengineer，2001，94：613.

[ 9 ] Ahuja T，et al. Biomaterials，2007，28：791-805.

[10] Shim S E，Yang S，Choi H H，et al. J Polym Sci：Part A：Polym Chem，2004，42：835-845.

[11] Yang S，Shim S E，Choe S J. J Polym Sci：Part A：Polym Chem，2005，43：1309-1311.

[12] Jeong M J，Sunhye Y，Sang E S，et al. J Polym Sci：Part A：Polym Chem，2005，43：5343-5346.

[13] Kawaguchi H，et al. Colloid Polym Sci，1992，270：53-57.

[14] Ugelstad J，El-Aasser M S，Vanderhoff J W. Polym Sci Polym Lett，1973，11：503-513.

[15] Arbina L L D，Asua J M. Polymer，1992，33：4832-483.

[16] Lee H，Lee J M，Shim S E，et al. Polymer，2005，46 (11)：3661-3668.

[17] Okubo M，Yamamoto Y，Uno M，et al. Colloid Polym Sci，1987，265：1061-1066.

[18] Perrin A，Theretz A，et al. J Immuno Methods，1999，224：77.

[19] Bahar T，Celibi S S. J. Appl Polym Sci，1999，72 (1)：69-73.

[20] Rosiak J M，Yoshii F. Nucl Instr and Meth in Phys Res：B，1999 (151)：56-64.

[21] Luppa P B，et al. Clinica Chimica Acta，2001 (314)：1-26.

[22] Ito A，Shinkai M，et al. J Biosci Bioengineer，2005，100：1-11.

[23] Torchilin V P. Advanced Drug Delivery Reviews，2006，58：1532-1555.

[24] Brigger，et al. Advanced Drug Delivery Reviews，2006，54：631 -651.

[25] Vincent M J，Duncan R. Trends in Biotechnology，2006，24：1.

[26] Adhikari B，Majumdar S. Prog Polym Sci，2004，29：699-766.

[27] Pichot C. Current Opinion in Colloid & Interface Science，2004，9：213-221.

[28] Ramirez L P，Landfester K，Macromol Chem Phys，2003，204 (1)：22.

[29] Kondo A，Fukuada H. Colloid and Surface：A，1999，153：435.

[30] Lubbe A S，Bergemann C，Huhnt W，et al. Cancer Res，1996，56：4694.

[31] 张军华，刘学涌，丁小斌，等. 高分子通报，2001，5，39-43.

[32] 吴道澄，刘有初，赵小宁，等. 生物医学工程学杂志，1999：16 (1)：1-4.

[33] Nakanishi K，Karube I，Hiroshi S，et al. Anal Chem Acta，1996，325：73.

[34] 翟俊辉，崔红，杨瑞馥. 生物化学与生物物理进展，1997，24 (2)：112.

[35] 段景宽，罗炎，王亚珍，等. 现代塑料加工应用，2006，18 (4)：61-64.

[36] Garcia A. J. Clin Microbiol，1999，37 (3)：709.

[37] Yasuo N. Mocrobiol Immunol，1998，42 (11)：739.

[38] Masayoshi Y，Akira N，Hiroshi K，et al. Journal of Immunological Methods，1993，158：251.

[39] 吴伟，贺全国，陈洪. 化学通报，2007，4，277-285.

[40] Richardson J，Hawkins P，Luxton R. Biosens Bioelectron，2001，16 (9-12)：989-993.

[41] 闫翠娥，徐章煌，程时远，等. 高分子材料科学与工程，1999，15 (1)，1-3.

[42] 徐辉，张国亮，张凤宝. 化学工业与工程，2003，1：27-30.

[43] 钱军民，李旭祥. 高分子材料科学与工程，2002，2：21-26.

[44] 曾庆辉，方仕江. 化工进展，2005，10：1103.

[45] 刘秀伟，司芳，郭林，等. 化工技术经济，2003，4：12-17.

[46] 康凯，阚成友，杜奕，等. 化学研究与应用，2004，2：137-142.

[47] 邵谦，王成国，郑衡，等. 高分子通报，2007，10：57-61.

[48] 李松林，崔建明. 材料导报，2006，4：38-40.

# 第4章 药物缓释和控释用高分子材料

## 4.1 概述

药剂学（pharmaceutics）是研究药物制剂的处方设计、基本理论、制备工艺和合理应用的综合性学科。药物必须制备成适合于患者应用的给药形式，是以制剂的形式应用于疾病的预防、治疗或者诊断。药物剂型应该与其给药途径相适应，同一种原料药可以制备成不同的剂型用于多种给药途径，例如头孢拉定可以分别制备成片剂、胶囊剂或口服液供口服给药，制备成粉针剂用于注射给药，或制备成软膏剂用于皮肤给药等。

回顾药物剂型的发展历史，从第一代简单加工的膏丹丸散剂型，到第二代广泛使用的片剂、注射剂和胶囊剂等剂型，再到本章将重点讲述的缓控释剂型，以至目前学术界热点研究的靶向给药系统和自调式给药系统等，无不是源自于不同学科之间的交叉渗透和发展，进而使药物的新剂型和新技术不断涌现，使其在提高药物疗效、降低药物毒副作用和减少药源性疾病方面发挥着巨大的作用。

常规的口服或者注射剂型，通常要一天给药数次，不仅使用不方便，而且血药浓度的起伏还很大，存在着明显的"峰谷"现象（图4-1）。血药浓度高的时候（峰），可能产生副作用甚至中毒现象；血药浓度低的时候（谷），可能由于低于治疗浓度而不能产生疗效。缓控释制剂的出现较好地解决了上述问题，通过较持久的方式释放药物，使血液浓度趋于平稳，降低血药浓度的峰谷现象，减少毒副反应，同时可以减少用药频率，从而提高制剂的药效和用药安全度，与普通制剂相比具有很大的优越性。

例如，缓释硝苯地平和缓释吗啡都是很好的例子。硝苯地平治疗冠心病降低血压的疗效是肯定的，但近期研究表明，其普通制剂在大剂量时可增加心脏病发作的危险，出现心绞痛、心律失常并增加心肌

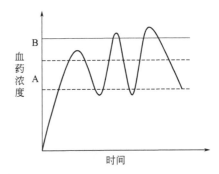

图4-1 每隔数小时服药的
血液浓度示意图
（A区域：适宜的治疗浓度；B区域：
可能发生中毒的区域）

梗死、心脏性猝死的危险性；而缓慢释放长效硝苯地平有效地减轻了上述毒副反应。表4-1给出了普通硝苯地平与缓释硝苯地平在副作用方面的比较：由表4-1可以看出缓释硝苯地平除踝部水肿、便秘发生率较高外，其余副作用均低于普通制剂。再例如，吗啡是一种强效止痛药，是癌症患者常用的止痛药，但半衰期短，需每隔4h服药一次，才能有效缓解疼痛，而缓释吗啡片在12h内均能有效控制疼痛，是患者较为理想的止痛药。这些充分显示了缓、控释技术在药物制剂中的优势，也推动了药物制剂由普通制剂向缓、控式制剂的发展。

表 4-1　普通硝苯地平与缓释硝苯地平在副作用方面的比较

| 名　称 | 颜面潮红 | 头痛 | 心动过速 | 头昏 | 便秘 | 踝部水肿 | 心绞痛 |
|---|---|---|---|---|---|---|---|
| 普通制剂 | 6%～25% | 7%～34% | <25% | 7%～12% | 0 | 1%～8% | <14% |
| 缓释制剂 | 0 | 16% | 0 | 4% | 3 | 10%～30% | 0 |

　　缓释制剂（sustained-release preparations）是指用药后能在较长时间内持续释放药物以达到长效作用的制剂，其中药物释放主要是一级速度过程。对于注射型制剂而言，其药物释放可以持续数天至数月；对于口服剂型，持续时间根据其在消化道内的停留时间而有所不同，一般以小时计。

　　控释制剂（controlled-release preparations）是指药物能在预定的时间范围内自动以预定的速度释放，使血药浓度长时间恒定维持在有效浓度范围内的制剂。狭义而言，控释制剂一般是指在预定时间内以零级或接近零级的速度释放药物的制剂。广义地说，控释制剂包括控制释药的速度、方向和时间，因而靶向制剂等也都属于广义的控释制剂范畴。因此，缓释与控释制剂的主要区别在于缓释制剂是按一级速率规律释放药物，即释药是按时间变化先多后少的非恒速释药，而控释制剂是按零级速率规律释放，释放是不受时间影响的恒速释药，可以得到更为平稳的血药浓度，即"峰谷"波动更小，直至基本吸收完全。通常缓释、控释制剂中所含的药物量比相应的普通制剂多，工艺也较复杂。为了既能获得可靠的治疗效果又

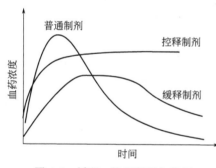

图 4-2　缓释、控释制剂与常规
制剂释药动力学比较

不致引起突然释放（突释）所带来毒副作用的危险性，在设计、试制、生产等环节应避免或减少突释。体外、体内的释药性能要符合临床要求，应不受或少受生理与食物因素的影响。所以这类制剂需经过体外释放度的实验方法来反映人体内的基本情况，以控制制剂质量，保证制剂的安全性与有效性。图 4-2 给出了缓释、控释制剂与常规制剂释药动力学的差异。

　　《中国药典》对缓释和控释制剂的定义有明确的规定：缓释制剂指用药后能按要求缓慢地非恒速释放，且每日用药次数与相应普通制剂比较至少减少一次或者用药间隔时间有所延长的制剂，即能在较长时间内持续释放药物以达到长效作用的制剂；控释制剂指药物能在预定的时间内自动按要求缓慢地以恒定速度或接近恒定速度释放，且每日用药次数与相应普通制剂比较至少减少一次或用药间隔时间有所延长的制剂，即能使血药浓度长时间恒定维持在有效浓度范围的制剂。该定义有其不完善的地方。第一：限制了给药途径，现在研究的缓、控释给药系统还包括注射给药，经皮给药，植入给药等；第二：在体外的缓、控释特性并不一定能代表体内是否具有缓、控释的作用。

　　与以往的常规剂型如片剂、胶囊、注射剂比较，缓释、控释制剂的主要优点是：

　　① 能够减少给药次数，改善患者的顺应性。尤其针对的是对半衰期短的或者需要频繁给药的药物，减少服药次数可以极大地提高病人服药的顺应性。这个优点尤其适合于中老年患者或者需要长期给药的慢性疾病患者，例如心血管疾病、糖尿病、心绞痛和高血压等。

　　② 使血药浓度平稳，避免峰谷现象，有利于降低药物的毒副作用，增加药物治疗的稳定性和安全性。

③ 可以减少用药的总量，用较少的剂量达到最大的药效。

另外口服缓、控释药物制剂还可以避免某些药物对胃肠道的刺激性，避免夜间给药等缺点。

当然，在选择药物研制缓释制剂时，也要考虑到其不利的一面。例如，在临床应用中对剂量调节的灵活性降低，如果遇到某种特殊情况（如出现较大副反应），往往不能立即停止治疗；缓释制剂往往是基于健康人群的平均动力学参数而设计，当药物在疾病状态的体内动力学特性有所改变时，不能灵活调节给药方案；有些释药缓慢，所以药物起效也较普通剂型慢，为了改善这一点，现在常包裹不同厚度衣膜制成片剂或制成胶囊，使同一制剂既有缓释也有速释部分达到既速效又长效的目的。常用的止痛药芬必得、感冒药康泰克就是基于这一原理制成的；另外，制备缓、控释制剂所涉及的设备和工艺费用较常规制剂昂贵。但是缓、控释制剂的独特优点，使其仍被称为继常规制剂后的第二代和第三代药物制剂，是目前发展最快，产业化水平最高的新型药物制剂。

制备缓释和控释制剂需使用适当辅料以调节药物释放速度，使制剂中药物释放量和释放速度达到医疗要求。因要确保药物以一定速度输送到病灶部位并在组织中或体液中维持一定浓度，获得预期疗效，并减小药物的毒副作用，所以辅料与剂型的发展有密切联系。缓、控释制剂的制备原理主要是基于溶出速率的减小和扩散速率的减慢，从而达到缓释和延长疗效的目的。在药物溶出速率的控制上，常用高分子材料作为阻滞剂或缓释剂骨架，或者把药物制成溶解度小的盐类或酯类，有时也制成水包油粉末乳剂或包衣粉末混悬液以延缓药物的释放。从延缓药物的吸收来考虑，则可制成油溶液、油混悬液、黏稠水溶液、水不溶性盐及植入剂等。在缓、控释制剂中，高分子材料几乎成了药物在传递、渗透过程中不可分割的组成部分。缓、控释制剂的发展虽然与制药设备的不断发展更新有关，但起主要作用的是新辅料的开发与应用。

高分子材料作为辅料在药物制剂领域中的应用具有悠久的历史。在远古时代，人类在谋求生存和与疾病斗争的过程中，已广泛地利用天然动植物来源的高分子材料，如淀粉、多糖、蛋白质、胶质等作为传统药物制剂的黏合剂、赋形剂、助悬剂、乳化剂。20 世纪 30 年代以后，合成高分子材料大量涌现，并在药物制剂的研究和生产中应用日益广泛。可以说每一种适宜的高分子材料在制剂中的应用都使制剂的内在或外在质量得到提高。20 世纪 60 年代开始，大量新型高分子材料进入药剂领域，推动了缓、控释剂型药物的发展。这些高分子材料以不同方式组合到制剂中，起到控制药物的释放速率、释放时间以及释放部位的作用，成了药物在传递、渗透过程中不可分割的组成部分。

缓、控释制剂的发展虽然与制药设备的不断发展有关，但起主要作用的是新的高分子辅料的开发与应用。一种新辅料的应用，可开发出一大批制剂产品，并促进产品的质量提高，从而取得十分显著的经济效益和社会效应。另一方面，药剂学的发展也对优良性能高分子材料提出更高和更多的需求，了解和掌握高分子材料的一些基本知识，对正确应用这些材料具有实际意义。

另外，由于控缓释药物所含药量大，制剂工艺技术相对复杂，各种因素都可能对此产生严重影响，甚至导致比普通制剂更严重的危险，因此缓、控释制剂只有经过长期大量的临床试验，其稳定性、可靠性、安全性才能被认可，才能提供临床使用。

本章内容将着重对不同缓释和控释制剂类型中选用的高分子材料进行介绍，并结合生产、科研的实例讨论药用高分子材料在缓释和控释制剂领域的应用。此外，结合最近十年的科研热点和进展，本章也将对靶向给药、基因治疗和基因载体等内容进行简要介绍。

## 4.2 缓、控释制剂释药原理

### 4.2.1 溶出原理

由于药物的释放受溶出的限制，溶出速度慢的药物显示缓释的性质，根据溶出速度公式，减小药物的溶解度，增大粒径，可降低药物的溶出速度，从而使药物缓慢释放，达到长效作用。利用该原理，用于制备具有缓释作用的药物方法包括制成药物合适的盐或衍生物，用具有可延缓药物溶出的材料包衣，或者将药物和具有延缓溶出功能的载体混合等。具体的制备方法如下。

① 制成溶解度小的盐或酯　如青霉素的普卡因盐或二苄基乙二胺盐，药效比青霉素钾盐明显延长。

② 与高分子化合物生成难溶性的盐　例如鞣酸高分子化合物，与生物碱药物结合可形成难溶性的盐，其药效可比母体药物延长很多倍。具体如 $N$-甲基阿托品鞣酸盐、丙咪嗪鞣酸盐。

③ 控制粒子大小　药物的表面积与溶出速度有关。难溶性药物的颗粒直径增加可使其吸收减慢。如慢性胰岛素中含有的胰岛素锌晶粒比较大（$10\mu m$），其效果可达到 30h 之久。而含晶粒较小（不超过 $2\mu m$）的半慢性胰岛素锌，作用时间则减少为 $12\sim14h$。

④ 将药物包藏于溶蚀性骨架中　采用脂肪、蜡类等物质为基质，药物溶于或混合在这些基质中，其药物释放速度与基质被水解的难易度相关。

⑤ 将药物包藏于亲水性胶体物质中　亲水胶体为骨架，在体液中亲水性材料逐渐吸水膨胀，同时药物逐渐扩散到表面而溶于体液中。

### 4.2.2 扩散原理

还有一类以扩散为主的缓、控释制剂。药物首先溶解成溶液后再从制剂中扩散出来进入体液，其释药速度受扩散速率的控制。药物的释放以扩散为主的情况有以下几种。

#### 4.2.2.1 水不溶性高分子膜包衣的制剂

该类制剂如图 4-3，表面为不可溶解膜，如乙基纤维素包衣的微囊或小丸制剂。这类制剂释放速度符合 Fick's 第一定律。

$$\frac{dM}{dt}=\frac{ADK\Delta c}{L}$$

其中，$dM/dt$ 为释放速度；$A$ 为面积；$D$ 为扩散系数；$K$ 为药物在外膜与囊心之间的分配系数；$L$ 为包衣层厚度；$\Delta c$ 为膜内外药物的浓度差。若 $A$、$L$、$D$、$K$ 与 $c$ 保持恒定，则释放速度就是常数，是零级释放过程。若其中一个或多个参数改变，就是非零级过程。

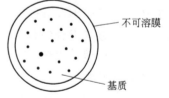

图 4-3　水不溶性包衣膜

#### 4.2.2.2 部分水溶性聚合物膜包衣的制剂

该类制剂的结构如图 4-4 所示，例如乙基纤维素与甲基纤维素混合组成的膜材，就具有这种性质，甲基纤维素属于水溶性聚合物。此类制剂可用下面的公式解释：

$$\frac{dM}{dt}=\frac{AD\Delta c}{L}$$

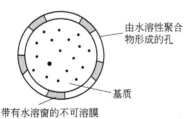

图 4-4　部分水溶性包衣膜片

式中各项参数的意义同上，但是相比较而言少了 $K$ 参数，这类药物制剂释放接近零级过程。

### 4.2.2.3　水不溶性骨架型制剂

该类制剂的结构如图 4-5 所示。水不溶性骨架片中药物释放是通过骨架中许多弯弯曲曲的孔道扩散进行的。该过程符合 Higuchi 方程：

$$Q = \left[DS(P/\lambda)(2A - SP)t\right]^{1/2}$$

式中，$Q$ 是单位面积在 $t$ 时间的释放量；$D$ 是扩散系数；$P$ 是骨架中的孔隙率；$S$ 是药物在释放介质中的溶解度；$\lambda$ 是骨架中的弯曲素；$A$ 是单位体积骨架中的药物含量。该公式基于如下假设：药物释放时保持伪稳态（pseudo steady state）；$A \gg S$，即存在过量的溶质；理想的漏槽状态（sink condition）；药物颗粒比骨架小得多；$D$ 保持稳定，药物与骨架材料没有相互作用。假设方程式右边除 $t$ 外都保持恒定，则上式可简化为 $Q = K_H t^{1/2}$，$K_H$ 为常数，即药物的释放量与 $t^{1/2}$ 成正比。

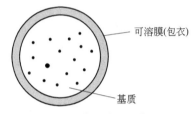

图 4-5　水不溶性骨架片

应用扩散作用制备的膜控型缓、控释制剂一般均可获得零级释药，释药速度可通过改变聚合物的性质来满足各种药物及临床的需要。其缺点是这类制剂含药量比较大。因此，对其制备工艺要求很严格。很小的差错均有可能因药物的暴露而导致毒副作用。另外，对于植入型的给药系统，药物释放完后，必须考虑到如何将不溶性的聚合物从体内除去。

对于骨架型制剂，其外层骨架中的药物首先接触介质，溶解后从骨架中扩散出来。显然，这类扩散型缓释制剂，骨架中药物粒子溶出速率必须大于药物溶解的扩散速率。这一类制剂的优点在于容易制备，可用于释放大分子量的药物，其缺点是药物不呈零级释放。同时，对植入剂型，药物释放后的空骨架必须从体内取出。

利用扩散原理达到缓、控释作用的方法包括增加黏度以减少扩散系数，包衣，制成微囊，不溶性骨架片，植入剂，药树脂等。

① 包衣　药物小丸或片剂用阻滞材料包衣。药物可以部分包衣或者使其包衣厚度不同，随着包衣的慢慢崩解或溶解，药性逐渐显现、药效延长。阻滞材料包括肠溶材料和阻滞剂。

② 制成微囊　微囊膜为半透膜，在肠胃道中，水分可渗透进入囊内，溶解囊内的药物，形成饱和溶液，然后扩散于囊外的消化液中而被机体吸收。膜的厚度、微孔的孔径、微孔的弯曲度决定药物的释放速度。

③ 制成不溶性骨架片　以水不溶性材料，如聚氯乙烯、聚乙烯、聚甲基丙烯酸甲酯等为骨架制备的片剂。药物的溶解度、骨架的孔率、孔径等影响释药速度。水溶性药物较适合于这类片剂的制备，可以保证较快的释放速度（难溶性药物释放太慢）。药物释放完后，骨架随粪便排出体外。

④ 增加黏度以减少扩散速度　注射液或其他液体制剂主要通过增加溶液黏度以延长药物释放时间，如聚乙烯吡咯烷酮（polyvinylpyrrolidone，PVP）用于胰岛素、安眠药、局部麻醉剂等药物。

⑤ 制成植入剂　为固体灭菌剂，将不溶性药物熔融后倒入模型中形成，用外科手术埋藏于皮下，药效可长达数月甚至数年。

⑥ 制成乳剂　主要针对水溶性的药物。具体是将药物制成水/油型乳剂，通常精制的羊毛醇和植物油为油相。使用时加入注射液，猛力振摇成水/油剂型注射剂。在肌体内，水相

中的药物向油相扩散，再由油相分配到体液，从而发挥长效的作用。

⑦ 制成药树脂 阳离子交换树脂与有机胺类药物的盐交换，或阴离子交换树脂与有机羧酸盐或磺酸盐交换，即成药树脂。干燥的药树脂制成口服胶囊或片剂。在肠胃液中，药物再被交换而释放于消化液中。维生素 $B_1$、维生素 $B_2$、维生素 $B_{12}$、维生素 C、阿托品等均可被制成药树脂。只有解离型的药物才适用于制成药树脂。离子交换树脂的交换容量甚少，故剂量大的药物不适用于制药树脂。药树脂外可包衣，最后可制成混悬型缓释制剂。

### 4.2.3 溶蚀与扩散、溶出结合

释药系统不仅仅取决于溶出或扩散机理。事实上，释药机制往往复杂得多。某些骨架系统不仅药物可从骨架中扩散出来，而且骨架本身也处于溶解的过程。当聚合物溶解时，药物扩散的路径长度改变，这一复杂性则形成移动界面扩散系统。此类系统的优点在于材料的生物溶蚀性能不会最后形成空骨架，缺点则是由于影响因素多，此类骨架系统释药动力学很难控制。

制备生物溶蚀性缓释制剂的另一种方法是通过化学键将药物和聚合物结合。药物通过水解或酶反应从聚合物中释放出来。此类系统载药量很高，而且释药速率较易控制。

结合扩散和溶蚀的第三种方法采用膨胀型控释骨架。这种系统，药物溶于聚合物中，聚合物为膨胀型的。首先水进入骨架，药物溶解，从膨胀的骨架中扩散出来，其释药速度很大程度上取决于聚合物膨胀速率、药物溶解度和骨架中可溶部分大小。由于药物释放前，聚合物必须先膨胀，这种系统通常可减小突释效应。

### 4.2.4 渗透压原理

利用渗透压原理制成的控释制剂，能均匀恒速地释放药物。以口服片剂为例：片心为水溶性药物和水溶性聚合物或其他的辅料制成，外面用水不溶性的聚合物（如醋酸纤维素、乙基纤维素或乙烯醋酸乙烯共聚物等）制成的半渗透膜包衣，该半渗透膜透水不透药物。该类片剂在半透膜一端开一小孔，当药物进入体内，水通过半透膜进入片心溶解药物称为饱和溶液，达到比较高的渗透压，药物通过渗透压差（膜内的渗透压与体液的渗透压 760kPa 之差）连续地从小孔释放出来，从小孔流出的溶液与通过半透膜的水量相等，直到片心内的药物溶解完为止（图 4-6）。

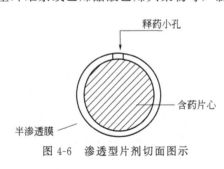

图 4-6 渗透型片剂切面图示

（图中标注：释药小孔、含药片心、半渗透膜）

制备渗透型片剂的关键是半透膜的厚度、孔径和孔率、片心的处方以及释药小孔的直径。此类系统一般分为两种类型：一类为片心含有固体药物与电解质，遇水溶解，电解质可形成高渗透压差；一类为药物以溶液的形式保存于非渗透性弹性囊内，膜外周围为电解质。这两种类型的释药孔都可为单孔或多孔。该类药剂的优点是其可传递体积较大，但造价高，并对溶液状态不稳定的药物不适用。

### 4.2.5 离子交换作用

由水不溶性交联聚合物组成的树脂，其聚合物链的重复单元上含有成盐基团，药物可结合于树脂上形成药物与树脂的复合物，简称为药树脂。当服用时，胃肠液中的氢离子等，带有电荷的离子（$X^-$ 和 $Y^+$）与药树脂接触时，可通过离子交换作用将药物缓慢地游离释放出来，因此药树脂具有缓释作用。药树脂可进一步制成混悬剂、胶囊剂或片剂供口服。

$$树脂^+-药物 + X^- \longrightarrow 树脂^+-X^- + 药物^-$$

或

$$树脂^--药物^+ + Y^+ \longrightarrow 树脂^--Y + 药物^+$$

例如阿霉素羧甲基葡聚糖微球，以 $RCOO^-NH_3^+R'$ 表示，在水中不释放，但于 $NaCl$ 溶液中可溶解释放出阿霉素 $R'NH_3^+Cl^-$，并可逐步趋于平衡。

$$RCOO^-NH_3^+R' + Na^+Cl^- \longrightarrow R'NH_3^+Cl^- + RCOO^-Na^+$$

这种制剂可用于肝动脉栓塞治疗肝癌，栓塞到靶组织后，由于阿霉素羧甲基葡聚糖微球在体内与体液中的阳离子交换，阿霉素逐渐释放，发挥栓塞与化疗双重作用。但是，这类药物从树脂中的扩散速度受扩散面积、扩散路径长度和树脂的刚性（制备树脂过程中交联剂用量的函数）的控制。显然，只有解离型的药物才适用于制备药树脂。由于离子交换树脂交换容量小，所以剂量大的药物不适于制备药树脂。

## 4.3　缓、控释制剂设计的影响因素

### 4.3.1　理化因素

#### 4.3.1.1　剂量大小

对于口服制剂的剂量大小有上限限制，一般 $0.5\sim1.0g$ 的单剂量是常规制剂的最大剂量，对缓释制剂同样适用。随着制剂技术的发展，目前上市的片剂中已有很多超过此限，但作为口服的制剂，剂量的大小仍不能无限增大，因此可通过一次服用多片的方法降低每片含药量。

#### 4.3.1.2　$pK_a$、解离度和水溶性

一般说来，非解离型的、脂溶性大的药物易通过脂性生物膜，胃肠道 pH 值和药物的 $pK_a$ 值会影响药物的解离程度。由于大多数药物是弱酸或弱碱，而非解离型的药物因其脂溶性大容易通过脂质生物膜，因此了解药物的 $pK_a$ 值和吸收环境之间的关系很重要。然而许多口服剂型在体内吸收主要受环境中的 pH 值影响，胃中呈酸性，小肠则趋向于中性，结肠则呈微碱性，所以必须了解 pH 值对释放过程的影响。当药物 $pK_a$ 值不变时，改变溶液的 pH 值，可明显影响药物的解离度，从而影响药物的跨膜转运，也即药物的 $pK_a$ 值及所在环境的 pH 值，决定药物的解离度。对于扩散和溶出机制的缓、控释给药系统，其药物的释放可能取决于药物在水性介质中的溶解度，大部分药物以固体形式到达小肠，吸收最多的部位可能是溶解度小的小肠区域。

由于药物制剂在胃肠道的释药受其溶出限制，所以溶解度很小的药物（$<0.01mg/mL$）本身具有内在的缓释作用。吸收受溶出速率限制的药物例子有地高辛、水杨酰胺等。设计缓、控释制剂时，对药物溶解度的要求下限为 $0.1mg/mL$。

#### 4.3.1.3　分配系数

当药物口服进入胃肠道后，必须穿过各种生物膜才有可能在机体的其他部位产生治疗作用。这类生物膜为脂质膜，因此药物的脂溶性代表了药物通过膜的能力，用油/水分配系数表示，它对药物能否有效地透过膜起决定性的作用。药物分配系数越大，其脂溶性越大而水溶性越小，药物扩散就越快。而且，这类药物由于能局限于细胞的脂质膜中，通常能在机体内滞留较长的时间。

#### 4.3.1.4　稳定性

口服给药药物在体内要同时经受酸和碱的水解和酶降解作用。对固体状态药物，其降解速度减慢，因此，对于存在这一类稳定性问题的制剂选用固体状态药物较好。又如，在胃中不稳定的药物，延长其在胃肠道的整个运行过程的释放传递是有利的，若将制剂的释药推迟到达小肠后再开始更加有利。

#### 4.3.2 生物因素

##### 4.3.2.1 生物半衰期

通常口服缓释制剂的目的是要在较长时间内维持在药物的治疗有效血药浓度范围内，因此，药物必须以与其消除速度相同的速度进入血液循环。药物的消除速度一般以其半衰期（$t_{1/2}$）定量表示。每一种药物有自己的特性消除速度（为所有消除过程，包括代谢、尿排泄和其他所有使药物从血液中永久性消除过程的总和）。

对半衰期短的药物，制成缓释制剂可以减少用药频率，但这是有限的。如果对半衰期很短的药物，要维持缓释作用则每单位的用药量必须很大，必然使剂型本身增大，所以不适于制成缓释制剂。例如，一般半衰期＜1h 的药物就不是很适宜制成缓释制剂。半衰期长的药物（$t_{1/2}$＞24h），一般也不采用缓释制剂，因为其本身已有药效较持久的作用。如华法林等属于这一类药物。而大多数药物在胃肠道的运行时间（从口服至回盲肠的交接处）大约 8～12h，因此要求吸收的时间超过 8～12h 较困难，可采用结肠定位给药，增加药物吸收，则可能使药物释放时间增至 24h。

##### 4.3.2.2 吸收

吸收即药物自给药部位进入血液循环的过程。静脉注射和静脉滴注直接进入血液，没有吸收过程。药物的吸收特性可大大地影响其是否适合制成缓释制剂。由于制备缓释制剂的目的是对制剂的释药进行控制，因此，释药速度必须比吸收速度慢很多。如果我们假定大多数药物和制剂在胃肠道吸收部位的运行时间为 8～12h，则吸收的最大半衰期近似于 3～4h；否则，药物还没释放完毕，制剂已离开吸收部位。因此，本身吸收很低的药物，则不太适合制成缓释制剂。

##### 4.3.2.3 代谢

代谢是指药物作为外源性活性物质在体内发生化学结构的改变。代谢的场所多在肝、肠、肾、肺。在吸收前有代谢作用的药物，制成缓释剂型，生物利用度都会降低。大多数肠壁酶系统对药物的代谢作用具有饱和性，当药物缓慢地释放到这些部位，在某一阶段酶代谢过程中使存在的总有效药量减少，从而使较多量的药物转换成代谢物，导致药物的利用率低。如果能将药物与特定的酶抑制剂共同制成缓、控释制剂，可使药物吸收量增加，同时延长其治疗作用。

## 4.4 缓、控释制剂的分类

目前缓、控释制剂有多种不同的分类标准，按释药方式可分为一级释药制剂、零级释药制剂、自调式控释给药系统、脉冲式释放系统；按直接供用的药剂形式可分为胶囊剂、片剂、丸剂、乳剂、注射剂等；按给药途径分为口服缓、控释给药系统，透皮缓、控释给药系统，植入缓、控释给药系统，注射缓、控释给药系统等；还可以按释药机理分为膜控型缓、控释制剂，骨架型缓、控释制剂，渗透泵型缓、控释制剂等。本章将着重释药机理分类方法进行阐述。

#### 4.4.1 贮库型（膜控制型）

口服缓释和控释固体剂型的研究和开发已成为当今医药工业发展的一个重要方向。可以用多种技术制备口服缓释和控释制剂，而包衣技术则是最常用和最有效的方法之一。尽管如此，长期以来人们认为包衣只是一种工艺技术，而不是科学。自 1930 年报道薄膜包衣并于 20 世纪 50 年代应用于制药工业后，人们对包衣有了新的认识，认为它是科学与技术的结合体。随着高分子科学的发展，新的具有各种性能的聚合物材料不断被引用到药剂学领域，新的包衣设备与技术的开发，推动了新剂型的研究和发展。目前固体剂型包衣的目的除达到悦目、可口和改善药物稳定性外，更重要的是用于改善药物的生物药剂学性质以及弥补药物本身存在的物理化学缺陷。

用包衣技术制成的缓释或控释制剂上包裹的衣膜不是单一、纯粹的实体。包衣材料不可能单独形成具有一定渗透性和力学性能的衣膜，它必须采用最适合的包衣处方配成包衣液，采用一定的工艺包衣，才能形成具有缓、控释作用及释药重现性的连续、均一的膜。衣膜大多是含有数种组分的混合物。例如磷酸丙吡胺缓释片，是利用滚动喷雾包衣技术，在片芯外包以乙基纤维素衣膜而获得缓释效果。其包衣处方的组成除包衣材料乙基纤维素外，尚含增塑剂邻苯二甲酸二乙酯、致孔剂 PEG6000 等。包衣材料一般都是配成溶液或制成液体分散体使用。包衣溶液或分散液的处方一般应含有如下基本组成：包衣成膜材料、增塑剂和溶剂（或分散介质），有时尚须加致孔剂、着色剂、抗粘剂和避光剂等。包衣成膜过程中溶剂或分散介质的主要功能是将包衣材料溶解或分散后均匀地传送到剂型表面．从而形成均一光滑的膜。因此包衣材料溶剂的选择是非常重要的。根据各种溶剂的蒸发潜热不同，包衣操作时，有不同的蒸发速率，并且聚合物的溶胀及链的松弛程度均会受到溶剂的影响，进而影响膜的质量，所以溶剂系统在很大程度上决定了最终形成衣膜的性质和特点，如释药性能、机械性质和外观等。

缓、控释包衣材料以及其他薄膜包衣材料，多为高分子量的聚合物，聚合物在具有相似溶解度参数的溶剂中能最好和最大范围地溶解。所以选择聚合物的溶剂或溶剂系统的先决条件是溶剂与聚合物形成溶液的能力。选择聚合物最适溶剂的一种方法是溶解度参数法。它是用热力学方程式根据液体的蒸发潜热计算出来的，其数值用来衡量液体的分子间吸引力。

缓、控释薄膜包衣材料的溶剂或分散介质可以分为有机溶剂与水两类。自 20 世纪 50 年代到 70 年代迅速发展起来的薄膜包衣就是以有机溶剂为基础的，缓释包衣实质上就是一种薄膜包衣，最早也是采用有机溶剂包衣。尽管目前仍在应用，但由于有机溶剂存在着明显的缺点，例如不安全、有爆炸的危险性、空气污染、有潜在的毒性、回收困难和回收设备昂贵等。20 世纪 80 年代后以水为分散介质的包衣方法受到广泛的重视和研究，并且发展迅速，给包衣工艺带来了一场新的技术革命，被誉为包衣工艺的第三个里程碑。目前，以水为分散介质的缓、控释包衣液已成为缓、控释包衣制剂的主要材料，除对水敏感的药物制剂外，可全部剔除有机溶剂。水分散体的最大优点是固体含量高、黏度低、易操作、成膜快、包衣时间短等。例如用有机溶剂配制乙基纤维素包衣液时，浓度不宜太高，一般配成 3%～5% 浓度包衣。若浓度高，溶液太黏而无法操作。12% 乙基纤维素醇溶液黏度达 50mPa·s，而含 40% 乙基纤维素的水分散体黏度仅为 20mPa·s。

薄膜缓、控释制剂是在药库外周包裹一层控制释药速度的高分子膜的一类剂型。但为了使药物能够以需要的速度释放出来同时高分子膜不对人体有害，则对膜的渗透性、溶解性、生物降解性、毒性等都是有要求的。植入体内和注入血液、体液循环系统的微胶囊，要求具有生物降解性，降解产物能够参与人体代谢、被体液分解吸收；用于消化系统的微胶囊，只要求药物能够渗透即可。根据需要，采用不同的制备方法，膜材可以加工成多层型、圆筒型、球型或片型等不同形式。具体的药型如以乙基纤维素、渗透性丙烯酸树脂包衣的各种控释片剂、以乙烯-醋酸乙烯共聚物为控释膜的毛果芸香碱周效眼膜、以硅橡胶为控释膜的黄体酮宫内避孕器，以微孔聚丙烯为控释膜、聚异丁烯为药库的东莨菪碱透皮贴膏等。其中以各种包衣片剂和包衣小丸为常见。

以下介绍几种膜缓、控释系统。

#### 4.4.1.1 大孔膜缓、控释系统

这类制剂是用孔径在 $0.05\sim1.0\mu m$ 的大孔膜为膜材，因此绝大多数药物分子，包括生物大分子均能自由通过此类膜材。这类制剂一般不需添加致孔剂。

#### 4.4.1.2 微孔膜型缓、控释系统

在药物片芯或丸芯上包衣，包衣材料为水不溶性膜材料（如醋酸纤维素、乙基纤维素、聚乙烯、聚丙烯、聚乳酸、聚乙醇酸、聚乳酸-聚乙醇酸共聚物、高纯度聚氢乙烯、聚碳酸酯、环氧树脂、聚酰胺、缩醛聚合物、聚酯、聚氨基甲酸酯、聚酰亚胺、和聚苯乙烯衍生物、乙烯-醋酸乙烯共聚物、聚丙烯酸树脂等）与水溶性致孔剂（如聚乙二醇、羟丙基纤维素、聚维酮、十二烷基硫酸钠、糖和盐水等水溶性物质）的混合物。制剂进入胃肠道后，包衣膜中水溶性致孔剂被胃肠液溶解而形成无数肉眼看不到的微孔或弯曲通道，使衣膜具有通透性。微孔膜的孔径在 $0.01\sim0.05\mu m$ 之间，药物分子大多能自由通过，但生物大分子的直径略小于孔径。胃肠液通过这些微孔渗入药芯使药物溶解，被溶解的药物溶解达到一定的浓度便产生一定的渗透压，膜内外的压力差推动药物透过膜孔向外释放。药物的释放速度可以通过改变水溶性致孔剂的用量来调节。此类制剂通常是以在胃肠道中不溶解的聚合物作为衣膜材料，在其中加入少量致孔剂之类的物质调节药物的释放速度，如醋酸纤维素、乙烯-醋酸乙烯共聚物、聚丙烯酸树脂等。

如磷酸丙吡胺缓释片，内含丙吡胺大约 100mg 的片芯以低黏度的乙基纤维素（ethyl cellulose，EC）、醋酸纤维素（cellulose acetate）及聚甲基丙烯酸酯（polymethylmethacrylate，PMMA）包衣，并采用聚乙烯醇类的致孔剂制备而成。

#### 4.4.1.3 致密膜型缓、控释系统

这类膜不溶于水和胃肠液，但水能通过。胃肠液能渗透进入该释药系统，使药物溶解，并通过扩散作用经控释膜释放从而发挥药效。这类膜材料在肠液中不溶解，不被吸收，对人体无害。药物的释放速度由膜材料的渗透性决定，选用不同渗透性能的膜材料及其混合物，可调节释药速度达到设计要求。该类常用膜材料有乙基纤维素（ethyl cellulose，EC），丙烯酸树脂 RL、RS 型、醋酸纤维素（cellulose acetate）等。

#### 4.4.1.4 肠溶性膜控释系统

这种膜材料不溶于胃液，只溶于肠液，如肠溶性丙烯酸树脂，羟丙甲纤维素酞酸酯等。为了达到缓、控释目的，这类膜材常常与其他成膜材料混合使用，如不溶性的乙基纤维素 EC，水溶性的羟丙基甲基纤维素（hydroxypropyl methyl cellulose，HPMC）等。这类药物在胃中释放很少或不释放，进入小肠后，肠溶材料溶解，形成膜孔，药物可通过膜孔的扩散作用从释药系统释放。药物的释放速度可通过调节肠溶性材料的用量加以控制。如采用丙烯酸树脂肠溶Ⅱ号、EC 等不同配比制成的硫酸锌包衣颗粒，其体外释放时间可达 24h。如采用丙烯酸树脂肠溶Ⅱ号、HPMC、EC 等不同配比，制成的硫酸锌包衣颗粒，其体外释放时间可达 24h。

膜控型已经被广泛地应用于缓、控释制剂中，如膜释控小丸，它由丸芯与芯外包裹的控释薄膜衣两部分组成。丸芯除含药物外，还含有稀释剂、黏合剂等辅料。常用的有蔗糖、乳糖、淀粉、微晶纤维素、甲基纤维素、聚乙烯醇、聚维酮、羟丙基纤维素等，包衣膜也有亲水、不溶性、微孔和肠溶膜衣等各种类型。新康泰克（复方盐酸伪麻黄碱缓释胶囊）就是膜释控小丸药物，它采用了新开发的缓释技术，其技术核心在于胶囊中数百粒的时控小丸，每

粒小丸在计算机系统的控制下被披覆不同厚度的缓释包衣层（缓释层越厚，药物溶出越慢；缓释层越薄，药物溶出越快），如图 4-7 所示。数百粒小丸精准释放，使药效维持长达 12h，缓释配方的设计使活性成分可在一段较长的时间内持续释放，延长缓解症状的时间，减少不良反应的出现，减少频繁服药的麻烦，使药力释放更加精确、药效更加稳定。服用更方便，防止感冒症状反复出现。新康泰克药物体内释放柱形图如图 4-8 所示。

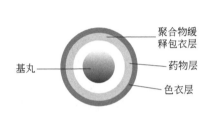

图 4-7　新康泰克膜控小丸结构

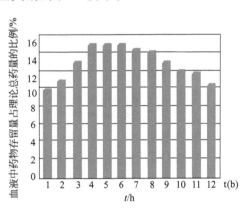

图 4-8　新康泰克药物体内释放柱形图

## 4.4.2　骨架型（基质型）

骨架型控释制剂制备简单，不需控释膜，将药物直接分散在高分子材料形成的骨架中。药物释放速度取决于骨架材料的类型和药物在该材料中的扩散速度。如以聚醋酸乙烯（polyvinyl acetate，PVA）和聚乙烯吡咯烷酮（polyvinylpyrrolidone，PVP）为骨架的硝酸甘油贴膏；以 HPMC、Carbopol（卡波姆，一种聚丙烯酸交联树脂，在很低的浓度下即能够形成高黏度的凝胶）为骨架材料的各种缓释片剂；以及以羟丙基纤维素 HPC/Carbopol 为黏附材料的黏膜黏附制剂等。

### 4.4.2.1　不溶性骨架缓、控释系统

这类制剂采用既不溶解也不溶蚀的无毒塑料（如无毒聚氯乙烯、聚乙烯、聚硅氧烷、甲基丙烯酸-丙烯酸甲酯共聚物、乙基纤维素等）作为骨架基质材料，加入药物，再用丙酮等有机溶剂为润湿剂制成软材，制粒，压片而成。液体穿透骨架，将内部药物溶解，然后药物从骨架的沟槽中扩散出来，发挥疗效。这类骨架在胃肠中不崩解，口服后不被机体吸收，随药物释放后整体从粪便排出。由于难溶性药物从骨架内释出的速率太慢，应用这类材料制成的释药系统一般适合于水溶性药物，如国外有用聚氯乙烯制成的硝酸异山梨酯、硫酸奎尼丁控释片上市。

### 4.4.2.2　亲水凝胶骨架缓、控释系统

采用亲水性高分子材料为主要辅料，如甲基纤维素、羟丙甲纤维素（K4M，K15M，K100M）、卡波姆、海藻酸钠、甲壳素等，这些材料的特点是遇水以后经水合作用而膨胀，在释药系统周围形成一层稠厚的凝胶屏障，药物可以通过扩散作用经凝胶屏障而释放，释放速度因凝胶屏障的作用而被延缓。不管其释放是扩散还是溶蚀机制，凝胶最后完全溶解，药物全部释放，故生物利用度高，而材料的亲水能力是控制药物释放的主要因素。例如双氯芬酸钾为非甾体消炎镇痛药，半衰期短，1 天需服用 3～4 次，且对胃肠道刺激性较强，可引起胃出血和胃溃疡。有报道称研制了一种双氯芬酸钾水凝胶骨架缓释片，它以羟丙甲纤维素为主要骨架材料，并辅以其他阻滞剂，用以调节释药速度，从而可以减少服药次数和用量。疏水性阻滞剂可

供选择的有乙基纤维素、硬脂酸、肠溶性丙烯酸树脂等。为达到适宜的释药速度，还可加入亲水性的材料作填充剂或致孔剂，如乳糖、微晶纤维素、聚维酮（PVP）。上述辅料和药物混合后，采用粉末直接压片工艺压制成片。经人体生物等效性试验表明，该制剂口服后，半小时可达到有效治疗浓度，12h内缓慢释药，可维持较长时间有效浓度，1天仅需服用1～2次。以上材料中若再加入一些蜡类和脂肪酸酯类，制成的片剂相对密度小于1，服用后可在胃液或食糜中飘浮较长时间，有利于药物持久释放。一些主要在胃内吸收或主要在胃中发挥治疗作用的药物制剂（如抗幽门螺旋杆菌的抗生素），适合制成胃内飘浮片。

### 4.4.2.3 生物溶蚀性骨架缓、控释系统

这类骨架材料多采用不溶解但可溶蚀的脂肪和蜡质材料制成，通过孔道扩散与蚀解控制释放，如巴西棕榈蜡、硬脂醇、硬脂酸、聚乙二醇、氢化蓖麻油、聚乙二醇单硬脂酸、甘油三酯等，通常将巴西棕榈蜡与硬脂醇或硬脂酸结合使用。口服后，固体脂肪或蜡在体液中逐渐溶蚀，药物从骨架中释放出来。释放速度取决于骨架材料的用量及其溶蚀性。常用制备方法是将药物趁热溶于或混悬于脂肪或蜡类材料中，冷却后磨成颗粒装入胶囊或压制成片。

另外，目前还有混合材料型骨架缓、控释片，其是将药物与2种以上的不溶性蜡质、亲水凝胶骨架材料等相互混合后制成的一类制剂。

### 4.4.3 渗透泵型控释制剂

渗透泵型缓、控释制剂是采用渗透压原理制成的一类制剂。它是由药物、半透膜材料、渗透压活性物质和推动剂等组成，以半渗透性聚合膜材料将片芯包衣后，膜内的水易溶颗粒和药液使水渗入片芯（膜内外存在着渗透压差），由于容积限制，膜的张力使药液通过膜上的一释药小孔将药液释出膜外。常用的半透膜材料有醋酸纤维素、乙基纤维素等。渗透压活性物质起调节药室渗透压的作用，其用量多少关系到零级适药时间的长短，常用乳糖、果糖、葡萄糖、甘露糖的不同混合物。推动剂亦称为促渗透聚合物或助渗剂，能吸水膨胀，产生推动力，将药物层的药物推出释药小孔，常用者有分子量为3万～500万的聚羟甲基丙烯酸烷基酯，分子量为1万～36万的PVP等。一般渗透泵的渗透压比释药环境高5～6倍，半透膜厚度10～100$\mu$m，释药孔径100～300$\mu$m。口服渗透泵片以其独特的释药方式和稳定的释药速率引起人们的普遍关注，是目前应用最为广泛的渗透泵制剂，也是迄今口服控释制剂中最为理想的。按照其结构特点，渗透泵制剂分为单室渗透泵片和双室渗透泵片两类，如图4-9。双室渗透泵片适于制备水溶性过大或难溶于水的药物的渗透泵片。

#### 4.4.3.1 单室渗透泵片系统

单室渗透泵片片芯包含药物和促渗透剂，外包一层控速半渗透膜，半透膜多采用乙基纤维素、醋酸纤维素等，然后用激光在片芯包衣膜上开一个释药小孔，口服后胃肠道的水分通过半透膜进入片芯，形成药物的饱和溶液或混悬液，加之高渗透辅料溶解，使膜内外存在大的渗透压差4040～5050kPa(体液757.5kPa)，将药液以恒定速率压出释药孔。其流出量与渗透进入膜内的水量相等，直到片芯药物溶尽。

#### 4.4.3.2 双室渗透泵片系统

（1）带有可扩展渗透室的双室型渗透泵

本装置主体是由刚性半透膜所构成的隔室，内由一层不透性的具有弹性或可移动的隔膜将其分成两室：一室为药室，另一室为渗透室。使用时，渗透室中的高渗性物质吸入水分后产生高渗透压，迫使隔膜产生形变或移动，从而挤压药室，使药物从释药孔释出。由于在释药过程中，药室的体积将发生变化（这显然与单室型渗透泵不同），因此，其释药速率有其独特的规律。双室型渗透泵片如图4-10所示。

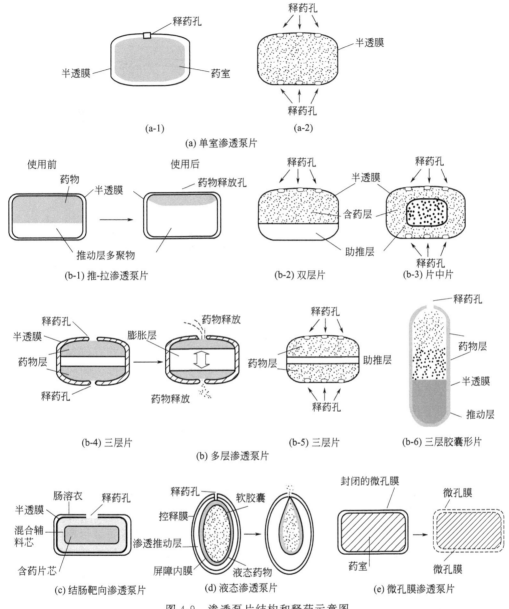

图 4-9　渗透泵片结构和释药示意图

硝苯地平是短效钙离子通道阻断剂，通过制成渗透泵型制剂后可使药物吸收或血浆药物浓度缓慢增加，从而在降低血压的过程中避免继发性的心率加快。然而，硝苯地平的溶解度仅为 10mg/mL，属难溶性药物，不易按扩散机制释药，故不适于制成单室型渗透泵，而应制成带有可扩展渗透室的双室型渗透泵，从而使药物在药室中形成分散形式良好的混悬液，从释药孔中释出，达到期望的溶出和吸收效果。德国拜耳公司开发的硝苯地平控释片，即为这种双室型渗透泵片。其中，药室含有硝苯地平、羟丙甲基纤维素、聚氧乙烯以及少量的氯化钠（助渗剂，利于水分渗入药室）；渗透室含有聚氧乙烯与羟丙基甲基纤维素的混合物，吸水后可形成水合凝胶层（亦称为助推层）。使用时，从周围环境中吸收的水分在药室内形成混悬液，并开始由释药孔中释出药物。同时，渗透室内的凝胶层吸水后，使渗透室膨胀，从而推动药室中的药物不断地从释药孔中释出。

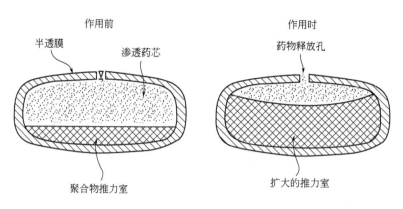

图 4-10 双室型渗透泵片

上述这类带有可扩展渗透室的双室型渗透泵的专利最早出现在 1978 年，已历经了 30 年的发展，可以说，带有可扩展渗透室的双室型渗透泵已成为双室型渗透泵技术发展的主流。目前，国外上市的产品中主要有：伊拉地平、格列吡嗪、维拉帕米等药物的渗透泵片，均属本类型。

（2）带有不可扩展室的双室型渗透泵

本类渗透泵由一个药室和一个不可扩展室（刚性室）所构成。使用时，这两个室的体积均不发生变化，因此其释药规律同单室型渗透泵相同。例如，对于一些有较强刺激性的药物来说，可能会在释药孔部位（因局部药物浓度过高）引起一定的刺激性。因此，研究人员开始研制使药物先经过一定稀释后，再以较低浓度释出的双室型渗透泵装置，以免产生刺激性，并相继发表了一些带有不可扩展室作为稀释室的双室型渗透泵专利。使用时，药室内释出的高浓度药物饱和溶液，先进入稀释室，被其中的液体稀释后再释出本装置。这样，刺激性较强的药物也可采用双室型渗透泵装置给药，而不会产生胃肠刺激等副作用，从而进一步扩大了双室型渗透泵的适用范围。

另外，目前已发表了很多关于双室渗透泵的研究专利，如不可扩展室作为稀释室的双室型渗透泵、带有双药室的双室型渗透泵、两室间以开孔相连的双室型渗透泵等，这些设计尽管构思十分精巧，但在工业化生产中往往会因为工序太多、成本过高而难于推广，例如激光打孔有可能将膜灼烧或使孔径不一，且释药孔道较少时，口服后孔道易在胃肠道被堵塞而导致无规则释药，从而制约了各种新型渗透泵制剂的面市。因此，至今未有此类型产品问世。

### 4.4.4 微囊和微粒型控释制剂

微囊化技术是 20 世纪 50 年代发展起来的新工艺、新技术，并于 20 世纪 60 年代初期开始在药剂学上得到应用。这类制剂可以看成是微型化的贮库制剂和骨架制剂。是将固态或液态药物（通称囊心物）包裹在天然或合成的高分子材料（通称囊材）中而形成的直径 1～5000μm 的微小囊状物，称为微型胶囊，简称微囊（microcapsule）。微囊的粒径属于微米级；粒径在纳米级的称为纳米囊，而外形取决于囊心物质的性质和囊材凝聚的方式。其制备过程通称微型包囊术（microcncapsulation），简称微囊化。添加缓、控释辅料使微囊长效化，可制得缓、控释微囊。药物微囊化的机制是根据微囊种类和药物性质的不同，采用微囊化技术后的药物的释放规律可能符合零级释放规律或一级释放规律，故有 3 种释放机制解释药物微囊化的释药规律：①透过囊壁扩散释放药物：即体液渗透进入微囊，微囊中的药物溶解形成饱和溶液并透过囊壁扩散出来（囊壁不溶解），扩散的快慢决定着微囊中药物的释放速率，这是一个符合 Fick 扩散定律的物理过程。此时某些吸附或黏附在囊壁外的药物首先会快速释放出来，这种现象称为突释效应；②随着囊壁的溶解而释放药物：在体内囊壁溶解，药物逐渐释放出来，囊壁溶解的快慢决定着药物的释放速率，属于一种物理过程。囊壁溶解的快慢主要取决于囊材的性质、体液的体积、pH 值及温度等，不涉及酶的作用；③随着囊壁的消化降解而释放药物：这是在酶的作用下囊壁发生消化降解的生化过程。当微囊进入体内后，囊壁可在胃蛋白酶或其他酶的作用下，消化降解而使药物释放出来，因此，药物的释放速率由囊壁消化降解的快慢决定。

用于制备微囊和微粒的材料可采用水溶或水不溶性高分子材料。随着高分子材料研究的进展，生物降解性高分子材料在微囊和微粒制剂中的应用也逐日增多。应用较广泛的高分子材料有明胶、淀粉、白蛋白、聚丙烯酸-淀粉接枝物、聚乳酸、聚羟基乙酸-乳酸共聚物、聚甲酰胺、聚甲基丙烯酸甲酯、聚丙烯腈烷基酯和乙基纤维素等。

采用微囊化这一新技术后，根据药物和囊材的性质以及对微囊化释放性能、粒径、靶向性的不同要求，可采用物理化学法、物理机械法、化学法等方法，将药物微囊化，继而制成散剂、片剂、颗粒剂、胶囊剂和注射剂等不同的剂型，从而研发出疗效更显著的新药。目前，尽管微囊化的药物制剂商品还不多，但国内外已有解热镇痛药、镇静药、避孕药、驱虫药、抗生素、多肽、维生素、抗癌药以及诊断药等 30 多种药物制成了微囊化制剂。

总的来说，药物微囊化技术主要有几个方面优点：①可提高药物的稳定性，例如一些易受温度、pH 值、湿度或氧气等因素影响的药物，如易氧化药物 β-胡萝卜素、易水解药物阿司匹林，制成微囊化制剂后能够在一定程度上避免光线、氧气和湿度的影响，防止药物分解，提高药物的化学稳定性；而挥发油等制成微囊化制剂能够防止其挥发，提高了制剂的物理稳定性。②减轻药物不良气味，即将药物微囊化后，可以有效地掩盖部分药物（如大蒜素、鱼肝油、氯贝丁酯等）的不良气味，方便患者服用。③防止药物在胃肠道内失活，减少药物对胃肠道的刺激性。例如红霉素在酸中不稳定，能被胃酸破坏而失活。又如氯化钾等对胃的刺激性较大。因此这些药物微囊化后能克服这些缺陷，同时也提高了药物的生物利用度。④用于缓释或控释药物的释放，即采用缓释、控释微囊化材料将药物制成微囊后，可以延缓药物的释放，延长药物作用时间，避免血药浓度波动，提高药物疗效，减少不良反应，达到长效目的。例如，对乙酰氨基酚是一种味苦、生物半衰期较短（$t_{1/2} = 1.25 \sim 3.00\text{h}$）的药物，其在生物体内代谢的羟基化代谢物，高浓度时对肝脏产生毒性。利用药物微囊化技术，将其制备成长效微囊，可达到治疗目的，还可减轻上述不良反应。⑤可使液体药物如油类、香料和脂溶性维生素等微囊固化，降低生产成本，便于制剂投药生产、储存和使用，同时也增加了药物的稳定性。⑥避免药物的配伍变化。阿司匹林为解热、镇痛、抗炎药，还具有抗血栓的作用，能抑制血小板的释放反应，抑制血小板的聚集，与抗组胺药氯苯那敏配伍后，阿司匹林的降解加速。将这两种药物分别微囊化后可以避免这种配伍变化。⑦使药物浓度集中于靶区。现有的化疗药物大多通过干扰细胞分裂过程的某些环节杀死癌细胞，虽然有效，但不可避免地会影响正常的尤其是分裂旺盛的细胞，产生毒性作用，这严重限制了药物的应用。将抗癌药物制成微囊型靶向制剂，可将药物集中于肝或肺部等靶区，降低毒性作用，提高疗效。⑧稳定生物活性，有助于发挥疗效。敏感的生物分子如胰岛素、血红蛋白在某些条件下会失去活性或变性，从而给生产带来一定的困难，一定程度上限制了其在医疗方面的广泛应用。对其采用微囊化技术，所获得的药物除具有良好的生物相容性和稳定性外，还稳定其生物活性，有助于药物在体内发挥作用。

近年来，随着新型高分子材料作为辅料的研究和应用，缓、控释制剂进一步步入了定时、定向、定位、速效、高效和长效的精密化给药的新阶段。出现了口服脉冲释放型释药系统、pH 敏感型定位释药系统、结肠定位给药系统、植入型控释给药系统等新型缓、控释制剂，它们为缓、控释药物制剂的发展注入了新鲜的血液，推动了其进一步的发展。

## 4.5 口服脉冲释放释药系统和结肠定位给药系统

### 4.5.1 口服脉冲释放释药系统

一般说来，缓释制剂以一级速度释放药物，控释制剂以零级速度释放药物，能够在较长时间维持稳定的血药浓度，保证了药物的长效。但在治疗期间某些药物的缓释制剂可造成疗效降低和副作用增加，尤其是首过作用大的药物如左旋多巴和丙氧芬缓释制剂会造成降解量增大，继而降低药物的生物利用度。此外药物与受体相互作用长期刺激使之灭活，产生耐药性，从而降低疗效。如应用硝酸甘油控释贴膏长时间维持一定血药浓度，易产生耐药性，不利于心绞痛的治疗。随着时间生物学、时间药理学、时间药物治疗学研究的深入，发现人的机体、组织、细胞对药物敏感性具有周期节律差异。如皮质激素类、抗哮喘、心血管、抗风湿等药物作用往往受昼夜波动的影响。80%的哮喘在起床时发生，故希望药物在就寝时服用而在早晨起效。原发性高血压在早晨起床前的血压最高，午后逐渐下降，就寝时最低，因此抗高血压药物不需要维持 24h 恒定血药浓度。这种情况下，一种新型的时间控制型给药系统——脉冲式药物释放系统应运而生。这种制剂能够根据人体的生物节律变化特点，按照生理和治疗的需要而定时定量释放药物，近年来受到国内外研究者和许多制药公司的普遍重视。

理想的脉冲式给药系统是多次脉冲控释制剂，现阶段口服脉冲释放系统主要是两次脉冲控释制剂，其中第 1 剂量的药物可由速释制剂代替，目前研究较多的是第 1 剂量缺失型的脉冲给药系统，又称为定时释药制剂或择时释药制剂。按照制备技术不同，脉冲式控释系统可分为渗透泵脉冲释药系统、包衣脉冲给药系统和定时脉冲塞胶囊等。如一种"定时爆破"系统，核心是蔗糖颗粒，核心外包裹上模型药物双氯芬酸钠；再利用羟丙甲纤维素作粘接物将崩解物质低取代羟丙基纤维素包于药物层外；最外层用带有致孔剂的不溶性包衣材料如乙基纤维素作控释膜包衣。该系统不是投药后立即释药，而是有一明显的时滞，大约间隔 2h 开始释药，释放后3～4h 释药完全。这种包衣微丸进入胃肠道后，胃肠液能透过控释膜进入溶胀崩解层，此时亲水性凝胶材料经过水合、溶胀，产生一定溶胀压，高分子材料从溶胀到溶解需要一定时间，当溶胀压和膨胀体积足够大时，包衣膜破裂，此时将爆破式释放药物，形成脉冲释药。如人体胃酸分泌在晚上 10 点左右有一高峰，法莫替丁脉冲控释胶囊设计为服药后 10～14h 释放第 2 剂量药物，使药物在体内有两个释药峰。在一天口服一次的情况下也能有效控制胃酸分泌。

### 4.5.2 结肠定位给药、释药系统

口服结肠定位给药、结肠释药系统是近年来研究较多的定位释药技术，是通过口服并使药物在结肠定位释放的给药形式。结肠释药系统可以治疗结肠局部疾病而避免药物引起的全身性副作用，也可利用结肠对药物的择时吸收，治疗时辰性发作疾病，如哮喘等。此外，利用结肠吸收能避免胃肠道对多肽蛋白类药物的破坏而提高疗效。随着生物技术发展，蛋白质多肽类药物品种逐渐增多，该类药物易被胃肠道酶系统降解，但在结肠段，酶系较少，活性较低，是蛋白质多肽药物口服吸收较理想的部位。根据结肠的生理特点，常用的结肠定位技术有利用胃肠道转运时间设计的时间控释型（时滞型结肠定位给药系统的原理）、利用结肠部位 pH 高的特点设计的 pH 控释型（pH 差异型结肠定位系统），以及利用结肠特殊的酶系统或正常菌丛分解特异性高分子材料（如果胶钙，α-淀粉）设计的自调式结肠定位给药系

统等。

时间控释型结肠定位给药系统的原理是药物经口服吸收后依次经胃、小肠到达结肠所需时间约 6h，即所谓的时滞。如果选择合适的高分子材料，利用控制释放技术使药物在胃、小肠不释放，到达结肠部位后开始释放，从而达到结肠定位给药的目的。但由于胃的排空时间不固定，与食物类型等有关，单纯通过时滞效应设计口服结肠定位给药系统存在一定的困难，很难达到良好的释药效果。pH 控释型结肠定位给药系统利用消化道内不同部位 pH 值的差异所设计的给药系统。胃的 pH 值为 0.9～1.5，小肠为 6.0～6.8，结肠为 6.5～7.5。丙烯酸树脂（Eudragit S100）在 pH 值大于 7.0 的环境中可被溶解，而在 pH 值小于 7.0 时很稳定，所以 Eudragit S100 是一种 pH 敏感型材料，可以作为口服结肠定位给药系统的载体材料。对壳聚糖进行人工改造制成的琥珀酸-壳聚糖及邻苯二甲酸-壳聚糖，实验表明这两种材料均可阻止药物在胃的酸性环境中释放，确保药物在碱性环境中的释放，也可作为口服结肠定位给药系统的包覆材料。由于结肠和小肠 pH 值差异较小，一般的 pH 敏感材料很难确保药物经过小肠不释放而仅在结肠释放。和胃相比，药物通过小肠的时间比较固定，因此可以将时滞效应和 pH 值差异结合起来设计口服结肠定位给药系统制剂。由内到外依次包以 Eudragit E，亲水性聚合物 HPMC，最外层以 Eudragit L 包衣，这种制剂在胃液中 10h 不崩解，在 pH＝6.8 的肠液中 2.5h 后开始崩解，1.5h 崩解完全，这样就可确保在结肠中释药。另外，外层包以邻苯二甲酸-羟丙甲纤维素（HPMCCP）的胰岛素壳聚糖胶囊，在 pH＝1.2 的人工胃液中 2h 基本不释放，在 pH＝6.8 的人工小肠液中 4h 释放约 20％，在 pH＝7.0 的人工结肠液中 4h 基本释放完全。依据综合时滞效应和胃肠 pH 值差异设计的结肠定位给药系统，要求载体在胃的酸性环境中稳定，尽量不释放药物，在小肠的 pH 环境载体材料能够缓慢水化，保证在其水化的时间内载体能够通过小肠，以携带药物进入结肠后释放。结肠细菌能产生许多独特的酶系，某些高分子材料在结肠可被这些特定的酶所降解，而这些高分子材料作为药物载体在胃、小肠中由于相应酶的缺乏不能被降解。以这些高分子材料为药物载体制成的结肠定位给药系统，可以保证药物在胃和小肠不释放，而在结肠部位由于其被降解而释放药物。诸如果胶、瓜耳胶、偶氮类聚合物和 α、β、γ-环糊精等均可作为结肠给药体系的载体材料。用果胶和乙基纤维素的混合物对乙酰氨基酚片进行包衣，体外释放实验表明，在无结肠酶的情况下 8h 药物释放 20％，而在结肠酶的作用下 8h 药物可释放 50％。

### 4.5.3　植入型控释给药系统

和其他常规的给药方法相比，植入型给药有其独特的优点。它不像经皮给药那样受到表皮角质层的吸收屏障限制；又不像口服给药那样，由于胃肠道吸收和肝脏的"首过效应"而造成生物利用度方面的差异性；也不像静脉给药那样由于药物作用时间短而需频繁注射。用皮下植入方式给药，药物很容易到达并进入体内循环系统，因而其生物利用度高；另外采用控释给药方式，给药剂量比较小、释药速率比较均匀，且释药常常比吸收慢，成为吸收限速过程，因此，所造成的血药水平比较平稳且持续时间可长达数月甚至数年；皮下组织较疏松，富含脂肪，神经分布较少，对外来异物的反应性较低，植入药物后的刺激、疼痛较小；而且一旦取出植入物，机体可以恢复。

当然这种给药方式也有其不足之处，植入时需在局部作一个小的切口，用特殊的注射器将固态植入剂推入，在药效终了时仍需手术取出，这些会影响其可接受性。采用温敏性可生物降解凝胶，则可以解决上述两个问题。将壳聚糖溶液进行改性可以制得温敏型凝胶。这种凝胶在常温下是液体，温度升高到 37℃时，迅速转变为凝胶。因此用这种温敏型凝胶制备的释药体系在植入时无须手术破坏皮肤，通过普通注射即可实现药物凝胶的植入。此外，该系统具有药物缓释的功能，药物释放速率可以通过调节高分子材料的降解速率来控制，可以持续较长时间的释药。这一系统所用的材料均为生物可降解材料，在药物释放完毕后材料可被生物降解吸收，无须再次手术取出。非离子型表面活性剂泊洛沙姆（poloxamer）也具有类似的性质，制成的原位凝胶可以用于制备植入型给药系统。在设计基于扩散方式释药的温度敏感原位凝胶体系时，可通过提高药物的疏水性和增加处方中聚合物的浓度来达到延缓药物释放的目的。

近年来新出现一种高分子聚合物微针贴片技术，有望融合传统透皮给药、植入型给药和注射给药的特点，在控释给药领域取得新的进展。

# 4.6 常用高分子材料在缓、控释领域中的应用

药用高分子是以药理疗效为主的医用功能高分子材料。药用高分子的定义至今并不十分明确，通常按其应用性质的不同将药用高分子分为药用高分子辅料和高分子药物两类。高分子药物则是具有药理疗效的一类医用功能高分子材料。药用高分子辅料是指用于改善药物使用性能、生物功能及用于药剂加工的高分子材料，如稀释剂、润滑剂、黏合剂、糖包衣、胶囊壳等，是调节药物释放速度的重要物质。在制备缓释和控释制剂中，需要使用适当辅料，使制剂中药物的释放速度和释放量能够达到医疗要求，确保药物以一定速度输送到病患部位并在组织中或体液中维持一定的浓度，获得预期疗效，减小药物的毒副作用，因此，辅料与剂型的发展有密切的联系，并在常规剂型、缓释、控释制剂及透皮吸收制剂、直至靶向给药系统中，越来越显示出它的重要作用。在缓、控释制剂中起主要缓、控释作用的辅料多为高分子化合物，包括天然高分子材料、半合成高分子材料和合成高分子材料。高分子材料制备药物缓、控释制剂主要有两个目的：①为了使药物以最小的剂量在特定部位产生治疗药效；②优化药物释放速率以提高疗效，降低毒副作用。根据释药机理高分子缓、控释剂型可分为膜控型缓控释制剂、骨架型缓控释制剂、渗透泵型缓控释制剂等。

在药物缓、控释制剂体系中，按其来源来分类，用于药物载体的高分子材料一般分为天然高分子材料、半合成高分子材料和合成高分子材料3种。近年来，由于半合成高分子和全合成高分子辅料在缓、控释给药系统以及注射剂增溶中的作用越来越明显，该类辅料的报道有增加的趋势。由于全合成和半合成高分子辅料在结构上与小分子化合物有明显的不同，在该类辅料的研发中需要充分考虑高分子化合物的特点。

## 4.6.1 天然高分子药用材料

天然高分子材料具有囊材要求的多种基本特性，稳定、无毒、成膜性好和廉价易得等特点，在微囊和微粒制剂中的应用日益增多，如丝素蛋白、白蛋白、淀粉、明胶、阿拉伯胶、蜡、海藻酸钠、蛋白类、松脂等。但天然材料由于来源不同，同一材料的分子量、物理性质等可能也会有一定的差异，这将对药物释放性能造成不稳定的影响。

### 4.6.1.1 丝素蛋白

丝素蛋白（fibroin protein）是一种来源于蚕丝的天然高分子蛋白质，其含量占蚕丝的70%～80%，含有18种氨基酸，其中的11种为人体必需氨基酸；其多肽链在稀水溶液中呈无规则线团，溶液变浓时构象为 α 螺旋形式，当吐丝时变成不溶于水的 β 片状构象。丝素蛋白具有特殊的多孔性网状膜结构使其具有优良的吸附及缓释功能，另外其作为天然高分子材料具有的良好的生物相容性和生物可降解性，以及不易引起机体免疫反应等特点，早已被作为药物缓释载体材料。

有报道以丝素蛋白作为药物载体，以消炎痛（吲哚美辛）和利福平作为模型药物的含药

物丝素膜的制备方法；并采取体外释药来测定、探讨了丝素膜厚度、形态及药物用量对药物释放性能的影响。研究结果表明，丝素蛋白是一种较理想的药物控制释放材料。这预示了丝素膜作为创伤覆盖材料具有天然的独到之处。

当添加其他成分时，利用化学改性的方法可以提高材料的各种性能。Rujiravanit 等制备了用于药物释放的交联壳聚糖/丝素共混膜。它是用戊二醛作为交联剂，通过溶液铸造技术而形成的。茶碱、二氯苯二磺酸钠、阿莫西林和水杨酸作为典型的药物，在共混膜的药物释放时监测共混膜的各种成分。释放试验表明含有 80% 壳聚糖的共混膜在 37℃ 下 pH 值为 2.0 缓冲液中显示了典型药物释放的最大值，也显示了共混膜的膨胀能力。

### 4.6.1.2　白蛋白

白蛋白（albumin）又称血清蛋白，是一类分子较小，呈球状，能溶于水的蛋白质，如图 4-11 所示，主要存在于哺乳动物、细菌、霉菌和植物中。血清白蛋白是血清中含量最丰富的蛋白质，占血清总蛋白量的 50% 以上，不含糖。白蛋白微球制剂是人或动物血清白蛋白与药物一起制成的一种制剂。自 20 世纪 60 年代，最先制成含 γ 射线源的人血清白蛋白微球（直径 5～15μm）并用于检查肺循环异常现象，其后白蛋白作为药物载体的研究得到了较快的发展。药物从白蛋白微球中的释放机理比较复杂，一般认为分为两个阶段，一是快速释放阶段；二是延缓临界释放阶段。其中影响药物释放的重要因素包括：药物浓度、蛋白浓度、微球

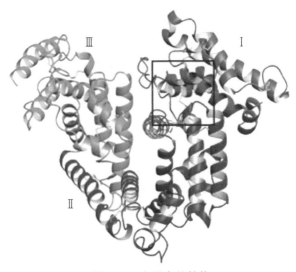

图 4-11　白蛋白的结构

粒径大小、载体的稳定程度、药物与微球之间的作用方式、微球中的其他成分、微球中药物存在的部位和释放介质的 pH、温度以及药物的分子量等。

### 4.6.1.3　淀粉

淀粉（starch）是由葡萄糖构成的天然高分子，包括直链淀粉和支链淀粉，如图 4-12 所示。它不溶于水，但与水接触后膨胀。淀粉微球作为药物的缓释载体很早就有报道，主要用于癌症的治疗上。除了因为取材方便和价格低廉之外，淀粉微球的理化性质使其成为一类主要的药物载体研究对象。淀粉的非刚性性质使其具有了结构的可变性，这有利于它在人体内的分布和靶区的浓集。淀粉微球作为鼻癌治疗中药物的载体材料应用十分广泛。但淀粉微球的制备主要是靠小分子交联剂的作用，包括：环氧氯丙烷、偏磷酸盐、乙二酸盐和丙烯酰类化合物等，因此其酶解很大程度上取决于交联剂的用量和交联程度，而淀粉微球的载药主要靠溶胀、吸附和交联三种方法。淀粉作为一种药物载体，无毒、易降解、原料价廉易得，因而市场前景非常广阔。而且，淀粉微球的合

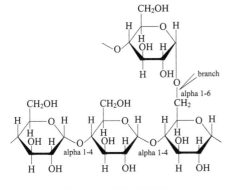

图 4-12　淀粉的结构

成工艺过程没有三废排放，微球的生产只需要通用的化工设备，一般的变性淀粉厂家不必用很大的投资即可转产，淀粉微球工业化生产可以较小的投资获得丰厚的经济效益。

醋酸淀粉（starch acetate，SA）是将天然马铃薯淀粉与醋酸酐混合，在催化剂作用下进行酯化作用，使 α-葡萄糖单体上的部分羟基对乙酰基取代而获得的一种改性淀粉。研究证明具不同取代度的 SA 在制剂生产中具有多种功能，取代度低于 1.7 者疏水性增强，具热可塑性；取代度等于或大于 2.0 者，在加压时可形成块状完整结构，适合作控释制剂的赋形剂。

Korhonen 等和 Raatikainen 等将 SA 作为直接压片辅料，可制得比用天然淀粉更具疏水性和机械强度的片剂；Pohja 和 Korhonen 等将 SA 作为延缓或控释药物的骨架片剂的一种新的骨架材料；而更具控释包衣材料的 SA 是一种高取代度（2.8）的 SA。目前在制剂工业中广泛使用的缓控释包衣材料主要是纤维素类和丙烯酸树脂类，它们虽具有良好的成膜性能，但也存在着一些问题，例如膜的脆性、包衣时胶凝作用使干后的包衣有破裂的倾向、包衣材料与芯片中药物的相互作用等都需要更佳成膜性能的聚合物包衣材料。

研究表明将 SA 溶于氯仿制成 2%的溶液，用浇铸法可制得合适力学性能的柔性均匀薄膜，该膜对水蒸气和药物的透过性均较低，这意味着 SA 适合作为药物制剂的缓、控释包衣材料，该研究还证明三乙酸甘油酯（TA）和枸橼酸三乙酯（TEC）是 SA 最合适的增塑剂。2-辛烯琥珀酸酐（2-octenyl succinic anhydride，OSA）亦是促进 SA 成膜的一类新的增塑剂。SA 水分散体用于普萘洛二片包衣，包衣增重 12%即可获得持续释药 24h 的缓释片，该片 12h 释药达 80%。SA 水分散体的组成如下：SA（取代度 2.8）52%，PVA6%，OSA18%和 TEC24%，该分散体含固体量为 52%，聚合物粒度为（1.7±0.2）μm，pH 值为 3.0，置冷处储存可稳定 10 个月，但温度升高则不稳定，室温存放 5 个月，40℃存放 2 周即失去其原来的物理性能。

#### 4.6.1.4 甲壳素和壳聚糖

甲壳素（chitin）又名甲壳质、几丁质，是一种广泛存在于昆虫、海洋无脊椎动物的外壳以及真菌细胞中的天然高分子化合物。壳聚糖（chitosan）是甲壳素脱乙酰化产物，是自然界中唯一的碱性多糖，如图 4-13 所示。甲壳素和壳聚糖分子中含有—OH、—NH₂、吡喃环、氧桥等功能基，因此在一定的条件可以发生生物降解、水解、烷基化、酰基化、缩合等化学反应。壳聚糖作为甲壳素的脱乙酰化衍生物，具有生物相容性好、低毒性、生物可降解性及可被吸收利用等特点，具有抗酸、抗凝血、抗溃疡的能力，可阻止或减弱药物在胃中

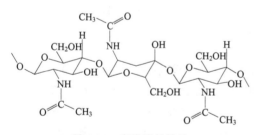
图 4-13 壳聚糖的结构

的刺激作用。另外，在酸性环境中壳聚糖基质能形成漂浮并逐渐膨胀，这些特点使壳聚糖成为一种理想的药物缓释载体材料。壳聚糖可加工成壳聚糖膜、壳聚糖纳米粒、壳聚糖微囊、壳聚糖微球、壳聚糖片剂或颗粒等其他缓释剂型而广泛的应用于消化道系统疾病、心血管疾病、抗感染的药物缓释载体和抗癌药物缓释载体。

载药微球由于对特定器官和组织具有靶向性及对包裹在微球中的药物具有缓释和控释效应，因此载药微球的制备已经成为目前的研究热点。而壳聚糖微球作为一种具有广泛前景的新型药物载体，除了具有亲水性能可以延长药物微球在体内循环的时间和减少巨噬细胞捕获，从而提高药物生物利用度以外，它还可以提高药物的包封率和载

药量。根据壳聚糖微球应用目的的不同，可以用壳聚糖制成不同大小的微球。现在，利用壳聚糖制备化疗药物、消炎药、胰岛素、抗生素等药物的缓释制剂已取得了良好的效果，并已用于临床。

1996 年，Berthold 等利用硫酸铵沉淀的方法制备了中空的泼尼松龙磷酸钠（抗炎药物)-壳聚糖微球，微球粒径为（19±0.12）μm，与制备壳聚糖的分子量无关。载药量最大达到了 30%，药物释放随着壳聚糖与药物比例的增加而减慢。2004 年，Hejazi 和 Amiji 结合化学交联的方法制备了四环素-壳聚糖微球，他们所使用的交联剂是乙二醛。微球粒径为 3.0～4.0μm。为了实现药物的靶向输送，他们利用 pH 值调节微球中谷氨酰胺的带电性质从而调控药物的释放。结果表明：在 pH=1.2～2.0 的范围内，四环素的释放没有明显变化，2h 释放量均为 53%，8h 后不再释放。而相同时间内，在 pH=3.5 的环境中四环素的释放量增加，达到 91%。当 pH 达到 5 时，药物释放量仅为 79%。药物释放在最初 1h 内都存在突释现象。这种不完全释放的机制可能是由于化学交联后导致内部的药物无法释放所引起的。虽然壳聚糖具有一些良好的特性可用于制备优良特性的载药微球，但是在微球制备过程中，壳聚糖一般需要两次脱乙酰化反应。由于制备条件的不同和原料来源的差异，分子量、脱乙酰化的程度波动较大；此外，由于从自然界中获取的甲壳素脱乙酰化而得到的壳聚糖只溶于酸性环境中，因此在制备微球等缓、控释制剂时，壳聚糖须用酸溶液溶解，这些都使得它在体内的应用受到很大限制。目前有尝试通过在其分子链上接枝水溶性基团以使之可溶于生理盐水中，从而减少酸性溶液对人体组织的刺激。

甲壳素及壳聚糖衍生物等作为一种天然的高分子缓释载体材料，具有无毒性、良好的生物相容性和生物可降解性，在组织工程等医药领域中越来越受到广泛关注。但是随着组织工程的迅猛发展，对材料提出了更高的要求和挑战。而甲壳素及其衍生物由于它们自身的一些缺陷，在某种程度上限制了它们的应用，如溶解性差、缓释膜机械强度小、药物释放速度慢及它的工业化生产和制备工艺等问题，需要进一步的研究和改进。

#### 4.6.1.5　胶原与明胶

胶原蛋白（collagen）又称胶原，是由 3 条肽链拧成螺旋形的纤维状糖蛋白质，如图 4-14 所示。在体内以胶原纤维形式存在，在水中加热即溶解成胶。在高等动物机体中含量丰富，约占蛋白质总量的 1/3。存在于人体皮肤、骨骼、牙齿、肌腱等部位。其在体内具有广泛的生物学活性；体外应用具有低免疫原性，良好的生物相容性、可降解性、可参与组织修复重建等，是最重要的天然可降解的生物医用材料之一。胶原蛋白不仅可以保护和促进角膜上皮合成的作用，而且还可作为"药膜"，使在结膜囊内的药物逐渐释放入眼内，从而在短时间内在眼内达到较高浓度，并维持较长时间，还可减少药物的毒性，通过成功地解决了最适蛋白浓度、等渗、pH 值等问题研制成了胶原蛋白滴眼液。

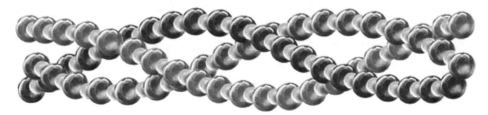

图 4-14　胶原的结构

胶原在医药工业中的另一重要用途是基于胶原微囊包封的药物输送系统。微囊包封就是把细小颗粒独立包裹上保护性的涂层。涂层起到分离、储存和运输的作用，以便被包裹物在预定的条件下释放出来，从而起到控释或缓释的效果。释放的条件取决于湿度、pH值、化学结合作用，释放的机理与保护层的构造有关，如膜的过滤性、腐蚀、破裂等。微胶囊的直径一般在 $3\sim800\mu m$ 之间，核的重量占 10％～90％。被包裹的核材料种类很多，包括黏合剂、农药、活细胞、香水、药剂和墨水等。胶囊外壳材料多数为有机聚合物。国外资料报道，利用胶原蛋白作为生长因子的缓释载体，研制成胶原蛋白-碱性成纤维细胞生长因子（bFGF）缓释作用的海绵，既很好地保持了细胞因子的活性，又可使细胞因子达到局部缓慢释放的作用。

明胶（gelatin）是胶原经温和水解致使肽键发生不可逆断裂后所得的主要产物，为浅黄色或琥珀色半透明的薄片、条状、碎片或粗细不等的粉末，微带光泽，易碎、无臭。不溶于冷水，可吸收本身重量5～10倍的水而膨胀，变软，能溶于热水，形成澄明溶液，冷后成为凝胶，溶于醋酸、甘油和水的热混合液，不溶于乙醇、氯仿、乙醚、不挥发油和挥发油中。其优点是廉价易得、无抗原性、摩擦系数低、可生物降解。

自从1996年国家自然基金招标指南中，把缓释与控释药物的研制开发列为我国"九五"期间医药上重点课题之一时，明胶以其独特的理化性质，如能形成凝胶，易于成型；能与甲醛等发生交联反应，形成缓释层；能被酶降解，易被人体吸收等，受到了人们的充分重视。明胶作为缓释材料主要应用在药物载体、赋型剂或缓释壳层等方面。目前已有不少此类制剂正处在研制开发之中，如肠溶胶囊、明胶包衣缓释胶丸、可吸收性缓释药膜、伤口控释抗生素、缓释微胶囊、缓释透皮剂等。

明胶微球是目前动脉栓塞的主要材料，其栓塞时间从数日到数周不等，是一种中效栓塞剂，可在一般的血管造影导管内快速注射。国内近年研制的载药明胶微球有 5-Fu 明胶微球、丝裂霉素明胶微球、甲氨蝶呤明胶微球、羟基喜树碱明胶微球等，其粒径均匀，理化性质好，体内、体外抗瘤试验效果优于传统给药方法。Wein用直径 $300\sim500\mu m$ 的明胶微球选择性栓塞支气管动脉、椎动脉，效果优于其他栓塞材料，有望成为末梢动脉栓塞的替代材料。另外，Bendszus 等制备出三丙烯基明胶微球，现已商品化，临床用 $150\sim300\mu m$ 的三丙烯基微球术前栓塞脑膜瘤的供血动脉，术中止血效果优于同样粒径的 PVA 微球。

王彦卿等选用具有良好生物相容性的明胶作为载体，以诺氟沙星为水溶性模型药物，$Fe_3O_4$ 作为磁性内核，戊二醛作交联固化剂，采用反相悬液冷冻凝聚法，制备了强磁性的诺氟沙星明胶微球。结果表明。明胶的浓度、戊二醛的用量、固化时间等均对微球的结构和性能产生影响，经优化条件得到了成球率、药物包裹率、体外释放效果都较好的载药微球。

其他如透明质酸、酪蛋白、海藻酸盐和玉米醇溶蛋白等天然高分子都有用于缓、控释药物的研究，但是目前仍然存在诸多问题，如药物包封率及载药量低，制备过程中残留溶剂的毒性和如何增加药物稳定性，实现和更有效的使药物释放发生在最合适的时间内，增强药物靶向性，减少有毒药物对正常细胞的伤害和提高药物的治疗效果。研究缓释系统内药物的不同释放程序和速度以达到对某些疾病的综合预防和治疗，实现智能化，缓释系统可能会引起机体抗药性的研究和如何简化生产工艺及降低生产成本等。另外，通过载体材料的改性实现药物靶向性的同时，生物相容性仍不容忽视，需要增加对药物缓释机制的研究。总之，这些问题也是其他药物缓释载体材料在应用和推广时所必须解决的。随着医学、生物学、特别是材料科学的发展，相信在不远的将来，天然高分子药物载体材料的研究和应用将出现革命性的变化。

### 4.6.2　半合成高分子药用材料

半合成高分子辅料是在天然高分子材料的基础上进行改构和衍生化而得（即在其分子结构中引入烃基、羟基、羧基等基团），包括淀粉衍生物、纤维素衍生物、聚氧乙烯蓖麻油等。

其中以纤维素衍生物为主，它们一般毒性小、黏度大、成膜性能良好，在制备口服固体缓释和控释新剂型中的应用很广，但存在可能水解、不耐高温，稳定性差的缺点。片剂、胶囊剂、颗粒、小丸甚至药物粉末均可用包衣方法，将药物包裹在一定厚度的衣膜内，使药物以恒定或接近恒定的速率通过膜释放出来，达到缓释和控释的目的。因此包衣材料的选择、包衣膜的组成在很大程度上决定了这种制剂的缓释、控释作用的成败。虽然缓释包衣方面的研究报道很多，但最新美国药典 2004 年版（USP27/NF22）仅收载了三种具控释膜功能的包衣材料，即乙基纤维素、醋酸纤维素和甲基丙烯酸纤维素共聚物，由于这三种包衣材料最经受得住时间和气候规律变化的考验，几十年来一直受到普遍的关注和应用。另外，常用的还有羧甲基纤维素、邻苯二甲酸醋酸纤维素、羟丙基-甲基纤维素及纤维素醋酸酯等材料。其中部分材料也可以作为骨架材料用于缓、控释制剂的制备。

#### 4.6.2.1　乙基纤维素

乙基纤维素是用纸浆或棉纤维经碱处理后获得碱纤维，再用氯乙烷进行乙基化而制得。葡萄糖苷单元上的羟基被乙氧基取代后即为乙基纤维素（ethylcellulose，EC），羟基被取代的程度（取代度）为 2.25～2.60 个乙氧基，相当于乙氧基含量为 44.0%～51.0%。其分子式为 $[C_6H_7O_2(OH)_{3-x}(C_2H_5)_x]_n$，$x$ 约为 2.3～2.5。

由于分子中乙氧基含量的不同，其聚合度也有差别，因此乙基纤维素存在着多种类型，且性质有差异，如抗拉强度、伸展度、柔软度及黏度等。例如聚合度由小到大，则黏度反映出由低到高。药用乙基纤维素产品约有 7mPa·s、10mPa·s、20mPa·s、45mPa·s 和 100mPa·s 等黏度规格。中国药典（2005 年版二部）收载在 20℃±0.1℃下，以乙醇-甲苯（1:4）为溶剂，配成 5%（w/v）溶液，测得动力黏度为：≥10mPa·s、6～10mPa·s 及≤6mPa·s 等。

乙基纤维素为白色易流动的颗粒或粉末，无臭、无味，不溶于水、胃肠液、甘油和丙二醇。不同取代度的乙基纤维素的溶解性能不同，取代度为 2.25～2.60 者能溶于乙醇、丙酮、异丙醇、苯、氯仿、二氯甲烷、二氯乙烷和四氯化碳等多数有机溶剂中，在含少量水的丙酮中或许能制得更澄清的溶液。乙基纤维素耐碱和盐溶液，但不耐酸。在阳光下易发生氧化降解，宜贮藏在避光的密闭容器内，置 7～32℃的干燥处，但与其他许多纤维素相比，乙基纤维素属最稳定的。同时，乙基纤维素无毒。因此，近年来乙基纤维素在药物缓释制剂中有多种用途，广泛用作缓释制剂的载体、微囊、包衣成膜材料等。如：可用作片剂阻滞剂、黏合剂、薄膜包衣材料，用作骨架材料膜制备多种类型的骨架缓释片。而更多的是用于片剂、小丸剂等的缓释和控释包衣，由于乙基纤维素单独包衣时，形成的衣膜渗透性较差，其通透性仅为醋酸纤维素的 1/10，因此往往与一些水溶性的成膜材料如甲基纤维素、羟丙基纤维素、羟丙甲纤维素、渗透型丙烯酸树脂等混合应用，以获得适宜释药性能的包衣膜。

为了提高包衣效率和减少有机溶剂的污染和回收，可将乙基纤维素制备成水分散液使用，目前国外商品化的品种已有"Aquacoat"、"Surelease"（美国 FMC 公司、日本旭化成工业株式会社和英国的 Colorcon 生产）等多种，国内尚无厂家生产药用规格的水性包衣材料，主要依赖于进口。Aquacoat 是 FDA 批准的第一个水性胶态分散体，收载于 USP 中，为乙基纤维素（N 型，10mPa·s）的伪胶乳，是用直接乳化-溶剂蒸发方法制备。该水分散体含 25%（g/g）乙基纤维素，总固体含量约 30%，内含相当于乙基纤维素重量 2.7% 的十二烷基硫酸钠（SLS）及 5% 十六醇作稳定剂，有时还可加少量消泡剂和抗菌剂，用时尚加入相当 EC 重量 20%～30% 的增塑剂，如癸二酸二丁酯（简称 DBS）等。表面活性剂的作用是降低聚合物溶液与水相间的界面张力，并防止储存时分散的聚合物粒子的凝聚和结块。

十六醇起辅助乳化剂的作用，同时对乙基纤维素可起增塑作用。此水分散体中乙基纤维素分散粒子大小为 $0.1\sim0.3\mu m$。用该分散体包衣可制得释药效果满意的缓释制剂，但此类包衣缓释制剂的释药速率往往受介质 pH 的影响，在偏碱性的介质中释药速率明显加快。经对氯苯那敏（扑尔敏）小丸包衣研究后证明，这是由于此乙基纤维素水分散体中所含十二烷基硫酸钠所致，它在碱性介质（pH＝7.4）中完全解离，可增加衣膜的亲水性和渗透性，使包衣制剂能更好地被湿润，从而加快释药。

另有报道表明，对 Aquacoat 包衣后制剂的研究表明，在开发新的胶体聚合物水分散系时，表面活性剂的选择十分重要，因为它直接影响膜的形成和膜的渗透性或其他性质。苏丽丝（Surelease）是采用相转变法制备得到的一种具有氨气气味的混悬型乙基纤维素水分散体，其中总固体含量为 25% 直径为 $0.2\mu m$ 的乙基纤维素，另含有稳定剂油酸、增塑剂癸二酸二丁酯、氨水，有时尚含有抗粘剂轻质硅胶。应用时可用纯水稀释至 8%～15%，低速搅拌 15min 后即可包衣，为保持其均匀的分散状态，在包衣全过程中应始终不停地搅拌。目前苏丽丝有三种型号：苏丽丝（E-7-7050）称普通型或标准型；苏丽丝 X（EA-7100）和苏丽丝 XM（E-7-7060）。苏丽丝 X 比苏丽丝含较多的抗粘剂轻质硅胶，可达 15%；而苏丽丝 XM 则用精馏椰子油作增塑剂。苏丽丝包衣制剂的释药速率不受介质 pH 值影响，可单独用于小丸、颗粒和片剂包衣获得缓释或控释制剂，亦可作为黏合剂制成缓释骨架片，另外在亲水骨架片外面用此分散系包衣则可获得受两种释药机制控制的控释制剂，从而使制剂释药的可塑性大大提高。表 4-2 列出了部分乙基纤维素水分散体包衣制备的缓、控释制剂。

**表 4-2　乙基纤维素水分散体作包衣缓、控释制剂**

| 药物 | 材料 | 类型 | 释药规率 |
| --- | --- | --- | --- |
| 5-氨基水杨酸 | Aqyacoat | 靶向制剂 | 释药存在时滞，可实现结肠靶向给药 |
| 盐酸苯丙醇胺 | Aqyacoat | 缓释制剂 | 缓慢释放药物 |
| 茶碱 | Aqyacoat | 控释制剂 | 零级释放药物，然后转为一级释药 |
| 对乙酰氨基酚 | Surelease | 靶向制剂 | 释药存在时滞，可实现结肠靶向给药 |
| 盐酸苯海拉明 | Surelease | 控释制剂 | 开始零级释放药物，释药量达 70%～80% 后速度降低 |

Houjou 等用乙基纤维素和卡波姆（carbomer）934P 制备顺氯铂口服缓释胶囊。由于顺氯铂亲水性强，且是小分子药物，仅通过乙基纤维素胶囊的微孔难以控制释药速率。因此同时利用卡波姆内在的交联结构、良好的黏滞性和较强亲水凝胶能力用作缓释制剂的阻滞剂，将药物、蔗糖和卡波姆的混合物装入胶囊，此时药物的释放速率依赖于胶囊的微孔数和卡波姆的用量，卡波姆用量增加，释药速率下降，使胶囊具有较好的缓释行为。Pather 等以乙基纤维素为主要骨架材料，调节其与茶碱的不同配比，用直接压片的方法制备了难溶性药物茶碱缓释片，体外溶出度试验表明，用此方法制成的骨架型片剂体外释药符合 Higuchi 方程，治疗浓度的茶碱缓释片能持续释药 12h。

#### 4.6.2.2　醋酸纤维素

醋酸纤维素（cellulose acetate，简称 CA）是使用棉花或木纤维以少量硫酸为催化剂，与冰醋酸和醋酸混合液经部分或全部乙酰化而制得。

纤维素分子是由 β-葡萄糖苷单元通过乙缩醛键联结在一起，每个葡萄糖苷单元有三个可取代的羟基，这些羟基被乙酰基取代后即为醋酸纤维素。其中含乙酰基为 29.0%～44.8%(g/g)，每个结构单元约有 1.5～3.0 个羟基被乙酰化。乙酰基含量下降，亲水性增加，水的通透性增加。根据分子中所含结合酸量的不同，可分为一醋酸纤维素、二醋酸纤维素和三醋酸纤维素等，并且结合酸量的多少会影响形成包衣膜的释药性能。例如用醋酸纤维素包衣制成的异烟肼控释片，当醋酸纤维素的结合酸为 53％时，可制得理想恒速释药的控释片，当结合酸为 57％时则释药速率大为降低。二醋酸纤维多用于缓释和控释包衣材料。二醋酸纤维素的分子式为 $[C_6H_7O_2(OCOCH_3)_x(OH)_{x-3}]n$，式中 $n$ 为 200～400；$x$ 为 2.28～2.49。缓释和控释制剂所用的二醋酸纤维素的平均分子量约为 50000，结合酸为 53％～56％，为白色疏松小粒、条状物或片状粉末，无毒，不溶于水、酸、碱溶液；溶于丙酮、氯仿、醋酸甲酯和二氧六环等有机溶剂，溶液具有良好的成膜性能。与用同样方法制成的乙基纤维素膜相比更牢固和坚韧，而且通透性更好。三醋酸纤维素具有生物相容性，可作肾透析膜及透皮吸收制剂的载体。

### 4.6.2.3　羟丙基甲基纤维素

羟丙甲基纤维素（hydroxypropyl methylcellulose，HPMC）为白色至乳白色纤维状或颗粒状易流动的粉末，无臭，无味，分子量约 8.6 万。在水中溶解成澄明至乳白色的黏性胶体溶液，不溶于乙醇、氯仿和乙醚，可溶于甲醇与氯甲烷的混合溶剂中，有部分型号的产品可溶于 70％乙醇、丙酮、氯甲烷和异丙醇的混合溶剂中。HPMC 具有优良的物理、化学性质，对多种不同类型的药物具有优良的缓释、控释能力，可用作阻滞剂、控释剂。高黏度型号可用作制备混合材料骨架缓释片、亲水凝胶骨架缓释片的阻滞剂和控释剂；低黏度型号可用于缓释或控释制剂的致孔剂，因而使这类制剂迅速获得治疗作用的首剂量，然后再缓释和控释，维持血中的有效浓度。如美沙芬控释片、硝苯地平缓释颗粒、盐酸普萘洛尔缓释胶囊、盐酸萘普洛尔骨架片、乙胺嗪衍生物混合材料骨架片、醋氨酚缓释胶囊、茶碱亲水凝胶骨架片等。影响 HPMC 缓、控释制剂释药速率的因素有 HPMC 等级、黏度、用量，一般黏度越大，释药越慢，用量越大，释药越慢。

非甾体消炎镇痛药双氯芬酸钾半衰期短，1 天需服用 3～4 次，且对胃肠道刺激性较强，可引起胃出血和胃溃疡。而一种双氯芬酸钾水凝胶骨架缓释片以羟丙甲纤维素 K4M 为主要骨架材料，并辅以其他阻滞剂，以调节释药速度。其中的疏水性阻滞剂可以是乙基纤维素、硬脂酸、肠溶性丙烯酸树脂等。为达到适宜的释药速度，还可加入亲水性的材料作为填充剂或致孔剂，如乳糖、微晶纤维素、聚维酮。将这些辅料和药物混合后，采用粉末直接压片工艺压制成片。人体生物等效性试验表明，该制剂经口服后，半小时可达到有效治疗浓度，12h 内缓慢释药，有效药物浓度可维持较长时间，1 天仅需服用 1～2 次。

另外，在以上材料中若再加入一些蜡类和脂肪酸酯类成分，制成的片剂相对密度小于 1，服用后可在胃液或食糜中飘浮较长时间，有利于药物持久释放。对于一些主要在胃内吸收或主要在胃中发挥治疗作用的药物制剂（如抗幽门螺杆菌的抗生素），可考虑制成胃内飘浮片。

前述两部分高分子材料（天然和半合成高分子材料）多为可降解的高分子材料，它可以克服非降解型材料不能静脉给药或者植入体内药物释放完毕后载体必须从活性中取出的缺点。采用这种材料，当药物释放完毕后，载体不必从活体中取出而可以在体内进行降解，最后排出体外或参与活体的新陈代谢。

### 4.6.3　全合成高分子药用材料

全合成高分子辅料是由简单的小分子化合物经过聚合反应或缩聚反应而成，包括各种单聚物和共聚物。单聚物的反应原料为单一单体，其合成相对简单，合成时主要控制终产物的分子量和分子量分布即可实现对产品结构和质量的控制；共聚物的反应原料为两种以上的单体，其合成、结构和质控相对复杂，需控制不同单体的相对比例、聚合均匀度等指标。它们包括聚乳酸、聚羟基乙酸、聚乙烯吡咯烷酮、聚乳酸乙醇酯共聚物、聚氰基丙烯酸烷酯、聚丙烯酸树脂、聚甲基丙烯酸甲酯及聚酰胺类等。根据性质不同，全合成高分子材料可分为生物降解和非生物降解高分子材料两类。这类材料的优点是化学稳定性好，成膜性能优良。包括各种单聚物和共聚物，但这类材料的缺点是在其合成过程中，某些残留物质可能不易去除，造成一定毒性。

药物根据载体是否可生物降解的不同性质，而具有不同的药物释放行为。由于一般高分子作为药物载体时随着载体中药含量的减少，药物的释放速率亦减小，因此无法保持药物的恒量释放。而生物可降解性高分子材料用作药物控制释放载体时，虽然药物释放速率同样会随着药物在载体中的浓度下降而下降，但由于随着药物载体逐渐降解，药物载体结构逐渐变得疏松，导致药物在载体中扩散、溶解及释放的阻力减小，结果可加快药物的释放速率。当正好与由含药量减少所引起的释药速率的减少相一致时，就可实现药物的长期恒量释放。此外，当用生物降解高分子材料作为载体的长效药物植入体内，在药物释放完了后也不需要再经手术将其取出，这可减少用药者的痛苦和麻烦。目前作为药物载体被广泛研究的生物降解性高分子有聚磷酸酯、聚酯、聚酸酐、聚磷腈、聚碳酸酯类高分子聚合物。

### 4.6.3.1 非生物降解的高分子材料

非生物降解材料是指在体内为惰性的、不发生化学变化的聚合物，可以是亲脂性，也可以是亲水性，但必须是非水解性的。

硅橡胶是世界上首次用作药物控释载体的聚合物。20世纪60年代初，Folkman和Lokg发现把甲状腺激素药粉装入硅橡胶胶囊中，能维持长时间稳定的药物释放，植入心肌梗塞的狗心肌后，心肌局部的甲状腺激素浓度比全身高几倍并加快了心搏动。其后发现硅橡胶对许多药物有控制释放作用。在20世纪60～70年代，硅橡胶一直是主要的控释材料，它的主要优点是，对小分子药物的透过性比其他材料好，容易加工成各种形状的制剂，用硅橡胶制成的含女性避孕药物的长效避孕埋植剂Norplant，一次植入6根可安全避孕5年，已在27个国家注册使用，是迄今唯一已商品化的长效埋植剂。硅橡胶的药物释放机理主要是扩散控制的释放，药物释放速度由膜的厚度、药物的扩散系数和装置的表面积决定。因此其药物释放速度可以预选设计，对于给定的药物，减小膜的厚度和增加比表面积可加快释放速度。由于硅橡胶本身不能被降解和吸收，药物使用后，其装置需从体内取出。因此硅橡胶适宜做长效药物的载体，如有些激素类药物。近年来，利用硅橡胶优良的药物透过性，制成的硝酸甘油透皮贴剂也已商品化。

乙烯-醋酸乙烯共聚物（EVA）也是已用于临床并商品化的药物控释材料，Alza制药公司（美国）用EVA制成的治疗青光眼的接触眼镜（商品名是Ocusert），内含毛果芸香碱，释放药物有效期是一周，还有释放孕酮的宫内节育器（商品名是Progestastert），有效期是1年。EVA药物释放机理也是扩散控制释放，其药物释放速度受透过性的限制，为了克服这一障碍，在EVA中加入致孔剂制成带微孔的EVA。除广泛用于小分子药物的释放，还可以通过控制微孔大小，用于蛋白质和多肽药物的控释装置。聚氨酯、聚乙烯、聚四氟乙烯和聚甲基丙烯酸甲酯等非生物降解材料作为药物控释载体的应用与EVA很类似，一般根据使用部位、需要的制剂形状以及药物的性能、价格等因素决定具体选用哪种材料。非生物降解控释材料大多是已商品化的产品，原料易得，而且其生理惰性和安全性已被确定。因此是目前已商品化的药物控释制剂的主要原料，在今后相当长的时间内还不会完全被生物降解材料取代。

### 4.6.3.2 可生物降解的高分子材料

可生物降解高分子材料（biodegradable polymeric materials）是指在一定时间和一定条件下，能被微生物（细菌、真菌、霉菌、藻类等）或其分泌物在酶或化学分解作用下发生降解的高分子材料。真正的生物降解高分子是在有水存在的环境下，能被酶或微生物促进水解降解，高分子主链断裂，相对分子质量逐渐变小，以致最终成为单体或代谢成 $CO_2$ 和 $H_2O$。此类高分子包括淀粉、纤维素、蛋白质、聚糖、甲壳素等天然高分子，以及含有易被水解的酯键、醚键、氨酯键、酰胺键等合成高分子。生物降解高分子材料具有以下特点：易吸附水，含有敏感的化学基团，结晶度低，相对分子质量低，分子链线性化程度高和较大的比表面积等。

按照原料组成和制造工艺不同可将生物降解高分子材料分为以下 3 种：天然高分子及其改性产物、化学合成高分子及其改性产物和微生物合成高分子。天然高分子材料主要有胶原、海藻酸钠、透明质酸等，其次是淀粉及纤维素衍生物如糊精、低聚糖、甲壳质等；基于甲壳素-壳聚糖基的可生物降解材料也是最近研究的热点之一。化学合成生物降解高分子材料大多是在分子结构中引入酯基结构的脂肪族聚酯而成，较成熟的有聚乳酸（PLA）、聚己内酯（PCL）等，这类材料具有良好的力学性能，且容易通过化学或物理修饰进行控制。微生物合成高分子是由微生物发酵法制成的一类材料，此法合成的生物降解高分子比较纯净，无需引入添加剂，主要有可完全生物降解的聚羟基丁酸戊酯（PHBV）、聚羟基丁酯（PHB）和聚羟基戊酸酯（PHV）等。

1976 年，Langer 和 Folkman 成功地实现了聚合物作为载体的大分子药物控释。此后 20 余年人们一直想方设法调节聚合物，以改进相应的药物控释系统的释药动力学、生物相容性和生物降解性。药物控释材料的降解，起始于聚合物分子链的水解，从物理角度考虑，宏观上则表现为表面降解和本体降解两种基本情况。

表面降解是降解从表面发生，由表及里。高分子材料在体内降解涉及的反应有水解、酶解、氧化等。对大多数生物降解材料，尤其是合成高分子材料，降解过程主要是水解反应，其形式为直线型高分子主链内不稳定键断裂；主链为线型而带侧链的高分子侧链基团的水解；交联网状高分子内不稳定交联链的断裂。通过以上 3 种形式使聚合物分子变小，达到降解的目的。

本体降解模式的特征为内外同时，随机进行，降解速率与体积有关，相对分子质量变化大，失重、水渗透快；影响因素为相对分子质量、环境（pH 值和温度等）。当水的渗透速率快于高分子链的水解时，发生本体降解，反之则为表面降解。而高分子链的水解速率又受其化学组成、相对分子质量、聚集态、结晶度等因素制约，人们正是针对这种影响因素，对聚合物进行改性或开发新的高分子材料，以实现理想的释药行为。而从化学角度考虑，聚合物的降解存在下列 3 种机制：①疏水性聚合物通过主链上不稳定键的水解变成低相对分子质量的水溶性分子；②不溶于水的聚合物通过侧链基团的水解、离子化或质子化，变成水溶性聚合物；③不溶于水的聚合物水解掉不稳定的交联链变成可溶于水的线型高分子。

合成的可生物降解材料作为药物缓释载体由于能被人体吸收代谢，具有以下 3 个特点。

① 缓释速率对药物性质的依赖性较小　缓释速率主要由载体的降解速率控制，因而对药物包裹量和几何形状等参数的选择范围更广。

② 释放速率更为稳定　在扩散控释体系中，释放速率一般都会随时间而递减。例如，使用可降解材料作载体，随着材料的降解，药物的渗透率加快，可抵消扩散速率的降低。在理想的情况下，释放速率可维持恒定，达到零级释放动力学模式。但需要注意的是，若载体的降解速率不能控制，药物释放速率也将难以控制。

③ 适应不稳定药物的释放要求　在不降解释放体系中，药物的释放是通过水扩散至载体内部→药物溶解→溶液扩散过程来实现的。而在可降解体系中，由于载体的可降解性，药

物释放无须通过较长的通路来实现，使得药物微粒在溶液中逗留的时间较短，一些不稳定药物（如多肽和蛋白质药物）不致出现分解或集聚的现象。

近年来，高分子材料在医学及药物领域得到了广泛应用。而高分子药物缓释材料在对药物医疗剂量进行有效控制、降低药物毒副作用、提高药物稳定性和有效利用率、实现药物靶向输送及减轻患者痛苦等方面的功能备受关注。药物缓释材料延长了药物的治疗效果，同时又可使药物浓度维持在最低药效浓度和引起中毒浓度之间。这类材料不仅具备可生物降解性和生物相容性，还可通过自身具有的可生物降解重复单元与药物和目标受体产生相互影响，用作引导神经再生的修复架、脉管移植材料和药物缓释载体等。

下面对常见的全合成高分子药用材料做逐一介绍。

（1）聚丙烯酸树脂

一般常将甲基丙烯酸共聚物和甲基丙烯酸酯共聚物统称为聚丙烯酸树脂（polyacrylic resin），为一大类聚合物。由于化学结构及活性基团的不同，它包括多种溶解性能的类型，如胃溶型的、肠溶型的和胃肠不溶型的，均能包衣成膜，现就常用的几种类型讨论如下。

① 甲基丙烯酸-丙烯酸甲酯（或乙酯、丁酯）共聚物　酸与酯的比例为 $1:1$ 或 $1:2$，其 $M_w$ 约为 25 万，结构式如图 4-15。国内与国外丙烯酸树脂的对比及性能见表 4-3。

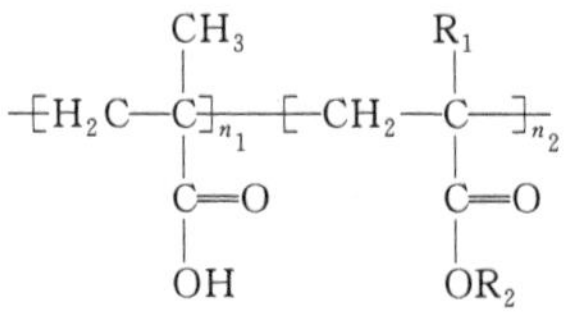

图 4-15　甲基丙烯酸-丙烯酸甲酯的结构式

表 4-3　国内与国外丙烯酸树脂的对比及性能

| $n_1/n_2$ | $R_1$ | $R_2$ | 国内产品名 | 相当的国外品名 | 溶解性能 |
|---|---|---|---|---|---|
| 1:1 | —H | —$C_2H_5$ | | 尤特奇 L100-55（Eudragit L100-55） | pH>5.5 溶解 |
| | | | | 尤特奇 L30D-55（Eudragit L30D-55） | pH>5.5 溶解 |
| 1:1 | —H | —$C_4H_7$ | 丙烯酸树脂Ⅰ | 尤特奇 L100（Eudragit S100） | pH>6 溶解 |
| 1:1 | —$CH_3$ | —$CH_3$ | 丙烯酸树脂Ⅱ | 尤特奇 S100 | pH>6 溶解 |
| 35:65 | —$CH_3$ | —$CH_3$ | 丙烯酸树脂Ⅲ | （Eudragit S100） | pH>7 溶解 |
| 1:2 | —$CH_3$ | —$CH_3$ | | | pH>7 溶解 |

丙烯酸树脂Ⅰ和 Eudragit L30D-55 均为乳液聚合形成的乳胶液或称水分散体。Eudragit L30D-55 经喷雾干燥后得到的粉末状产品即为 Eudragit L100-55，包衣时既可溶于有机溶剂，又可分散在水相中应用。

丙烯酸树脂Ⅰ又名肠溶型Ⅰ号丙烯酸树脂乳胶液（甲基丙烯酸-丙烯酸丁酯），由于分子中含有—COOH，能在 pH6 以上的肠液中溶解，用时须加增塑剂。本品稳定，室温下、相对湿度为 100% 时可储存 26～41 个月。

② 甲基丙烯酸-甲基丙烯酸甲酯共聚物　国产品有肠溶型Ⅱ号及Ⅲ号丙烯酸树脂两种，分别相当于国外商品 Eudragit L100 和 Eudragit S100。共聚物中酸与酯的比例前者为 $1:1$，后者为 $1:2$。Eudragit L 和 S 均为可自由流动的白色细粉，分子量约为 13.5 万，不溶于水和酸。Eudragit L 和 S 分别溶于 pH6 以上和 pH7 以上的介质中。两者混合使用，须提高介质的 pH 值始能溶解。利用这种性质可制成结肠靶向给药的包衣制

剂。可以选用异丙醇、丙酮、乙醇及混合溶剂如异丙酮/丙醇（60/40）、异丙醇/二氯甲烷以及 95％乙醇为溶剂。Eudragit L 和 S 亦有以异丙醇配成 12.5％的溶液供应，商品名分别称为 Eudragit L12.5 和 Eudragit S12.5。此外，商品 Eudragit L12.5P 则是指溶液中含 1.25％增塑剂邻苯二甲酸二丁酯的 Eudragit L100。Eudragit L100、Eudragit S100 和 Eudragit L100-55，分别相当于收载于 USP/NF 的甲基丙烯酸共聚物（methacrylic acid copolymer）A 型、B 型和 C 型。

③ 丙烯酸乙酯-甲基丙烯酸酯共聚物　商品 Eudragit RL100 和 Eudragit RS100 属此类共聚物，组成分别为丙烯酸乙酯：甲基丙烯酸甲酯：甲基丙烯酸氯化三甲氨基乙酯＝1：2：0.2 和 1：2：0.1，$M_w$ 为 15 万。其基本结构见图 4-16。

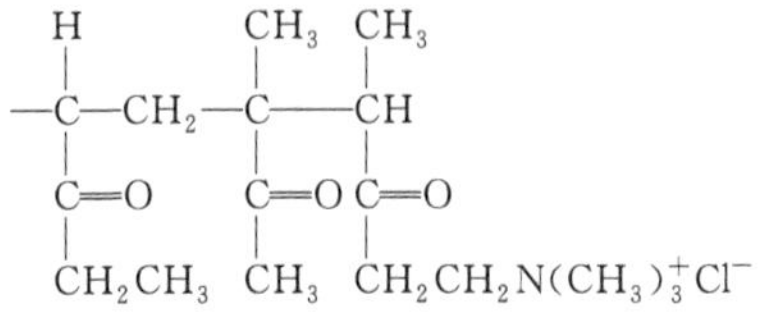

图 4-16　丙烯酸乙酯-甲基丙烯酸酯的结构式

Eudragit RL 和 Eudragit RS 两者均不溶于水和消化液中，但在水中能膨胀并具有通透性。它们的区别在于所含季铵基团量的不同，前者含 10％氯化三甲氨基甲基丙烯酸酯，后者仅含 5％，季铵基含量高者，形成的包衣膜通透性以及溶胀性大，故 Eudragit RL 为高渗型丙烯酸树脂，Eudragit RS 则为低渗型丙烯酸树脂，它们分别相当收载于 USP/NF 中的氨甲基丙烯酸酯共聚物（ammonia methacrylate copolymer）的 A 型和 B 型，两者混合应用可获得不同通透性的缓释包衣膜，是应用于缓释和控释制剂最多的丙烯酸树脂包衣材料。例如乙胺嗪以乳糖：滑石粉（1：1）混合粉稀释，用 5％（g/g）Eudragit RS 丙酮溶液制粒（20目），压制成片重 110mg 的片剂，每片含枸橼酸乙胺嗪 52mg，采用空气悬浮法将上述片剂以 1％（g/g）Eudragit RS/RL（比例为 100/0、50/50、60/40 和 75/25）丙酮溶液包衣。

用转篮法（100r/min，pH＝7.2 磷酸盐缓冲液）测定包衣片的释药速率表明，RS/RL比为 60/40 及 75/25 的包衣片为零级速率释药，前者可持续释药 8h，后者可持续释药 12h。人体尿药法测定 RS/RL＝75/25 的包衣片的体内过程，证明体内乙胺嗪可持续稳态水平12h。这两种聚合物的市售产品为白色细粉或透明颗粒，或制成含 12.5％异丙醇/丙酮（60/40）构成的澄清或微浊的溶液，商品名分别称为 Eudragit RL 12.5 和 Eudragit RS 12.5。两种聚合物均能溶于丙酮、二氯甲烷、甲醇以及混合溶剂如等量异丙醇/丙酮和异丙醇/二氯甲烷和 95％乙醇等中。用无水有机溶剂时，聚合物易结块，一般须加 5％的水方可克服。Eudragit RS 和 Eudragit RL 因塑性及成膜性能较 EC 好，在 EC 包衣液中加入适量 Eudragit RS和 Eudragit RL，可制备具理想的机械性能及释药速率的缓释制剂或控释制剂。

此外，Eudragit RL 30D 和 Eudragit RS 30D 为含 30％固体成分的水分散体，也可用于缓释或控释包衣；Eudragit RL PO 和 Eudragit RS PO 分别为 RL 100 和 RS 100 磨成细粉的产品，可作为制备药物的缓释骨架片的骨架材料等。

④ 丙烯酸乙酯-甲基丙烯酸甲酯共聚物　丙烯酸乙酯-甲基丙烯酸甲酯（2：1）共聚物，商品名为 Eudragit NE30D，是一种中性聚合物，$M_w$ 约为 80 万。

丙烯酸乙酯-甲基丙烯酸甲酯共聚物是用乳液聚合法制成的一种含 30％分散相的白色胶乳水分散液，具低黏度。所成包衣不溶于水和消化液，但能在其中膨胀，通透性不佳，与其他亲水性成膜材料如 HPMC、PEG、PVP 和 PVA 合用，可获得具缓释作用的包衣制剂。该分散体因塑性较好，易成膜，用时不需加增塑剂。用它制成控释包衣制剂的释药不受 pH 值影响。

⑤ 甲基丙烯酸、丙烯酸甲酯和甲基丙烯酸甲酯共聚物　甲基丙烯酸、丙烯酸甲酯和甲基丙烯酸甲酯共聚物以 1∶1∶1 形成的共聚物，商品名为 Eudragit FS 30D，是含聚合物 30％的水分散体，本品在 pH7 以上的介质中溶解，可作药物结肠靶向制剂的包衣材料。表 4-4 为其肠溶包衣液配方。

表 4-4　Eudragit FS 30D 典型缓释包衣液配方

| 材　　料 | 质量/g | 材　　料 | 质量/g |
|---|---|---|---|
| Eudragit(FS 30D) | 417 | 水 | 256.5 |
| 柠檬酸三乙酯 | 6.25 | 消泡剂 | 1 |
| 聚山梨酯 80 | 2 | | |

⑥ 卡波姆　卡波姆（carbomer），化学名为交联聚丙烯酸树脂，简称 CP，是一种由丙烯酸与丙烯基蔗糖或丙烯基季戊四醇交联而成的高分子聚合物。卡波姆作为一种辅料已被英国、美国药典收载，我国也于 2005 版药典将其收载，并已广泛用于制药工业、日化工业及其他有关工业领域。卡波姆根据聚合时使用的材料和聚合度的不同可形成多种药用规格的产品，目前已知的有：Carbopol 910、934、934P、940、941、954、971P、974P、980、981 以及 Carbopol 1342、1382、2984、5984 等。卡波姆的分子量理论上估计 $7 \times 10^5 \sim 4 \times 10^6$，其丙烯酸单体结构式为：$\text{—[CH}_2\text{—CH—COOH]}_n$。卡波姆为松散白色粉末，具酸性、吸湿性，且微有特殊臭味，其平均粒径为 $0.2\mu m$，能溶于水、乙醇、甘油等。常用浓度为 0.1％～3.0％（质量分数）。由于其分子中含 52％～68％的羧酸基团，因此具有一定的酸性，其水溶液应特别注意用碱中和后使用，以减少对皮肤、黏膜的刺激。

卡波姆具有内在特有的交联结构，其良好的黏滞性和亲水凝胶性使其具有较好的缓、控释作用。卡波姆与碱性药物可形成内盐，也有延缓释药的作用，其中卡波姆 934P 用于固体的控释片剂已经几十年。这类聚合物化学性质十分稳定，可与各种活性药物以及其他辅料混合制成片剂，从而得到稳定而有效的产品。采用卡波姆 934P、卡波姆 974P 和卡波姆 971P 脂而制成的配方显示了零级和接近零级的释放动力学。由于这些聚合物辅料具有极其迅速和有效的凝胶化特点，它们在很低的浓度下也是有效的，从而使人们在剂型开发方面，比采用其他成分具有更大的活动余地，同时为药剂师提供了广泛的处方优选机会。

卡波姆应用于缓、控释制剂，具有如下优点：可制成具有零级释放的药物；相对而言，用量较低，可节约费用及增加配方的选择余地；在低压下用量仍具有很好的可压性；与纤维素和其他大多数辅料相容性好；它们可增加生物利用度，并显示出较好的体内外相关性；因属合成材料，故比半合成或天然产品在性能上更具一致性。与其他缓释辅料的比较，在模拟的胃液（SGF）和模拟的肠液（SIF）测试条件下，卡波姆均能在比其他成分更低的浓度下，提供药物的控制释放作用。用它们也可生产出硬度较好、在多种压力下易碎的片剂。

在模拟胃液条件下，使用 5％浓度的卡波姆 934P 以及使用 15％（质量分数）浓度的羟丙基纤维素（KLUCELEXF）和羟丙基甲基纤维素（METH-OCELK4M）时，观察茶碱溶出率时间。卡波姆 934P 在所有情况下均提供了较长溶出率时间。在模拟肠液中，此聚合物的膨胀大于纤维素所显示的膨胀，同时卡波姆的溶出率时间要长得多。这是由于羟丙基甲基纤维素和羟丙基纤维素没有在卡波姆中所存在的交联结构，而卡波姆这种交联结构，为扩散控制和药物在膨胀的水化凝胶内的药物捕集，均提供了极好的骨架（基体）。

以乳糖和不同量的卡波姆 934P（16％，24％，32％，40％和 48％）树脂为材料制备水溶性药物阿替洛尔骨架片为例，卡波姆为 32％，40％和 48％的处方具有较好的缓释作用。

随卡波姆用量增加，药物释放逐渐减慢，这是因为卡波姆用量低时，片剂遇介质形成的凝胶层溶蚀快，有利于药物的扩散。各处方的释放结果用 Higuchi 模型拟合，均有较好的相关性，表明药物的释放方式主要是溶解了的药物分子通过扩散方式从凝胶骨架的微孔中释放出来的。本研究结果表明通过调节片剂中卡波姆的用量可控制药物的释放速率。

卡波姆与 HPMC 共用时，能产生协同缓释作用。首先，由于在酸性介质中，卡波姆溶胀程度小，对水溶性药物来说，释药速度较快。当与 HPMC 合用时，在酸性介质中 HPMC 的溶胀起主要作用；当进入肠液介质中时，卡波姆充分溶胀，将起主要作用，说明两者合用将起到更好的缓释效果。其次，当两者合用时，其浊点降低，这预示着两聚合物互相降低其溶解性，这又能进一步减慢骨架的溶蚀速度，从而减慢释药速度。例如用卡波姆 974P 与 HPMC 制备盐酸普萘尔片，体外释药结果显示，在 0.1mol/L 盐酸介质中，HPMC 起主控释作用，因为此时卡波姆膨胀性差，但随介质 pH 值增加，卡波姆逐渐离子化，并与药物发生相互作用，形成一种不溶性复合物，从而阻滞药物释放。此外，在 pH＝7.5 时，卡波姆与 HPMC 对凝胶网状结构的形成具有协同作用，同时控制药物释放。

另外，可以利用两种卡波姆制备双层渗透控释系统。Sastry 等制备了阿替洛尔双层渗透控释系统，一层为药层，由卡波姆 934P 等组成，一层为渗透层，由卡波姆 974P 等组成，然后对双层片进行包衣。结果该渗透片控制释药可达 24h。由于卡波姆遇水后变黏性，制备时不易控制处理，以氯化钠、氯化钙、氯化铝等强电解质水溶液代替水作为润湿剂，则显著减少了卡波姆 974P 与微晶纤维素混合物的黏着性，成功地制备了含卡波姆和微晶纤维素的扑尔敏小球。

（2）硅酮弹性体

硅酮弹性体（silicone elastomer，或称硅橡胶），由于它的生理惰性及优良的生物相容性，在生物医学中的应用已有较长的历史，硅酮弹性体早已成为许多控释给药系统必须的组成部分，例如皮下埋植剂、宫内给药器及经皮给药系统的载体材料等。1988 年 Tan 等就用硅酮为包衣材料制得控释包衣片，随后又出现了以水为介质的硅乳包衣液用于制备控释制剂的研究报道和专利。这种胶乳包衣液是由平均粒度为 200nm，交联的羟基封端的聚二甲基硅氧烷［poly（dimethylsiloxane），简称 PDMS］组成，胶乳液 pH8.2，总固体含量为 53.0％（g/g）。PDMS 作为控释包衣是否合适，主要取决于所形成膜对药物的通透性。由于 PDMS 的疏水性质，对亲水性和离子型化合物相当地不易透过，为改变其通透性常在 PDMS 的包衣处方中混入水溶性化合物，如 PEG 类、乳糖、甘油、乙二醇等，另还需加入补强剂二氧化硅溶胶或二氧化钛等增加弹性和机械强度。用含 20％PEG 8000 和二氧化硅溶胶的 PDMS 可制成以零级速率释药的氯化钾控释包衣伊片。包衣膜的组成，即致孔剂（channeling agent）PEG 的用量和分子量，以及膜中硅酮弹性体与二氧化硅的比例，都会明显影响氯化钾的释放速率。此外包衣膜增重越多及包衣片经加热处理后都会使释药速率减慢。Nahrup JS 等在制备 PDMS 水分散体时加入交联剂，使 PDMS 交联构成网状聚合物，亦可在不添加胶体硅的情况下形成一定强度的包衣膜。

硅橡胶是由极纯的二官能团有机硅单体水解缩合而得到的高分子化合物，其基本化学结构式如图 4-17(线型) 和图 4-18(环状)。分子量一般在 148000 以上，约含 2000 个以上的 $(CH_3)_2SiO$ 链节。改变 R 的结构及比例，可获得不同性能的硅橡胶。一般为无色透明的弹性体，或无色透明或带乳白光的黏稠流动体或半固体。具耐温、耐氧化、疏水性及柔软性等特点。其缺点为抗张强度低，加入胶态二氧化硅等补强剂再进行硫化，或添加交联剂可以提高其抗张强度及改善弹性。硅酮弹性体构成的膜与纤维素膜及丙烯酸树脂膜不同，完全不透水，必须加致孔剂，常用 PEG 类。此外，尚需添加抗黏剂。

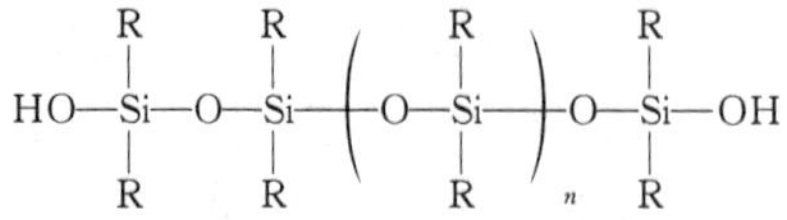

图 4-17　线型硅橡胶的结构式

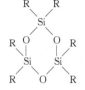

图 4-18　环状硅橡胶的结构式

（3）肠溶包衣材料

不少肠溶包衣材料可单独使用或与其他包衣材混合使用，制成具缓控释或定位释放的包衣制剂。除常用的虫胶、CAP 及前文提及的 Eudragit L、Eudragit S 和 Eudragit FS 外，近 10 多年来还开发了一些新的肠溶包衣材料。

① 聚醋酸乙烯苯二甲酸酯　聚醋酸乙烯苯二甲酸酯（polyvinyl acetate phthalate，简称 PVAP）为邻苯二甲酸酐与部分水解的聚乙烯醋酸酯的反应产物。其结构式如图 4-19 所示。

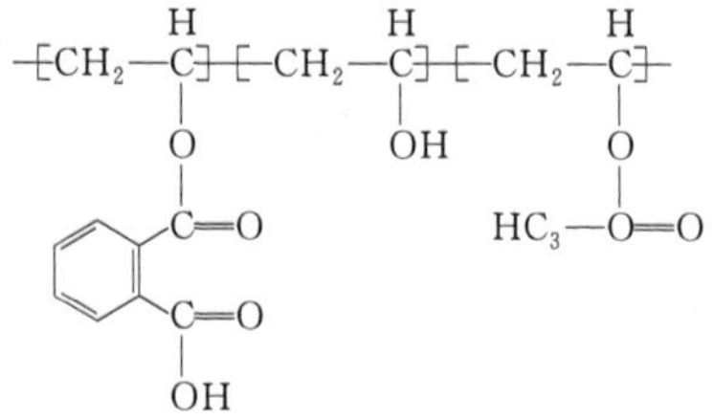

图 4-19　聚醋酸乙烯苯二甲酸酯的结构式

PVAP 首载于 USP/NF1990/22 版，是一种肠溶包衣材料，可溶于 pH＝5 的介质中。用 88％乙醇制成溶液，亦可用水制成分散体使用。PVAP 包衣时可配成 10％～30％浓度，喷雾包衣多用 10％的浓度。常用溶剂为甲醇、乙醇、丙酮/甲醇（1/1）、丙酮/乙醇（1/1）和甲醇/二氯甲烷（1/1）。适用于 PVAP 的增塑剂为枸橼酸三乙酯、三醋酸甘油酯、乙酰化枸橼酸三乙酯和 PEG400。增塑剂用量为 PVAP 的 10％最佳。PVAP 用于喷雾包衣时的一个典型包衣溶液处方：PVAP10％；枸橼酸三乙酯 1％；硬脂酸 2％；甲醇 87％。处方中硬脂酸起抗黏剂的作用。PVAP 也可制成水分散体应用，即用含 PVAP、增塑剂和着色剂的固体产品，临用时加水搅拌分散制成混悬剂，并加入过量氨水，使该系统稳定不聚集，氨与部分 PVAP 形成可溶性盐，包衣时氨可从盐中蒸发除去，PVAP 又恢复酸的形式。

② 邻苯二甲酸羟丙甲纤维素酯　邻苯二甲酸羟丙甲纤维素酯（hydroxypropyl methyl-cellulose phthalate，简称 HPMCP）是一种含邻苯二甲酸酯的肠溶包衣材料。它是通过羟丙甲纤维素与邻苯二甲酸酐作用而制成的。其结构式如图 4-20 所示。

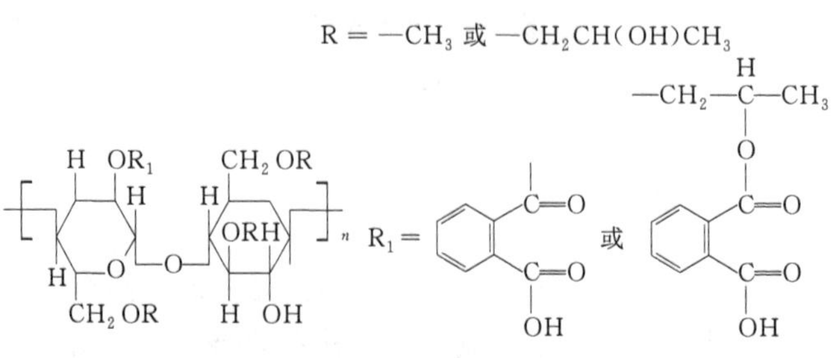

图 4-20　邻苯二甲酸羟丙甲纤维素酯的结构式

本品目前有两种规格：HP-50 和 HP-55，分别相当于 16 版 NF 中收载的 NF220824 和 NF200731。它们的区别见表 4-5。

表 4-5　HP-50 和 HP-55 的对比

| 组　　成 | HP-50 | HP-55 | 组　　成 | HP-50 | HP-55 |
| --- | --- | --- | --- | --- | --- |
| 游离邻苯二甲酸含量/% | ≤1 | ≤1 | 甲氧基含量/% | 20~24 | 18~22 |
| 邻苯二甲酰含量/% | 21~27 | 27~35 | 羟丙基含量/% | 6~10 | 5~9 |

它们可以用下列混合溶剂溶解：丙酮/水（95/5）、丙酮/甲醇（1/1）和二氯甲烷/甲醇（1/1）。HP-55 还可溶于丙酮、醋酸乙酯、丙酮/乙醇（1/1）等中。两者都不溶于水和胃液，可在小肠上部溶解，HP-50 可溶解在 pH=5 左右的介质中，HP-55 溶于约 pH=5.5 的介质中。HPMCP 应用安全，也较 CAP 稳定，用它包衣的胰酶片于密闭容器内储存 4 年仍稳定。其缺点为能透湿和透入胃液，与虫胶合用包衣可克服这一缺点。例如用 HP-55/虫胶（80/20）包衣厚 0.1mm 时，胃液的渗透可降至 2%。

③ 琥珀酸醋酸羟丙甲基纤维素　琥珀酸醋酸羟丙甲基纤维素（hydroxypropyl methyl-cellulose succinate，简称 HPMCAS）也是一种肠溶包衣材料。HPMCAS 因取代度、取代类型及溶解 pH 的不同有三种类型：AS-LG(LF) 在 pH5.0 溶解；AS-MG(MF) 在 pH5.5 溶解；AS-HG(HF) 在更高 pH 下溶解，常用于缓释包衣处方中。

G 型为颗粒状，溶于有机溶剂。F 型为细粉，可制成水分散体。各类型的化学特征见表 4-6。

表 4-6　琥珀酸醋酸羟丙甲基纤维素三种类型的化学特征

| 组　　成 | AS-LG, AL-SF | AS-MG, AS-MF | AS-HG, AS-HF |
| --- | --- | --- | --- |
| 琥珀酸 | | 不超过 1% | |
| 甲氧基含量/% | 20~24 | 21~25 | 22~26 |
| 羟丙基含量/% | 5~9 | 5~9 | 6~10 |
| 乙酰基含量/% | 3~9 | 7~11 | 10~11 |
| 琥珀酸基含量/% | 14~18 | 10~14 | 4~8 |

HPMCAS 可溶于丙酮、甲醇、二氯甲烷/乙醇（1/1）和乙醇/水（8/2）中。枸橼酸三乙酯是其最佳增塑剂，用量为 AS-LF 的 15%~20%，AS-MF 和 AS-HF 的 30%。配制水分散体是先将增塑剂溶于水中，另加一些羟丙基纤维素（HPC）使溶解，作分散系统的稳定剂，然后在搅拌下加入 HPMCAS 使分散均匀，最后加入抗黏剂硅酮。表 4-7 为 HPMCAS 的典型包衣液处方。

表 4-7　HPMCAS 的典型包衣液处方

| 供颗粒包衣 | | 供片剂包衣 | |
| --- | --- | --- | --- |
| 材　料 | 含　量 | 材　料 | 含　量 |
| HPMCAS AS-LF | 10% | HPMCAS SM-LF | 10% |
| 枸橼酸三乙酯 | 2% | 枸橼酸三乙酯 | 3% |
| 滑石粉 | 3% | 二氧化钛 | 2% |
| HPC-MF | 0.05% | HPC-MF | 0.05% |
| 水 | 82.95% | 水 | 加至 100% |

近年来也有人将 HPMCAS 作为难溶性药物硝苯吡啶的载体成功制得该药的固体分散体。

（4）交联海藻酸盐

由于开发新的缓释包衣材料获得批准相当困难，一些研究者则着眼于对已批准使用的聚合物进行改造。交联海藻酸盐用作缓释包衣的尝试就是明显的例子。海藻酸钠为水溶性聚合物，常用于片剂制备黏合剂和崩解剂，但其与钙盐作用则与钙离子发生交联，形成的钙盐不溶于水，由此制得的衣膜具控制药物释放速率的能力。例如在流床中进行包衣，以 1％海藻酸钠水溶液与 1.7％氯化钙水溶液同时或交替喷至吲哚美辛和乙酰氨基酚小丸上，带负电的海藻酸钠通过静电作用与钙离子发生交联，在小丸表面形成不溶性膜，膜厚 $100\mu m$ 的小丸释药可持续8h。所成之膜光滑均匀，包衣过程中小丸不发生粘连，改变交联剂用量或膜厚可调节释药速率，处方简单，不像水分散体要加多种稳定剂。因包衣液中含大量水，故包衣过程较长。

除上文介绍的各种包衣材料外，还在研究中的缓释包衣材料尚有以树脂 Rosin 为基础的聚合物；聚己酸内酯 [poly(ε-caprolactone)，PCL]、聚酐（poly-anhydride）和聚富马酸-癸二酸共聚物 [poly（fumaric-co-sebacic）] 等。

虽然上文对各种性能的包衣材料分别单独作了介绍，但为满足不同理化性质药物缓、控释制剂特定地释药要求，以及改善控释膜的成膜或力学性能，除选择合适的成膜材料包衣外，尚可将不同性能的包衣聚合物联合使用。例如将不溶性控释包衣材料按一定比例混合应用将获得所需的释药性能；若药物溶解度随 pH 值升高而降低，致使从控释衣膜中的扩散速度降低，则可在渗透型包衣材料（Eudragit RL/RS）或不溶性包衣材料 EC 中加入肠溶型包衣材料（Eudragit L/S），以弥补药物在肠道中溶解度降低而引起的释药速率的变化。

## 4.7 缓释包衣膜的处方组成

### 4.7.1 包衣水分散体

现将近年常用的缓释包衣水分散体作一简要介绍。

#### 4.7.1.1 乙基纤维素水分散体

乙基纤维素水分散体已有两种商品供应，均为胶乳，如制成氯苯那敏亲水骨架片和包衣液的处方，见表 4-8，包衣液置高效包衣锅内滚动喷雾包衣，可制得以零级速率释药的氯苯那敏控释片。包衣液中固体分散体的含量为 15％，片剂包衣增重为 8％。

表 4-8　氯苯那敏亲水骨架片和包衣液处方

| 亲水骨架片 | | 包衣液（供 10kg 片用） | |
| --- | --- | --- | --- |
| 成　　　分 | 含量/％(g/g) | 成　　　分 | 含量/kg |
| 扑尔敏 | 16.0 | 25％苏丽丝 E-7-7050 | 2.56 |
| 羟丙甲纤维素（4000mPa·s） | 25.0 | 10％欧巴代 YS-1-7066 | 1.60 |
| 乳糖 | 29.5 | 蒸馏水 | 1.14 |
| 微晶纤维素 | 29.5 | | |

#### 4.7.1.2 聚丙烯酸树脂水分散体

前文缓释包衣材料中提到了 Eudragit L 30D-55 和 Eudragit RL 30、Eudragit RS 30D、Eudragit NE 30D 和 Eudragit FS 30D 均分别为含对应聚合物 30％的水分散体，目前均有商品供应。这些水分散体可以是用单体通过乳液聚合得到的胶乳，如 Eudragit L 30D-55；也可以是伪乳胶。常用的缓、控释制剂包衣材料 Eudragit RL 和 Eudragit RS，可用溶剂交换法制成不含乳化剂和稳定剂的胶乳，即将它们溶解在与水不相混溶的有机溶剂中，然后在中速搅拌下将聚合物溶液分散在去离子水中，除去有机溶剂，则形成稳定的胶乳，可制成含 15％Eudragit RL 或 RS 的水分散液，用时应加相当于聚合物重量 10％的增塑剂。Eudragit RL 30D 和 Eudragit RS 30D 均属伪乳胶，内含 0.25％山梨酸，用前需添加 20％的增塑剂，枸橼酸三乙酯是最佳选择。两者混合应用可获得满意释药速率和机械强度的包衣膜，例如用 Eudragit RS 30D/RL 30D(4/1) 制成具一定厚度衣膜的含 80％布洛芬的包衣小丸，体外可连续释药达 24h，而且这种小丸还可压制成片剂，包衣小丸在片剂内保持完整。Eudragit RS 和 Eudragit RL 水分散体混合应用的典型配方（供 1000g 茶碱缓释小丸包衣），见表 4-9。

表 4-9　Eudragit RS 和 Eudragit RL 水分散混合应用的典型配方

| 成　分 | 含　量/g | 成　分 | 含　量/g |
| --- | --- | --- | --- |
| Eudragit RS 30D | 3000 | 滑石粉 | 300 |
| Eudragit RL 30D | 333 | 消泡剂 | 15 |
| 柠檬酸三乙酯 | 200 | 水 | 3362 |

Eudragit NE 30D 与 Eudragit L 30D-55 按 7：3 比例混合包衣制成的缓释小丸，能克服溶解度随 pH 值改变的难溶性药物释药不稳定的缺点，该缓释包衣小丸在 pH1～7 的各种介质中释药相对一致。

#### 4.7.1.3　醋酸纤维素胶乳

可用类似于 Aquacoat 的制备方法制成含固体量达 30％～40％的 CA 水分散体，内含 1.9％十二烷基硫酸钠作稳定剂，用时加适量增塑剂。Vaithiyalingam 等报道了醋酸纤维素丁酯（cellulose acetate butyrate，CAB）的水分散体的理化性质、成膜性质及对药物的通透性。该分散体属一种伪胶乳，含 1％PVA 作稳定剂，制备游离膜时加入一定量二醋酸甘油酯为增塑剂。

另外，胃肠溶包衣材料的水分散体已在前文提及。

### 4.7.2　包衣膜增塑剂及其选择原则

多数包衣材料单独使用很少能满足制剂包衣的要求，单独应用成膜困难而且形成的薄膜包衣往往力学性能差，较脆易断裂，不能获得具良好缓释或控释性能的包衣膜。为改进衣膜的质量，常在包衣处方中添加增塑剂以提高包衣材料的成膜能力，增强衣膜的柔韧性和强度，改善衣膜对底物的黏附状态，甚至可利用不同性质的增塑剂，例如水溶性的、水中难溶或水中不溶的增塑剂来调节包衣膜的释药速率。

聚合物因加入高沸点、低挥发性，并能与聚合物混溶的小分子（$M_w$ 约为 300～500）的液体物质或低熔点的固体物质，而改变其力学性质的行为称为增塑作用，所用的小分子物质称为增塑剂，增塑剂可使聚合物的塑性增加。增塑作用按增塑剂加入的方式和性质可以分为内增塑和外增塑。所谓内增塑是通过共聚合作用来完成的；外增塑作用则是指在包衣溶液或分散液中加入增塑剂来改变衣膜的性质，一般制剂包衣膜的增塑作用多属后一种情况，包衣材料添加增塑剂后，可使聚合物在使用温度范围内具有柔软性、弹性以及黏着性等特点。优良的增塑剂应与聚合物有好的混溶性，即成为热力学稳定的分子分散，否则在衣膜干燥或储存时，小分子物质会形成粒子凝聚在衣膜表面而失去增塑效果。此外增塑剂应能长期保留在衣膜内，并在使用和储存过程中损失越少越好，这就要求增塑剂在化学上稳定、具高沸点和低挥发性，当然还应无毒、无味、无臭、耐寒、耐热、耐光和耐菌性好等。实际上要求一种增塑剂具备以上全部条件是不可能的，因此常将两种或两种以上增塑剂混合使用。

增塑剂的增塑作用是因为它能插入聚合物链间，削弱大分子链间相互聚集的作用，破坏了大分子链间形成的交联结点，从而使聚合物骨架延展和软化，增加运动性和柔性。

这种作用需要一定时间，例如 EC 水分散体中加入增塑剂，聚合物与增塑剂间相互作用所需时间为 5～10h。一般最有效的增塑剂的结构往往类似于它所增塑的聚合物。例如含较多羟基的水溶性纤维素酯类能最好地被含有羟基的小分子物质如甘油、丙二醇和聚乙二醇增塑；而低极性的纤维素酯类则可被小分子有机酯类如枸橼酸和邻苯二甲酸酯类所增塑。选择增塑剂主要是依据增塑剂与聚合物的相容性，相容性反映了增塑剂/聚合物系统的互溶性和亲和性。

### 4.7.3 包衣致孔剂

缓释或控释包衣材料如醋酸纤维素、乙基纤维素和无渗透性的材料硅酮弹性体等制成封闭性的膜时，往往药物无法从片芯或丸芯中溶解、渗透出来，常在这些材料的包衣液中加入一些称为致孔剂的物质，来增加包衣膜的通透性，以获得所需释药速率的包衣制剂。致孔剂多为一些水溶性的物质如 PEG、PVP、蔗糖、乳糖、盐类，以及其他水溶性成膜材料如 HPMC、HPC，或将部分药物加在包衣液中作致孔剂，同时这部分药物又起速释作用。甚至还可将不溶性固体成分如滑石粉、硬脂酸镁、二氧化硅、钛白粉等添加到包衣液处方中，起致孔剂作用。这些固体成分还可起抗黏剂的作用。含致孔剂的缓释包衣与水或消化液接触时，包衣膜上的致孔剂部分溶解或脱落，使膜形成微孔或海绵状结构，增加介质和药物的通透性。

Omari 等利用 Eudragit RL 和 Eudragit RS 结构中的季铵基团在水分散体中离子化的特性，使其与负电荷的乳酸反应，获得改性膜。改性膜力学性能更佳，而且更稳定。药物释放速率和释放量与用有机溶剂包衣所成之膜相比，有所增加。

### 4.7.4 包衣抗黏剂

包衣操作时，特别是以有机溶剂制成的包衣液包制小丸剂、颗粒剂时，粒子往往易于粘连结块，包衣操作困难，耗时长，影响成品的外观、收率以及缓释或控释效果。可在包衣液中加入少量细小的滑石粉、硬脂酸镁、二氧化硅、二氧化钛等。抗黏剂的用量一般为包衣液体积的 1%～3%。

## 4.8 高分子载体辅助的缓、控释药物

### 4.8.1 缓、控释药物种类

缓、控释药物一般适用于半衰期较短的药物，其半衰期一般在 2～8h 之间，制成缓、控释制剂的药物主要有以下几类：抗心律失常药、抗心绞药、降压药、抗组胺药、支气扩张药、抗溃疡药、抗哮喘药、解热镇痛药、抗精神失常药、铁盐、钾盐、镁盐等。而抗菌类药物的一般由于其抗菌效果依赖于峰浓度，故不宜制成控释制剂。

国内开发的缓、控释口服制剂主要有：双氯芬酸钠缓释胶囊、扑尔敏控释胶囊、氢溴酸右旋美沙芬缓片、氨茶碱缓释片、复方苯丙醇右旋胺胶囊（康泰克）、苯乍缓释胶囊、吡喹酮缓释片、布洛芬缓胶囊（芬必得）、酒石美托洛尔缓释片、硫酸亚铁缓释片、氯化钾控制片、碳酸锂缓释片、维生素 $B_6$ 缓解片、硝苯地平缓释片、盐酸地尔硫卓控释片、茶碱缓释片、盐酸维拉帕米缓释片、吲哚美辛控释片、硫酸庆大霉素控释片、萘普生缓释片。

美国药典 23 版收载的品种有：普鲁卡因酰缓释，安定胶囊，磷酸丙吡胺缓解胶囊，硝酸异山梨酯缓释胶囊、盐酸苯丙醇胺缓释胶囊、枸橼酸钾缓释胶囊、盐酸普萘洛尔与双氢氯噻嗪缓释胶囊、盐酸普萘洛尔（心得安）缓释胶囊、盐酸海苯索（安坦）缓释胶囊、阿司匹林缓释片、富马酸亚铁与丁二酸二辛酯磺酸钠缓释片、哌酸甲酯盐酸盐（利他林）、心得平

缓释片，葡萄糖酸奎宁丁缓释片，硝酸异山梨酯缓释片，盐酸苯丙醇胺缓释片等。

国外上市的品种还有心律平缓释片，沙丁胺醇（舒喘灵）渗透泵片，伪麻黄碱渗透泵片，卡马西平缓释片，甲基多巴缓释片，丙戊酸钠缓释片等。高分子药物控制释放体系不仅能提高药效，简化给药方式，大大降低药物的毒副作用，而且纳米靶向控制释放体系使药物在预定的部位，按设计的剂量，在需要的时间范围内，以一定的速度在体内缓慢释放，从而达到治疗某种疾病或调节生育的目的。一次性注射或口服的高分子疫苗制剂的开发，将克服普通疫苗需多次注射方能奏效的缺点，而深受人们的重视。高分子避孕疫苗的研制又将为人类的生育调节提供一个简便、无毒副作用、十分安全的新方法，并有可能成为未来控制人口增长的重要措施。

### 4.8.2　靶向给药系统

靶向给药系统（target-oriented drug delivery system，简称 TODDS）又称靶向制剂，是借助载体、配体或抗体将药物通过局部给药、胃肠道或全身血液循环而选择性地浓集于靶组织、靶器官、靶细胞或细胞内结构的制剂。

靶向控制释放体系包括：①使药物浓集于靶器官、靶组织、靶细胞的释放体系，可提高疗效并降低全身毒副作用；②反应时辰生物学技术与生理节律同步的脉冲式给药；③根据所接受的反馈信息自动调节释放药量的自调式给药，即在发病高峰时期在体内自动释药的给药系统。

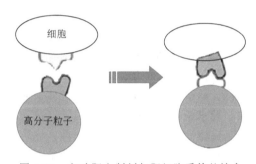

图 4-21　主动靶向制剂与靶细胞受体的结合

靶向控制释放体系又分为主动靶向和被动靶向。被动靶向，即自然靶向，药物以微粒给药系统为载体（micro particles drug delivery systems），通过正常的生理过程运送至肝、脾、肺等器官；主动靶向是指表面经修饰后的药物微粒给药系统，其上连接有特殊的配体，使其能够与靶细胞的受体结合。如图 4-21 和图 4-22 主动靶向制剂的结合。

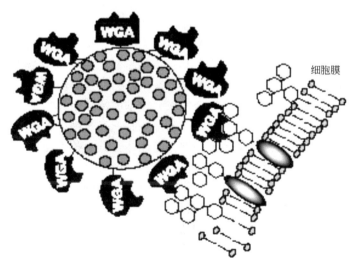

图 4-22　主动靶向制剂与细胞膜受体的结合

靶向给药是一种新型给药方式，根据靶部位存在的受体，在药物载体表面连接与受体特异性结合的配基，可使载体药物具有靶向性。自从1971年，研究人员利用糖类作为配体修饰药物载体，蛋白质为受体实现局部靶向后，人们开始重视糖类化学与给药体系之间的研究。糖类作为配体修饰药物载体的思路来源于细胞本身结构中分子之间的相互作用，多细胞生物的细胞外表面覆盖着一层具有分支的糖链，糖链结构的改变不但影响细胞内的正常状态，而且与很多疾病的发生、发展密不可分。这些改变成为新一代糖类及其复合物修饰药物载体的研究依据。近几年，糖类对靶向给药载体的修饰受到研究人员的普遍关注。

近年来，靶向药物控制释放体系成为医学领域研究的热点。特别是利用药物的顺磁性，在服药后通过体外的强磁场控制制剂的行径，使药物微球浓集和停留在靶区，并产生栓塞，然后局部释放药物，可使欲治疗区药物浓度大为提高。而正常组织受药量极低，这样就降低了药物的毒副作用。提高了疗效，而且通过高分子包裹，可延长药物的生理活性，提高药物的稳定性，使药物的释放达到较为理想的效果。

目前国内靶向控制释放体系的研究主要集中在：药物-糖蛋白受体结合物、药物-抗体结合物白蛋白微球、明胶微球、乙基纤维素微球、白蛋白纳米粒子、聚乳酸纳米粒子等。

### 4.8.3 基因治疗与非病毒基因载体

基因治疗是利用特殊的导入系统将有治疗意义的遗传物质送入人体细胞，表达出需要的多肽和蛋白质，来干预疾病的发生、发展和进程，包括替代或纠正人自身基因结构或功能上的错乱，杀灭病变的细胞或增强机体清除病变细胞的能力等，从而达到治病的目的。基因治疗除了要求特异有效的目的基因外，高效、安全的基因导入系统也是关键因素。基因导入系统分为病毒载体和非病毒载体两种。病毒型载体转染效率高，但也有免疫原性高、潜在的致癌性、目的基因容量小、制备成本高等缺点。非病毒基因导入系统是应用物理和化学的方法，将质粒DNA导入人体细胞，该方法组装基因容量大、毒性低、不易引起插入突变和免疫应答、易于制备，因而国内外的学者们越来越重视非病毒基因导入系统的研究。目前非病毒载体的研究主要集中在裸DNA直接注射或基因枪导入、脂质体/DNA复合物、阳离子聚合物/DNA复合物、微球载体和多肽导向载体等，主要的研究热点是探索载体结构和功能之间的内在关系，通过优化设计提高基因导入效率以及降低毒性等。

阳离子聚合物是一类重要的非病毒基因载体，其传导基因的形式为聚合物/DNA复合物（polyplex）。在生理条件下阳离子聚合物可通过静电作用浓缩DNA形成复合物，再通过内吞作用进入细胞，紧密的复合物可以保护DNA免受核酸酶的破坏，逃脱吞噬泡溶酶体的降解而进入胞浆，最后释放出目的基因或协助其转入细胞核。由于聚合物结构上的可裁剪性，通过合理的分子设计，阳离子聚合物基因载体可获得基因高效转染所需的多种功能，同时具有生物相容性好的特点，因此阳离子聚合物在人类基因治疗中具有很大的潜力。目前研究较多的阳离子聚合物基因载体有聚赖氨酸、聚乙烯亚胺、壳聚糖以及树状聚合物等。

聚赖氨酸是最早被研究的阳离子聚合物类基因载体，其生物安全性优异，然而若单独使用则基因转染效率较低。研究者于1987年首次报道将去唾液糖蛋白与聚-L-赖氨酸连接的偶合物用于肝细胞的基因靶向转移。然而，如果不连接靶向配体、抗体、或添加吞噬泡/溶酶体溶解剂（如氯喹），其基因转染效果比阳离子脂质体差。后有研究表明，用半胱氨酸和色氨酸残基替代聚-L-赖氨酸中的一些氨基酸残基，受胞内二硫键的还原激发释放DNA会在一定程度上增强此复合物的基因转染效果。聚乙烯亚胺（PEI）是目前转染效率最高的聚合物类非病毒载体，然而未经修饰的PEI细胞毒性也最大。PEI含有丰富的阳离子电荷，有利于浓缩DNA及扮演"质子海绵"的作用，破坏吞噬泡帮助DNA进入胞浆。为提高PEI转染效率和降低其细胞毒性，目前有多种改良办法，包括偶联靶向配体、屏蔽 PEI/DNA 颗粒复合物表面的电荷如聚乙二醇（PEG）修饰法等。壳聚糖是一种细胞毒性极小的天然高分子多糖，然而与脂质体相比，壳聚糖介导的转染处于较低水平。Thanou 等用季铵化度为 40% 和 50% 的三甲基低聚壳聚糖，分别与质粒 DNA 形成复合物，研究其对 COS21 和 Caco21 细胞的转染效果，发现其转染 COS21 细胞的能力比低聚壳聚糖好而且无细胞毒性，但是却不能有效提高 Caco21 细胞的转染率。树状聚合物是一类新型的具有高电荷密度的高分子，其介导外源基因进入细胞的机制也为胞吞机制。树状高分子在能有效介导 DNA 转染的浓度水平下未显示出细胞毒性作用。据报道水解后的树状聚合物的基因转染率可增加 50 倍，其原因可能是增加了聚合物的柔韧性，而这种增加的柔韧性对吞噬泡的膨胀至关重要。

## 4.9 缓、控释给药系统研究现状及发展趋势

口服缓、控释给药系统是国内外医药工业发展的一个十分重要的方向。国外在 20 世纪 50 年代末开始研制口服缓、控释制剂，70 年代批准上市的药物品种不断增多，到 90 年代末，上市的该类制剂品种已达 19 类，200 余种，500 多个规格，销售额约占全部制剂的 10%～15%，产生了极大的经济效益和社会效益。我国在 20 世纪 70 年代末 80 年代初开始研制缓、控释制剂，1993 年由国家医药管理局科技教育司主编的《国家级药物制剂新产品开发指南》（第一辑）中共列出了待开发的缓控释制剂为：片剂、颗粒剂 66 个；胶囊、胶丸 5 个；透皮贴剂 8 个。随着科学技术的发展及多学科知识交叉综合应用，近年来缓、控释制剂品种和类型逐年增多，有的品种已产生明显的效益，如中美史克的康泰克缓释胶囊。

到 2003 年 4 月，经国家药品食品监督管理局（SFDA）批准的缓、控释新药有 55 个，其中缓释剂 51 个，控释制剂 4 个。从剂型来分析，其中胶囊剂有 29 个、片剂 21 个、微粒 1 个、小丸 1 个、微丸 1 个，植入型 2 个。批准临床研究的缓、控释新药有 201 个，其中缓释剂 189 个（片剂 110 个、胶囊剂 60 个、混悬剂 1 个、微粒 3 个、小丸 5 个、其他剂型有 8 个），控释剂 12 种（片剂 8 个、胶囊剂 4 个）。

从品种分布来看，国外现行实用的口服缓、控释制剂中，以心血管系统药物、利尿药、神经系统药物和呼吸系统药物为主。我国缓、控释品种主要以心血管类、呼吸系统类、解热镇痛类药物为主，与世界上缓、控释品种的分布基本一致。

从制剂类型来看，主要有：①水凝胶型；②骨架型；③膜控型；④胃内滞留漂浮型；⑤渗透泵型；⑥离子交换控释型等。20 世纪 90 年代，缓、控释制剂在工艺技术上正发展成各具特点又相互结合的三种类型，即定速释放、定位释放和定时释放技术。近年来，随着高分子科学和现代医学、药学、生物学以及工程学的迅速发展，缓、控释给药系统的理论与技术不断完善和发展，口服液体控释系统（oral liquid controlled release system）、脉冲式给药系统（pulsed regulated drug delivery system）、自动反馈释药系统（self-regulated drug delivery system）成为缓、控释给药系统研究的热点领域。

中医药历史悠久，有独特的中医药理论体系，疗效确切。但目前大多数制剂还停留在"粗、大、黑"的阶段，采用先进的制药技术研究开发高效、长效的中药缓、控释制剂是十分必要的，是中药制药工业发展和社会需求发展的必然趋势，也是中药现代化的必然。目前总的来说中药缓释、控释制剂研究比较多，但批准上市的制剂品还很少。中药缓、控释制剂中研究较多的是外用剂型，如青藤碱贴片、复方养阴生肌膜等。

近年来，随着研究水平的不断提高，中药缓、控释制剂从外用制剂（贴剂、膜剂）向口

服缓、控释给药系统（胶囊剂、片剂、微囊、微球等）发展；从单方（如：雷公藤缓释片、青藤碱缓释片）向复方（复方丹参缓释片）发展。在中医药理论指导下，随着新型辅料的开发与应用，借助西药的缓、控释制剂的理论与制备技术，中药缓、控释给药系统的理论和技术体系逐渐形成和完善。

可以说，近年来我国缓释及控释制剂的研发和生产得到很大发展，无论从生产的品种、数量还是从剂型和释放机理的研究等多方面已经大大缩短了与先进国家的距离，但是，作为一类新剂型和新制剂，其生产水平、质量控制和重现性等方面有待提高，方便临床用药的不同剂量和规格还有待发展。

国外对缓、控释制剂已提出了新的发展方向，即从延长药物作用时间、方便用药、平稳血药浓度、减小毒副作用为目标进而以提高病人在疾病状态下的药效为目的。例如硝苯地平渗透片、盐酸地尔硫唑缓释胶囊两种口服制剂都因为利用先进的缓、控释技术达到更理想的药效学性质。针对这一发展目标，研究学者提出，在开发一个新的缓、控释制剂时应考虑如下问题。

① 该制剂能否提高治疗值？即该制剂能否达到治疗需要的释药速度（并非恒释就好）、释药时间（并非延长释放时间就好）及释药部位或靶位？

② 制剂如何达到规定的要求？即对其释药性是否经过优化选择？是否经过了药效学和药理学实验取得了药动学与药效学的相关，特别是在疾病状态下的相关？

③ 该制剂选择的剂型和技术是否与目标特征最适合？是否包括了对药物经济学、方便用药和制定剂量方案等方面的综合考虑。

根据这一目标取得的重要进展是根据疾病治疗时辰药理学发展的定时脉冲缓释系统。例如设计的24h给药1次的美托洛尔迟释脉冲制剂在晚间10时服药，6h后开始缓释药物，在上午8时至12时有最大血药浓度，然后维持有效血药浓度至第二次服药。这对于清晨发作频率最高的偏头痛的治疗无疑优于一般的缓释制剂。盐酸维拉帕米渗透泵片也采用了类似的设计思路，还有研究采用计算机程序控制药物的定时释放。但就目前国内外大多数缓释及新社会释制剂的性质而言，还远不能达到该目标。大量的开发研究工作还未涉及和解决上述问题，尤其对后两个问题还未引起足够重视。缓释及控释制剂的发展对研究开发的深度提出了很高要求，增加了开发难度，在一定程度上增加了开发成本，延长了开发周期，但高质量的产品也必然取得更大社会效益和经济效益。

为了达到方便用药加强患者顺应性，发展1天1次给药的缓释及控释品种是今后的重要趋势。如硫氮卓酮、茶碱、硝苯地平、非洛地平、酮洛芬、伪麻黄碱、硝酸异山梨酯、扑尔敏、萘普生、曲马多、双氯芬酸钠等均有24h给药1次的产品或专利。药物制剂在胃肠道平均驻留时间一般为8~12h，在结肠的停留时间可长达30h。据认为多剂量单位的微丸、微囊、微球释药均匀，安全性高，方便复方制剂的生产，因为容易被胃肠黏膜皱襞滞留而延长驻留时间至16h左右而有利于吸收，作为24h 1次的给药方式是一种比较好的制剂剂型。国内自主开发的微粒缓释制剂品种还不多，24h给药1次的品种更少，虽然其技术和设备比片剂有更高的要求，但目前国内外生产微丸或微粒制剂的设备及技术很多，采用包衣锅、沸腾床、挤出-滚圆离心造粒等均可生产。微粒制剂也是多肽和蛋白质药物口服给药系统的发展方向，值得进一步发展。

胃肠道制剂的驻留时间与胃肠蠕动节律有关，也因饮食而异。但胃、十二指肠、小肠及大肠等部位对药物的吸收能力差异很大，在大肠以下的吸收程度很差。虽然可能有较长的驻留时间，但不同时间内未必有相同有效的吸收。所以开发缓释制剂特别是1天1次的缓释品种有必要充分研究在各肠段的渗透特性，利用和增加药物在大肠、回肠及结肠段的吸收或增加在胃内的释放时间以增加在小肠段的吸收。为了达到该目的发展大量方法、材料和技术，例如在胃内滞留、结肠释药、脉冲释药等给药方式中，加入促吸剂，利用密度较小或较大的黏性、溶胀性辅料作为胃内滞留药物的载体、采用 pH 敏感材料、电解质敏感材料、肠道酶降解材料、定量溶胀、崩解材料等达到结肠释药或脉冲释入等。但很多这些方面的研究还未达到实际应用阶段，目前一些 1 天 1 次的缓控释品种系以保证 1 天药物剂量和缓慢释放及消除为主要手段。剂量小、半衰期长、溶解度适宜且在全肠道吸收好的药物比较容易取得 24h 缓释效果和相对平稳的血药浓度。FDA 最近还批准了一个周效的口服缓释胶囊 PROZAC 用于抑郁症的治疗。

如美国药典对缓、控释制剂所定义的那样，缓、控释制剂具有普通制剂不能提供的、可以提高病人用药顺应性的特点，如减少用药次数。液体口服缓释及控释制剂除具有该优点外，还能方便儿童、老人和吞咽困难病人的用药，改善不良口味。方便用药并不意味这类制剂是简单的剂型或工艺更换，而事实上通常都包含有新颖的设计思想和具有创新或革新的生产工艺。液体类的缓、控释制剂中已有大量专利。以离子交换树脂为基础的美沙芬缓释糖浆已有产品销售，其他产品及正在开发的产品有苯丙醇胺、双氯芬酸钠、可待因、那可汀、扑尔敏、伪麻黄碱、盐酸曲马多等。Pennekinetic 公司计划研究的类似品种达 100 多个，已有 15 个左右进行了开发。在采用离子交换树脂作为缓释药物载体时需要结合浸渍及包衣控释技术，在不含离子的水性液体中可维持长时间的稳定而不泄漏出药物。一些缓释微粒或微囊也可直接制备成混悬剂，如瑞莫必利微囊混悬剂和布洛芬、茶碱等药物的包衣微粒糖浆剂，用作分散介质的是药物的饱和水溶液，阻止了药物从微粒中扩散到水相。该类制剂含有一部分速释剂量，较适合于难溶性药物。其他的一些工艺或技术实际均为服用前临时调配的产品，如采用多层包衣或利用吸附技术制备的微粒，各种方法制备的微囊、微球、缓释乳剂及凝胶制剂等。

据统计，医生给病人处方的药物种类越多，病人服药的顺应性就越差，漏药率越高，治疗效果差，治疗时间长，实际上的医疗支出越大。许多复方制剂受患者欢迎并非是药物有协同作用或疗效更好，主要是因为用药方便，减少了漏药。从提高病人用药顺应性，提高效果，减少花费等立场出发，应大力发展临床上习用的复方制剂。在危、重、急疾病的治疗中强调用药个体化代表了事物特性的一面，而对于许多长期、慢性疾病和一般性疾病，采用非处方药物、常规药物以及复方药物进行治疗代表了事物共性的一面。两方面均不可忽视。在欧美日等先进国家，不仅有大量的普通复方制剂上市，也发展了不少复方缓释及控释制剂，如复方左旋多巴和复方卡比多巴缓释片，复方伪麻黄碱缓释片（含扑热息痛），复方硝苯地平缓释胶囊（含氨酰洛尔或美多洛尔），复方尼索地平缓释片和复方双嘧哒莫（含阿司匹林）缓释胶囊等。正在研究的还有复方沙丁胺醇渗透泵片（含特布它林），复方普萘洛尔（含氢氯噻嗪），复方非洛地平缓释胶囊（含氨酰洛尔或伊那普利）、复方特非那丁（含伪麻黄碱）、复方氯雷他定（含伪麻黄碱）、复方维拉帕米（含特拉多普利）、复方茶碱（含沙丁胺醇）等缓释品种。大多数制剂仅对一种药物进行控释，如硝苯地平、非洛地平、沙丁胺醇等，而另药物系以速释组分存在于制剂中。速释部分药物一般有较长的半衰期或仅需 1 天 1 次给药。

毫无疑问，缓释制剂的开发有很强的经济利益方面的考虑，如延长药物缓释剂型的第二位选择，填充物一般是缓释骨架颗粒或缓释微丸。生产方便、产率高的挤出-离心制丸新技术得到推广，在一定程度上取代了悬浮法制丸包衣工艺。另外，填充小片的缓释胶囊和填充微丸和小片的缓释胶囊也有上市。在缓释片制剂中，水凝胶骨架技术和不溶性聚合物包衣技术较为常用，因为在工艺流程和设备方面与普通片的生产没有太多区别。多层缓释片或包心缓释片面性也比较容易实现工业化生产，尤其适合于复方制剂。渗透泵片对生产技术条件要求相对较高，其中包含新设备的应用，生产效率相对较低，另外由于专利限制，目前只有少数品种。但作为一种创新技术打破了骨架技术和包衣技术专利的限制，利用了完全不同的释药机理指导新制剂的开发，较容易取得恒速释放。与骨架片或膜包衣片相比虽然成本相对提高，但也有其独特的竞争优势。离子交换树脂控释、高分子混熔挤出成型也存在类似的情况，在工艺、机械设备、释药机理等方面的均有创新，成本会有所增加，但随着高技术平台的建立，长期效益必然增加。缓、控释制剂的创新包括两个方面，一方面是药物缓释及控释制剂的首次开发，另一方面是同种药物有多种不同的缓释、控释剂型或采用不同的创新工艺技术，或者具有不同的释放特点及治疗特点等的二次开发。在美国 FDA 批准的缓释和控释品种中二者都是比较普遍的现象，尤其是后一种创新，是一种鼓励在专利过期后创新的机制。我国具有自主知识产权的创新缓释和控释制剂很少，原因是，开发者从眼前的经济效益考虑较多，热心于仿制以求达到短平快目标，严重阻碍了在剂型、工艺、释放机理等方面的创新，开发全新的缓释及控释制剂相对较高的投入、时间消费和技术难度使研发者却步。动物药物代谢动力学可能只是这类开发的一项要求，要达到理想的体内缓释效果，还可能需要大量的胃肠道渗透性研究、药动学及药效学相关性研究以确定合理的设计基础。

## 习　题

1. 药物缓释制剂和控释制剂的差异是什么？
2. 为什么有些药物常规制剂要改为缓释、控释制剂，这对病人有什么好处？
3. 缓、控释制剂释药主要原理是什么？
4. 缓、控释制剂设计时应考虑的主要影响因素有哪些？
5. 缓、控释制剂的主要类型有几种？
6. 结肠定位给药、释药系统的主要原理是什么？
7. 高分子材料制备药物缓、控释制剂的主要目的是什么？
8. 举例说明天然高分子药用材料。

## 参 考 文 献

[1] Ceoffrey K, et al. Sustained Relief of Chronic Pain. Clinical Pharmacokinet, 1998, 5 (3): 173-190.

[2] Moonlenar F, et al. Clinical efficacy, safety and pharmacokinetics of a newly developed controlled release morphine sulphate suppository in patients with cancer pain. Eur J clin Pharmacol, 2000, 56: 219-223.

[3] Wong P S L, Barclay B L, Deters J C, et al. Osmotic device for administering certain drugs: US, 4765989. 1988-08-23.

[4] Barclay B L, Wong P S L, Wright J D, et al. Dosage form for administering nilvadipine for treating cardiovascular symptoms: US, 4902514. 1990-02-20.

[5] Ayer A D, Swanson D R, Kuczynski A L. Dosage form for treating cardiovascular diseases: US, 4950486. 1990-08-21.

[6] Theeuwes F. Osmotic system for delivering selected beneficial agents having varying degrees of solubility: US, 4111201. 1978-09-05.

[7] 丁富新，江田民，昝佳，等. 功能高分子在新型给药系统中的应用. 精细化工，2004，21 (12): 937-943.

[8] Rodriguez M, Vila-Jato J L, Torres D. Design of a new multiparticulate system for potential site-specific and controlled drug delivery to the colonic region. J Controlled release, 1998, 55 (1): 67-75.

[9] Lorenzo-Lamosa M L, Remunan-Lopez C, Vila-Jato J L, et al. Design of microencapsulated chitosan microspheres for colonic drug delivery. J Controlled Release, 1998, 52 (122): 109 -118.

[10] Aiedeh K, Taha M O. Synthesis of chitosan succinate and chitosan phthalate and their evaluation as suggested matrices in orally administered colon-specific drug delivery systems. Arch Pharm, 1999, 332 (3): 103-110.

[11] Wakerly Z, Fell J T, Attwood D, et al. Studies on drug release from pectin/ ethylcellulose film-coated tablets: A

potential colonic delivery system. Int J Pharm, 1997 (153): 219-226.

[12] 陆彬. 药物新剂型与新技术. 北京：人民卫生出版社，1998.

[13] 张幼珠，吴徵宇，田保中，等. 抗菌药物丝素膜的研制及应用. 蚕业科学，1999，25（4）：242-245.

[14] Rujiravanit R. Preparation and characterization of microwave-treated carboxymethyl chitin and carboxymethyl chitosan films for potential use in wound care application. Macromol Biosci, 2005, 5 (10): 1001-1012.

[15] 卢霞，应国清，应雪肖. 壳聚糖在药物缓释中的应用. 药物生物技术，2006，13（3）：233-236.

[16] 王春，杨连生，扶雄. 水溶性壳聚糖纳米粒子的制备及其 BSA 载药性能. 化工进展，2006，25（12）：1431-1435.

[17] Berthold A, et al. Preparation and characterization of chitosan microspheres as drug carrier for prednisolone sodium phosphate as model for anti-inflammatory drugs. Virolog, 1993, 193 (1): 329-339.

[18] Hejazi R, Amiji M. Stomach-specific anti-H. pylori therapy Part Ⅲ: Effect of chitosan microspheres crosslinking on the gastric residence and local tetracycline concentrations in fasted gerbils. International Journal of Pharmaceutics, 2004, 272 (1-2): 99-108.

[19] Gupta P K, Hung C T, et al. Magnetically controlled targeted micro-carrier systems. Life Sci., 1989, 44: 175.

[20] Wein B B, Gunther R W, et al. Embolization with gelatin-impregnated microspheres. Röfo Fortschritte Auf Dem Gebiete Der Röntgenstrahlen Und Der Nuklearmedizin, 1998, 168 (2): 171-174.

[21] Bendszus M, Klein R, Burger R, et al. Efficacy of trisacryl gelatin microspheres versus polyvinyl alcohol particles in the preoperative embolization of meningiomas. AJNR AmJ Neuroradiol, 2000, 21: 255-261.

[22] 王彦卿，张朝平，等. 磁性明胶载药微球的制备及体外释药研究//中国功能材料及其应用学术会议，2004.

[23] 陈慧云，王建华，等. 高分子材料纤维素醚类衍生物在缓释制剂辅料中的应用. 材料导报，2005，19（7）：48-60.

[24] 刘袖洞，何洋，刘群. 微胶囊及其在生物医学领域的应用. 科学通报，2000，45（23）：2476-2483.

[25] 梁治齐. 微胶囊技术及其应用. 北京：中国轻工业出版社，1999.

[26] Houjou T, Nakan I O, et al. Oral sustained-release cisplatin capsul. J Pharm Pharmacol, 1996, 48 (5): 474-478.

[27] Pather S I, et al. Sustained release theophylline tablets by direct compression Part 1: Formulation and in vitro testing. International Journal of Pharmaceutics, 1998, 164 (s1-2): 1-10.

[28] 李宴，杨延莉，等. 卡波姆及其在药剂学上的应用. 解放军药学学报，2002，18（2）：91.

[29] Belen P M, Ford J L, Armstrong D J, et al. Influence of pH on the release of propranolol hydrochloride from matrices containing hydroxypropylmethylcellulose K4M and Carbopol 974, J Pharm Sci, 1996, 85 (3): 330-334.

[30] Sastry S V, Reddy I K, Khan M A. Atenolol gastrointestinal therapeutic system: Optimization of formulation variables using response surface methodology. J Controlled Release, 1997, 45 (2): 121-130.

[31] 殷景华，等. 功能材料概论. 哈尔滨：哈尔滨工业大学出版社，1999.

[32] 高长有，马列. 医用高分子材料. 北京：化学工业出版社，2006.

[33] 日本高分子学会. 医疗机能材料. 共立出版株式会社，1990.

[34] 俞跃庭. 生物材料导论，天津：天津大学出版社，2001.

[35] 叶蕾，张健翔，张理星，等. 药物控制释放体系的应用进展. 山东医药工业，2002，21（6）：19-21.

[36] 张淑慧，张淑群，陈涛，等. 基于糖及其偶联物的靶向给药体系. 肿瘤防治研究，2007，34（02）：157-160.

[37] Temin H M. Safety consideration in somatic gene therapy of human disease with retrovirus vectors. Human Gene Therapy, 1990, 1 (2): 111-123.

[38] Laporte L D, Rea J C, Shea L D. Design of modular non-viral gene therapy vectors. Biomaterials, 2006, 27: 947-954.

[39] 郭妍，徐宇虹，顾健人. 阳离子聚合物载体在体内基因治疗中的应用. 中国肿瘤生物治疗杂志，2004，11：235-238.

[40] Thanou M, Florea B I, Geldof M, et al. Quaternized chitosan oligomers as novel gene delivery vectors in epithelial cell lines. Biomaterial, 2002, 23 (1): 153-159.

[41] Roberts J C, Bhalgat M K, Zara R J. Preliminary biological evaluation of polyamidoamine (PAMAM) starburst dendrimers. J Biomed Mater Res, 1996, 30 (1): 53-65.

[42] Tang M X, Redemann C T, Szoka F C. In vitro gene delivery by degraded polyamidoaminedendrimers. Bioconjug Chem, 1996, 7 (6): 703-714.

# 第5章　血液净化用高分子材料

血液净化是把血液引出体外，通过一个净化装置清除血液中的某些致病物质（毒素），和/或补充营养成分到血液中，达到净化血液，治疗疾病的目的。血液净化的目的和意义就在于它能治疗与血液相关的疾病，包括肾脏方面的疾病（如肾衰竭）、肝脏方面的疾病，正常血浆成分发生变化而带来的血液性或免疫性疾病（如巨球蛋白血症，多发性骨髓瘤、风湿性关节炎等）以及配合其他治疗方式而进行的血液净化。同时，血液净化（主要是血液灌流）还用于治疗急性药物和毒物中毒。

众所周知的血液透析就是最重要的一种血液净化方式，血液净化还包括血液滤过、血液灌流和血浆置换等。血液透析治疗可替代肾脏功能，治疗急、慢性肾衰竭，也就是通常所说的人工肾治疗。人工肾是应用最广泛、疗效最显著的人工器官之一。制造人工器官的材料包括金属材料（如不锈钢）、无机非金属材料以及有机高分子材料。从这些材料使用量看，有机高分子材料占据了相当大的比例。有机高分子材料中，有合成高分子材料和天然高分子材料之分，且各有其优点和弱势。

生物医用高分子材料种类庞大，已获得应用的材料品种上百种，制品超过 2000 种，而且其耗用量每年在以 10%～15% 的速度增长。可以说，几乎没有什么人工器官中没用到生物医用高分子材料的。此外，每种材料都有广泛的应用，如作为人工器官的制备材料，制作医疗器械的材料，和药用原料或材料等。

在血液净化中还经常采用吸附方式。吸附主要有非特异和特异性吸附。活性炭和离子交换树脂是常用的非特异性吸附剂，其中活性炭制作成的血液灌流器又称为人工炭肾。特异性吸附是利用生物学的相互作用，或者化学的相互作用，只对某些特定的物质具有选择性吸附功能。

本章以血液净化用高分子材料为主要种类，对其所使用的高分子材料进行阐述。

## 5.1　血液净化技术

血液净化治疗，主要包括血液透析（hemodialysis，HD），血液滤过（hemofiltration，HF），连续性动静脉血液滤过（continuous arteriovenous hemofiltration，CAVH，又叫脉管滤过），血液透析滤过（hemodiafiltration，HDF），血浆分离（plasmapheresis，PP，又叫血浆置换），直接血液灌流（direct hemoperfusion，DHF）和腹膜透析等。另外人工肺（artificial lung）和人工肝（artificial liver）也是血液净化方式。

近年来，血液净化技术层出不穷，例如血浆置换、血液灌流技术的应用，对于治疗内源性与外源性中毒、免疫性疾患以及器官移植等方面起着积极的推动作用，使患者的成活率成倍提高；急性药物与毒物中毒、系统红斑狼疮、类风湿、血友病等多种过去认为不能治愈的疾患得到了有效治疗，保障了人民的健康，推动了医学科学的发展，受到国内外医学界的广泛重视。

### 5.1.1　血液净化的方式

血液净化技术，广义上讲，是所有能够使血液得到净化的技术的通称。不仅包括最常见的血液透析，也包括人工肺和人工肝辅助装置。见表 5-1。

**表 5-1　血液净化技术分类**

| | | 常规血液透析 | |
|---|---|---|---|
| 血液净化技术 | 人工肾技术 | 血液透析（HD） | 常规血液透析 |
| | | | 高通量血液透析 |
| | | 血液滤过（HF） | 常规血液滤过 |
| | | | 连续动-静脉血液滤过（CAVH） |
| | | | 连续静-静脉血液滤过（CVVH） |
| | | 血液透析滤过（HDF） | |
| | | 人工炭肾或血液灌流 | |
| | 血浆分离技术 | 血浆分离或一级分离 | 血浆置换 |
| | | 血浆成分分离或二级分离 | |
| | 人工肺技术 | 氧合器 | |
| | 人工肝辅助装置 | 或人工肝支持系统 | |
| | 其他血液净化技术 | 吸附分离 | |

（1）人工肾

人工肾（artificial kidney）是治疗终末期肾病——尿毒症的一种方法。它的基本技术概念是将病人的血液引出体外，通过人工肾装置，清除血液中过多的水分、代谢废物、致病因子、毒素，再将净化后的血液回输体内，达到人体内环境的平衡，从而维持人体代谢的正常进行，维持生命。人工肾治疗方法所使用的最重要的设备是"人工肾"，人工肾模拟了人体肾脏的功能。

血液透析型（HD）：能有效除去低分子毒物，如尿素、肌酐等，广泛用于肾衰竭病人，是目前应用最多最广的。

血液滤过型（HF）：对除去中分子毒物，如 $\beta_2$ 微球蛋白、$V_{B12}$ 有极高的效率，但对去除低分子效率不高。

血滤透析滤过（HDF）：对除去低分子和中分子量的毒物都很有效。

连续动静脉血滤（CAVH）：小型连续的血液滤过，利用的是动静脉压差。

连续静静脉血滤（CVVH）：国内临床上尚未正式使用，但已有报道。

人工炭肾（血液灌流）：利用活性炭的吸附作用，除去血液中的毒物，达到血液净化的目的。

血液净化治疗技术中，血液透析是目前应用最广泛的一种人工器官和血液净化装置。透析型人工肾由透析器及透析液组成，透析器的核心是一层半透膜，可允许低分子物质如电解质、葡萄糖、水及其他代谢废物（如尿素）等通过，血细胞、血浆蛋白、细菌、病毒等则不能通过，从而调节机体电解质、体液和酸碱平衡，维持内环境的相对恒定。主要应用于急、慢性肾功能衰竭和急性药物、毒物中毒等。

（2）血浆分离

血浆分离（plasmapheresis）是对患某些疾病病人的血液进行整体处理，将其血浆分出，然后从血浆中除去致病的大分子蛋白质，用以治疗某些难于医治的血液和免疫性疾病。血浆分离与血浆交换（或血浆置换）是同一含义，其治疗原理是用正常血液或/和血浆替代液将病人血液中含致病物质的等量血浆置换，或对分离出的血浆进行二次滤过，去除致病物质并将富含白蛋白的有用血浆输回给病人，从而达到治疗的目的。

血浆分离（血浆一级分离）：是将血液中的血细胞和血浆分离开来。它在血浆置换治疗、双重血浆滤过治疗、单采血液中的血浆用于制备血液制品中都非常有用。

血浆成分分离（二级分离）：是将血液中分离出的血浆进行再分离，除去血浆中的致病因子，如巨球蛋白血症病人血浆中的 IgM 等。

（3）人工肺

人工肺（artificial lungs），又称氧合器（oxygenator），主要分为膜式和鼓泡式，目前膜式人工肺占主导地位，因此又称作体外膜肺。

膜式人工肺，又称为膜式氧合器。是根据生物肺泡气体交换原理设计的一次性使用医疗器械，是 20 世纪医学与人类健康进步的显著标志之一，是目前最接近人体肺功能的人工器官。膜式人工肺利用透气的薄膜来完成血液中氧气和二氧化碳的气体交换，是生命科学与现代生物技术完美结合的高科技产品。它主要用于心脏直视手术中，在实施体外循环时，短时间内替代人体肺功能，进行血液载合并排除二氧化碳，是在心脏手术中用于氧合静脉血液的装置。

（4）人工肝辅助装置

人工肝（artificial liver）是指借助体外机械、化学或生物性装置，暂时替代或部分替代肝脏功能，从而协助治疗肝功能不全，肝功能衰竭或相关疾病的方法。由于人工肝以体外支持和功能替代为主，故又称人工肝支持系统（ALSS）。

### 5.1.2  血液净化用高分子材料

在血液净化所使用的材料中，大部分是高分子材料，尤其是目前所使用的膜式血液净化器中，几乎全部使用医用高分子材料。只有在血液灌流中目前以活性炭为主。在血液净化器中起主要和关键作用的是血液净化器中的管式膜、平板膜和中空纤维膜，由于中空纤维膜具有体积小、有效面积大等特点，目前逐步替代其他类型。下面对膜材料进行讨论。

（1）理想膜材料的特性

目前市场上的透析膜材料多数是天然高分子材料纤维素，包括再生纤维素及其衍生物。纤维素是 20 世纪 30 年代开始出现的，将纤维素（cellulose）溶于 $NaOH-CS_2$ 溶液中，在酸溶液中形成膜，这种再生纤维素膜称为赛璐玢（cellophane）。迄今为止，再生纤维素仍是制造透析膜的基本材料。近年来不断研制出新的膜材料，理想透析膜材料的特点如下。

① 弥散对流特性（eliffusive-convective）  包括对小分子物质有高度弥散性，特别是对磷酸盐，还可以选择性渗透中分子物质及 $\beta_2$-微球蛋白等分子量较大的特殊毒性物质。

② 血液相容性  不凝血；不激活补体；与有核细胞及其释放的单核因子（monokine）和酶不发生反应；对血细胞无损害作用（如溶血）。

③ 黏附蛋白特性，选择性黏附  黏附蛋白一般会影响膜的弥散能力，但选择性吸附白蛋白可提高膜的生物相容性，吸附纤维蛋白质会产生凝血；黏附 $\beta_2$-微球蛋白可依靠透析清除，黏附会干扰血浆成分和减少血中药物浓度。

④ 物理性质  物理性能稳定，不易破裂，无颗粒释放，不同压力梯面下物质转运稳定。有一定顺应性。

（2）常用膜材料的特点

　　膜材料主要有两大类：天然高分子和合成高分子。通过改善膜的化学结构，合成新的聚合物，可以研制出理想的膜材料。

　　膜的化学结构多样性反映了不同的理化特点，如同溶质相互作用的特点。通常与临床有关的两种理化特性是膜的亲水性和膜所带的电荷。

　　① 亲水性可以衡量膜的吸湿性，取决于膜材料化学基团与水的相互作用，如羧基、氨基或羟基可通过氢键与水结合。

　　亲水性差，吸附蛋白量多；但是吸附蛋白并非只有副作用；亲水性不同，膜对湿度反应也不同，过湿时，膜的厚度会增加，如铜仿膜在水中厚度加倍。

　　② 膜带电荷的影响。在水中，材料终端基团离解为离子，其中有正离子，也有负离子，膜表面的电荷绝对值取决于各种基团电离平衡，同时受到黏附蛋白电荷的影响。电荷对小分子溶质影响不大，但可以影响大分子物质的筛分系数。

　　膜的断面结构有对称和非对称之分。对称膜两侧有匀称和相似的结构；非对称膜一般是内侧为致密的表层，外侧是具有支撑作用的多孔层。表 5-2 列出了血液净化常用膜材料。

表 5-2　血液净化常用膜材料

| 用途 | 膜材料 | 主 要 分 子 结 构 | 膜形态 | 制造方法 |
|---|---|---|---|---|
| 血液透析及滤过膜 | 再生纤维素（铜仿、纤维素、脱醋酸纤维素） | | 中空平板 | 湿法 |
| | 双醋酸纤维素（CDA） | | 中空 | 湿法,熔融 |
| | 三双醋酸纤维素(CTA) | | 平板 | 湿法,熔融 |
| | 丙烯腈-丙烯共聚物 | $\begin{bmatrix} CH_2-CH \\ \quad\ \ \ CN \end{bmatrix}\begin{bmatrix} CH_2C(CH_3) \end{bmatrix}$ | 中空,平板 | 湿法,熔融 |
| | 聚甲基丙烯酸甲酯（PMMA） | $\begin{bmatrix} CH_2C(CH_3) \\ \quad\ \ COOCH_3 \end{bmatrix}$ | 中空 | 干-湿法 |
| | 乙烯-乙烯醇共聚物（EVAL） | $\begin{bmatrix} CH_2-CH_2 \end{bmatrix}\begin{bmatrix} CH_2-CH \\ \qquad\ \ OH \end{bmatrix}$ | 中空 | 湿法 |
| | 聚砜(PSF) | $\begin{bmatrix} CH_3 \\ C \\ CH_3 \end{bmatrix}$ 与苯环-砜基-苯环结构 | 中空 | 干-湿法 |

续表

| 用途 | 膜材料 | 主要分子结构 | 膜形态 | 制造方法 |
|------|--------|--------------|--------|----------|
| 血液透析及滤过膜 | 聚醚砜(PES) | $\left[-O-\left\langle\bigcirc\right\rangle-\overset{\overset{O}{\|}}{\underset{\underset{O}{\|}}{S}}-\left\langle\bigcirc\right\rangle-\right]$ | 中空 | 干-湿法 |
| | 聚酰胺(PA) | $\left[-OC-\left\langle\bigcirc\right\rangle-CO-NH-CH_2-\overset{R_1}{\underset{R_2}{C}}-CH_2-\overset{R_3}{\underset{R_4}{C}}-(CH_2)_2-NH-\right]$ | 中空 | 湿法 |
| | 聚碳酸酯-环氧乙烷共聚物 | $\left[-O-\left\langle\bigcirc\right\rangle-\overset{CH_3}{\underset{CH_3}{C}}-\left\langle\bigcirc\right\rangle-OCO-\right]\left[CH_2-CH_2-O\right]$ | 中空,平板 | 干-湿法 |
| 血浆分离和成分分离 | 再生纤维素 | (葡萄糖结构单元) | 中空,平板 | 湿法 |
| | 聚乙烯醇(PVA) | $\left[-H_2C-\overset{H}{\underset{OH}{C}}-\right]$ | 中空 | 湿法 |
| | 乙烯-乙烯醇共聚物(EVAL) | $\left[-CH_2-CH_2-\right]\left[CH_2-\overset{}{\underset{OH}{CH}}-\right]$ | 中空 | 湿法 |
| | 聚甲基丙烯酸甲酯(PMMA) | $\left[-CH_2\overset{}{\underset{COOCH_3}{C(CH_3)}}-\right]$ | 中空 | 干-湿法 |
| | 聚乙烯(PE) | $\left[-H_2C-CH_2-\right]$ | 中空 | 熔融 |
| | 聚丙烯(PP) | $\left[-H_2C-\overset{}{\underset{CH_3}{CH}}-\right]$ | 中空 | 熔融 |
| | 聚砜(PSF) | $\left[-\overset{CH_3}{\underset{CH_3}{C}}-\left\langle\bigcirc\right\rangle-\overset{\overset{O}{\|}}{\underset{\underset{O}{\|}}{S}}-\left\langle\bigcirc\right\rangle-\right]$ | 中空 | 干-湿法 |
| | 聚醚砜(PES) | $\left[-O-\left\langle\bigcirc\right\rangle-\overset{\overset{O}{\|}}{\underset{\underset{O}{\|}}{S}}-\left\langle\bigcirc\right\rangle-\right]$ | 中空 | 干-湿法 |
| 人工肺(氧合器) | 聚丙烯(PP) | $\left[-H_2C-\overset{}{\underset{CH_3}{CH}}-\right]$ | 中空 | 熔融 |

（3）国内外常用血液净化器（主要是血液透析器）类型及主要特性指标

不同企业生产的血液透析器其性能指标略有差异。目前生产中空纤维膜血液透析器的主要企业包括：欧洲的费森尤斯、贝朗、金宝、贝尔克；美国的百特；日本的尼普诺、旭化成、东丽；中国的威高、朗生、欧赛、佩尼、贝恩。表 5-3 列出了不同企业生产的血液净化器的主要特性指标。

**表 5-3 血液净化器类型及主要特性指标**

| 型 号 | 膜 | 超滤系数 Kuf /[mL/ (mmHg·h)] | 血室容积 /mL | 有效面积 /m² | 消毒方法 | 清除率($Q_B$=200mL/min) | | | |
|---|---|---|---|---|---|---|---|---|---|
| | | | | | | 尿素 | 肌酐 | 磷酸盐 | $V_{B12}$ |
| Asahi | | | | | | | | | |
| AM-65U-SD | CR(10) | 7.7 | 75 | | Gamma | 190 | 171 | 152 | 73 |
| AM-40M-SD | CR(10) | 3.1 | 48 | | Gamma | 168 | 143 | 116 | 40 |
| AM-65H-SD | CR(10) | 6.2 | 75 | | Gamma | 186 | 167 | 145 | 66 |
| PAN250 | PAN(55) | 54 | 120 | 1.8 | ETO | 174 | 147 | | 115 |
| Baxter | | | | | | | | | |
| CF15.11 | CU(11) | 4.2 | 76 | 1.1 | ETO | 173 | 139 | | 46 |
| CA 110 | CA(15) | 5.3 | 80 | 1.1 | ETO | 176 | 144 | 103 | 52 |
| CT 190G | CTA(15) | 36 | 114 | 1.9 | Gamma | 192 | 182 | 182 | 137 |
| Braun | | | | | | | | | |
| CE 1400 | CU(7.5) | 5.9 | 67 | 1.35 | ETO | 184 | 156 | 135 | 45 |
| HE 1400 | H(7.5) | 7.4 | 83 | 1.36 | ETO | 185 | 165 | 139 | 47 |
| Cobe | | | | | | | | | |
| CS 300 | CU(8) | 4.5 | 47 | 0.8 | ETO | 160 | 139 | 117 | 41 |
| CS-400HG | H(6.5) | 5.9 | 47 | 0.9 | Gamma | 177 | 161 | 138 | 57 |
| Fresenius | | | | | | | | | |
| E3S | CU(8) | 5.1 | 77 | 1.25 | Steam | 182 | 162 | 146 | 52 |
| F3 | PSf | 1.7 | 30 | 0.35 | ETO | 125 | 95 | 50 | 20 |
| F6 | PSf | 5.5 | 83 | 1.2 | ETO | 183 | 162 | 130 | 56 |
| F40 | PSf | 20 | 44 | 0.65 | ETO | 165 | 140 | 138 | 75 |
| F60 | PSf | 40 | 83 | 1.2 | ETO | 185 | 172 | 170 | 118 |
| F80 | PSf(40) | 60 | 120 | 1.8 | ETO | 192 | 180 | 177 | 136 |
| Gambro | | | | | | | | | |
| GFE 15 | CU(8) | 6.4 | 85 | 1.5 | ETO | 182 | 162 | 145 | 56 |
| GFS Plus 12 | H(8) | 3.8 | 80 | 1.3 | Steam | 180 | 156 | 160 | 60 |
| Polyflux 160 | PAN(50) | 65 | 115 | 1.6 | ETO | 183 | 172 | 162 | 122 |
| Nipro | | | | | | | | | |
| FB-90A | CA(15) | 6.4 | 60 | 0.9 | ETO | 176 | 151 | | 57 |

续表

| 型　号 | 膜 | 超滤系数 Kuf /[mL/ (mmHg·h)] | 血室 容积 /mL | 有效 面积 /m² | 消毒方法 | 清除率($Q_B$=200mL/min) | | | |
|---|---|---|---|---|---|---|---|---|---|
| | | | | | | 尿素 | 肌酐 | 磷酸盐 | $V_{B12}$ |
| Terumo | | | | | | | | | |
| 　C12W | CR(12) | 6.1 | 88 | 1.2 | Steam | 179 | 154 | 126 | 61 |
| Toray | | | | | | | | | |
| 　B1-1.6H | PMMA | 11.6 | | 1.63 | Gamma | 186 | | | 124 |
| 　B2-1.0H | PMMA | 2 | | 1.03 | Gamma | 167 | | | 61 |
| 　BK-2.1U | PMMA | 19 | 164 | 2.1 | Gamma | 194 | 179 | | 125 |
| 成都欧赛 | | | | | | | | | |
| 　OCI-HD150 | PES | 48 | 95 | 1.5 | Steam/ Gamma | 190 | 186 | 183 | 152 |
| 　OCI-HD180 | PES | 51 | 108 | 1.8 | Steam/ Gamma | 193 | 188 | 186 | 157 |
| 　OCI-HD200 | PES | 55 | 123 | 2.0 | Steam/ Gamma | 195 | 192 | 189 | 160 |

# 5.2　血液透析

## 5.2.1　血液透析的基本原理和设备

### 5.2.1.1　人体肾脏与血液透析原理

（1）肾脏与人工肾

人体的肾脏有两个，重量为 120~150g。每个肾脏约有 100 万个肾单位，肾单位包括肾小球和肾小管，肾小球主要是滤过作用，而肾小管主要有重吸收功能。肾小球的滤过率约125mL/min，每天 24h 约为 180L。肾小管将滤过液中大部分水、电解质、葡萄糖以及其他小分子物质等有用物质吸收入血液，每天仅排出尿量约 2.0L。

人体肾脏的功能如下。

① 排泄功能。排除体内蛋白质代谢终末产物，主要是尿素，每天约 30g，其次有氨基酸、尿酸、肌酐、肌酸和氨等，其相对分子质量分别为：尿素 60，肌酐 113，尿酸 168，均属小分子范畴。分子量在 350~5000 称中分子物质。尿中的中、小分子蛋白 0.2~0.8g/L。

② 调节体液平衡。

③ 调节电解质平衡，主要是 $Na^+$、$K^+$、$Mg^{2+}$、$Ca^{2+}$、$HCO_3^-$、$Cl^-$ 和无机盐。

④ 调节酸碱平衡，人体 pH 值为 7.35~7.45，依靠 $HCO_3^-$ 和 $H^+$ 进行调节。

⑤ 分泌生物活性物质——肾素，对血管有重要调节作用。

人工肾是人工器官中发展最早和目前比较成熟的人工器官，但只能起到排泄部分代谢产物和水分，以及调节电解质和酸碱平衡的作用。因此肾脏功能完全丧失后，仅靠透析是不能达到正常人的生存质量的，血滤在理论上比血液透析较接近人体肾脏的生理功能，它通过对流转运来排出废物和水分（超滤），同时还要输入体内一些成分近似于细胞外液的液体，这两点近似于人体肾脏肾小球的滤过和肾小管的重吸收作用。但是血液滤过应用仅有几十年的历史，长期应用存在哪些缺点，尚需进一步证实，可以肯定血滤不会完全替代血透。目前新的人工肾技术——血液透析滤过已经在临床使用，它是利用了血透和血滤的优点，有效去除中、低分子物质，但仍需补充液。

人工肾今后发展方向：①透析膜（滤过膜），研制一些生物相容性更好，能选择清除某些毒素及具有抗凝特性以及透析效率更高的膜；②血液及透析液监视装置，更趋于准确、安全和自动化的机器。

（2）血液透析原理

透析是指溶质从半透膜的一侧透过膜至另一侧的过程，任何天然的（如腹膜）或人造的半透膜，只要该膜含有使一定大小的溶质通过的孔径，那么这些溶质就可以通过扩散和对流从膜的一侧移动到另一侧。人体内的"毒物"包括代谢产物、药物、外源性毒物，只要其原子量或分子量大小适当，就能够通过透析清除出体外。其基本原理是扩散和对流。扩散就是半透膜两侧液体各自所含溶质浓度梯度及它所形成的不同渗透浓度，溶质从浓度高的一侧通过半透膜向浓度低的一侧移动。对流也称超滤，是指溶质和溶剂因透析膜两侧的静水压和渗透压梯度不同而跨膜转运的过程。

透析治疗设备常称为人工肾。原理是使透析液与病人血液用半透膜隔开，按浓度差相互渗透，使病人的电解质和酸碱度恢复正常，并排出代谢产物，维持病人生命。目前，半透膜均使用具有一定孔径的中空纤维膜。患者的血液在中空纤维中向一侧流动，一种称为透析液的水溶液在中空纤维外向相反方向流动。血液中的小分子废物通过血液透析膜（中空纤维壁）进入到透析液中。为了防止某些盐类等有用的物质随着废物离开血液，透析液中的酸碱度和渗透压应与血液中的基本相同。血液从患者臂部或腿部的血管通路流入人工肾，经过人工肾得到净化后，又流回静脉。患者的血液要流经人工肾许多次之后，才能除去大部分的小分子废物。

血液透析对清除因肾功能衰竭所产生的有害物质和纠正水电解质酸碱失衡有较好的效果。血液透析常用于治疗急性肾功能衰竭、慢性肾功能衰竭和药物中毒，配合肾移植治疗。目前全世界每年有数十万肾衰病人在依赖透析维持生活，血透的长期存活率不断提高，五年存活率已达到 70%～80%，其中约一半病人可恢复劳动力。人工肾透析治疗急慢性肾衰不失为一种好的方法。

进行血液透析时，是利用超滤压和渗透压两种压力达到排出血液中大量水分的目的。因此血液透析的原理是利用超滤和渗透现象和半透膜的溶质弥散作用，对血液的质和量进行调节。

超滤压是膜两侧的压力之差（一般是分别在膜两侧施加正压和负压），此时，超滤压是二者绝对值之和。

弥散作用，即溶质分子的扩散运动情况。

血液透析的基本原理如图 5-1 所示。

### 5.2.1.2　血液透析器

（1）透析器的种类及特点

透析器的种类有平板型（标准平板型——kill，积层平板型——parallel plate）、蟠管型（coil）、中空纤维型（hollow fiber）。

平板型和蟠管型的优点：血流阻力小。缺点：预充量多；易破膜、漏血。

中空纤维型的优点：容积小，体外循环量小；耐压力强，破损率低；清除率和超滤率高；残余血量少；复用方便，复用次数多。缺点：纤维内易凝血；空气进入纤维内不易排除，故影响透析效率。中空纤维膜血液透析器如图 5-2。

（2）高流量透析器（high flux dialyzer，HFD）

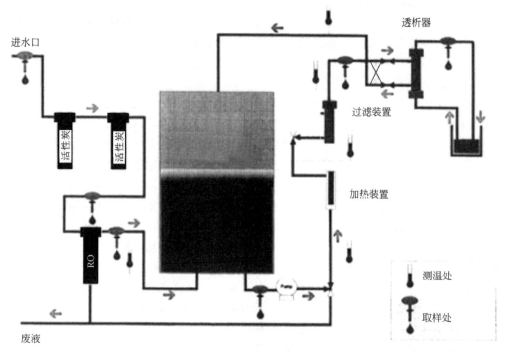

图 5-1　血液透析的基本原理图

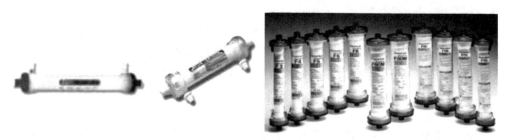

图 5-2　中空纤维膜血液透析器

高通量透析的目的是提高透析效率和减少治疗时间。目前对于高通量的定义还未统一，一般认为高通量要求膜超滤系数 Kuf≥20mL/(h·mmHg)，尿素清除率＞200mL/L，而美国 NIH 的 HEMO 研究小组对高通量透析器的定义则为：Kuf＞14mL/(h·mmHg)，$\beta_2$-微球蛋白（$\beta_2$-2M）清除率＞20mL/min。1991 年世界范围内 71％的急、慢性肾衰患者采用高通量治疗，其中使用纤维素膜占 83％，人工合成膜占 17％，至 2000 年使用人工合成膜的患者达到 60％，其中高通量合成膜占 65％。

高通量透析器使用的膜的孔径远大于常规透析器。要求膜具备高渗透性和高超滤能力，通常超滤率是标准透析器 2～3 倍或更多，对 $VB_{12}$ 的清除率相当于标准透析尿素（分子量60）的清除率。但是必须能够截留白蛋白，一般要求膜的截留率在 50000 左右（白蛋白的相对分子质量为 67000）。

高通量透析器的种类也有空心纤维型和积层型两种，目前多使用中空纤维膜型。在使用时需要配合使用容量控制标准肾机。

该高流量透析器如加以改进，还可做透析滤过。特别适合于尿毒症并发急性肺水肿、高度浮肿等症；但不能满意地解决高磷血症。HFD 采用高分子合成膜，生物相容性明显改善，与去铁胺（铁、铝螯合剂）配合使用可以治疗铁、铝蓄积引起的骨病。

（3）透析器的特殊作用

血液透析器除进行血液透析，治疗急、慢性肾衰竭以外，还可以利用透析器的特殊结构和性能，有一些特殊用途，主要包括：

① 调节透析液温度（35～42℃），临床上适用于有些急需升温或降温患者。

② 治疗严重肺水肿，采用单纯超滤方式，去除水分达目的，但要防止低血容量休克。

③ 由于肝硬化、肝肾综合征等引起的大量腹水，可引出体外经过透析器浓缩后再回输入腹腔或静脉，通常安全，无需体内肝素化，患者易接受。

④ 利用血液透析进行戒毒治疗。一些研究表明，血液透析不但是戒毒行之有效的新方法，而且对中毒，尤其是对安眠药等中毒所致急性左心衰、肺水肿的抢救治疗有独到之处。

（4）透析器评价

为提高维持性血液透析患者存活质量，近年来的研究表明必须做到透析充分，除临床方面（后面透析充分性评价讨论）外，透析器的评价是非常重要的。Hoenich 提出理想透析器的条件：

① 对小分子和中分子物质有较高的清除率，要求膜孔径在一定范围。

② 适当范围的超滤率，传统的血液透析器由于超滤率低，效果不好。目前，多采用高通量血液透析器。对于商品透析器一般给出超滤率，以 mL/(h·mmHg) 为单位，但由于膜面积的差异无法表示膜的差异。超滤率除以膜面积，得到超滤系数，单位为 mL/(m²·h·mmHg)。超滤系数一般在 5～50mL/(m²·h·mmHg) 之间比较合适。

③ 残留血量少，有较好的反冲效果，主要是针对复用而言。

④ 高度可靠性。

⑤ 材料对人体无毒性，这是最基本的要求。

⑥ 复用性好，但对于复用目前有不同的观点。

⑦ 价格便宜。

⑧ 从半透膜不丢失人体必需的物质，主要是白蛋白。

每种透析器在说明书中都有标志。商品标志为实验室参数，是以模拟液或牛血等进行实验的参数，与临床应用存在差异。一般而言，临床参数要降低 20% 左右。

对于透析器还有一些其他要求。预充血量是进行透析前，体外循环血液的体积，预充血量最好在 60～80mL 之间。太少会影响透析效率，太多会增加体外血液循环量，容易产生低血压。

残留血量也是一个重要参数，通常小于 1.0mL，残留量与膜物理性能和透析器制作工艺有关，也受肝素用量及回血技术的影响。

膜的生物相容性很重要，血仿膜是铜仿膜的改进型，可明显改善顺应性（血室血液扩张性），通常顺应性小些有助于维持有效血容量；但在单针透析时顺应性大些会有助于增加体外循环量，从而提高透析效率。高分子合成膜一般均具有良好的生物相容性。

Rigor 于 1992 年在一篇文章中曾专门指出，铜仿膜不论是长期透析或短期透析均不能再继续使用。然而国内市场上以前多数是铜仿膜充斥市场，而生物相容性较好的聚砜类膜透析器很少，只有德国费森尤斯公司和瑞典金宝公司等外国公司产品，但价格较高。目前国内已可以采用自己的技术，生产血液透析器和净化器，包括成都欧赛医疗器械有限公司和常州郎生医疗器械公司。

（5）透析器的复用

血液透析器复用是指对使用过的血液透析器经过冲洗、清洁、消毒等一系列处理程序并达到规范要求后再次应用于同一患者进行透析治疗的过程。

**小故事：血液透析的历史**

1854年，苏格兰化学家Thomas Graham（1805—1869）提出了透析的概念，他第一次提出晶体物质通过半透膜弥散并开创了渗透学说，被称为现代透析之父。

1913年，美国的John Abel等设计了第一台人工肾，用于动物，用火棉胶制成管状透析器，抗凝治疗使用了水蛭素。当时肝素尚未发明。1918年，Howell等首先发现肝素，但因制剂不纯，使用受限。而水蛭素的不良反应也很大，直到20世纪30年代才完成了肝素的提纯。

1924年德国的Georg Haas第一个将透析技术用于人类，与Abel一样，也使用火棉胶制成管状透析器同时使用水蛭素抗凝。

1928年后，肝素的抗凝效果引起了越来越多研究者的关注，Haas第一个将肝素用于透析患者。但由于经费的原因，研究未继续。

1945年，荷兰的Willem Johan Kolff在极为困难的第二次世界大战时期，设计出转鼓式人工肾，被称为人工肾的先驱。同时期瑞典的Nils Alwall发明了采用正压原理超滤水分的装置，Alwall发表的临床结果提示，他的正压超滤装置对于心衰、HTN患者取得了很好的疗效。从此以后透析技术进入快速发展时期。

在欧美和第三世界国家复用较多，日本提倡一次性使用透析器。透析器复用对于改善生物相容性等方面有争议。

虽然很多透析器都标有一次性使用，但在透析过程中，往往出现透析器重复使用的情况，原因在于透析器等消耗品价格较高。患者用透析器一般为3~5次，个别达10次以上，复用可以节省开支，减少首次使用透析器的"初用综合征"。这是复用透析器的优点。

复用透析器有以下缺点：①透析器功能减退。由于残留血量随复用增加而增加，透析膜表面面积减少，透析效率减低。②感染增加。复用透析器可带入致热原、细菌，包括乙型肝炎及丙型肝炎病毒。③消毒液副作用致贫血，心功能减退，透析器破膜的危险性增大。④过敏反应等。所用透析器消毒复用处理不当，可引起许多毒副作用以及透析器功能的减退，而透析不充分患者健康状况日趋低下，长期生存率减低。

我国卫生部于2005年8月颁布了《血液透析器复用操作规范》（以下简称《规范》）。《规范》要求医疗机构及其医务人员使用经国家食品药品监督管理局批准的可以重复使用的血液透析器，应当遵照本《规范》执行；经批准的一次性血液透析器不得重复使用。

虽然卫生部颁布了复用规范，但国家食品药品监督管理局至今还没有批准一个复用透析器产品，只是对目前已得到美国复用批准的产品进行了认可。

血液透析器复用必须注意：

① 冲洗和清洁：使用符合标准的水冲洗和清洁血液透析器的血室和透析液室，包括反超滤冲洗。稀释后的过氧化氢、次氯酸钠、过氧乙酸和其他化学试剂均可作为血液透析器的清洁剂。

② 检测血液透析器整体纤维容积（total cell volume，TCV）：检测血液透析器的TCV，复用后TCV应大于或等于原有TCV的80%。

③ 透析膜完整性试验：血液透析器复用时应进行破膜试验，如空气压力试验。

### 5.2.1.3 透析效率评价

评价膜的透析效率一般包括两个内容，一是溶质清除率，二是水的超滤率。

（1）溶质清除率（clearance）

清除率，是指单位时间内对某物质的排出量，单位为 mL/min。透析器商品都标注了产品的清除率数据，一般包括尿素、肌酐、维生素 $B_{12}$ 和磷酸盐的清除率。在临床上评价透析器效率用下降率（或者排除率）更有意义。国内目前多采用下降率来评价透析效率。

清除率（$C$）的计算公式：

$$C_{总}=K_d+K_c=\frac{c_{B,I}-c_{B,O}}{c_{B,I}}\times Q_{B,I}+\frac{c_{B,O}}{c_{B,I}}\times Q_F$$

其中，$K_d$ 和 $K_c$ 分别为扩散和对流清除率；$c_{B,I}$ 为溶质入口浓度；$c_{B,O}$ 为溶质出口浓度；$Q_{B,I}$ 为入口血流量（mL/min）；$Q_F$ 为超滤率（mL/min）。各参数如图 5-3 所示。

在清除率计算公式中，由于超滤速度相对于血液流量和透析液流量较小，因此实际计算时通常以扩散清除率代表清除率，即 $c_{总}=K_d$，且有

$$K_d=\frac{c_{B,I}-c_{B,O}}{c_{B,I}}\times Q_{B,I}=\frac{c_{D,O}-c_{D,I}}{c_{B,I}-c_{D,I}}\times Q_{D,I}$$

若 $c_{D,I}=0$，则 $c_{总}=K_d=\frac{c_{D,O}}{c_{B,I}}\times Q_{D,I}$

国外多以溶质清除率评价透析器和高分子膜的效率，国内也有众多学者和研究者使用。国内临床医生通常以透析前后溶质的下降率进行评价，实际上以下降率来评价更直观。

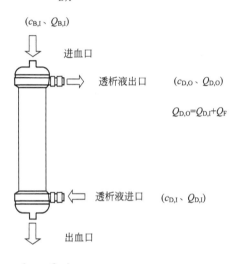

图 5-3　透析器各端口溶质、溶液示意图

溶质下降率（或排除率）：下降率是指物质在透析后减少的百分率。一般透析器，经 5～6h 透析后，尿素下降率约 50%～60%。采用高通量透析器，经约小时透析后，尿素下降率即可达到 50% 左右。

采用下降率可以很直观表示透析前后毒素的排除情况，其缺点是没有考虑其他条件对排除率的影响，如体重大，则排除率低。另外不同物质由细胞内液向细胞外液移动的速度慢，则该物质在血液中的浓度低，实际清除率也少。此外，下降率还与血液流量、透析液流量有关。

（2）体外溶质清除率的测定

仪器设备：透析器、血液管道、血泵、量筒、秒表、温度计、恒温槽。

标准液：

尿素氮含量　35.7～71.4mmol/L(100～200mg/dL)

肌酐　　　　884～1768μmol/L(10～20mg/dL)

尿素　　　　594.8μmol/L(10mg/dL)

单独或混合使用，一般混合使用。

透析液可以是临床使用的标准透析液，如果仅是研究材料性能，可以直接使用纯净水替代，测试数据差异不大。

测定示意图如图 5-4 所示。

测定时，电解质不影响尿素和肌酐的测定；而测电解质时最后采取只含电解质的溶液。同一透析器由于条件不同而使测定结果有差异，如标准液流量（血流量）、透析液流量、液

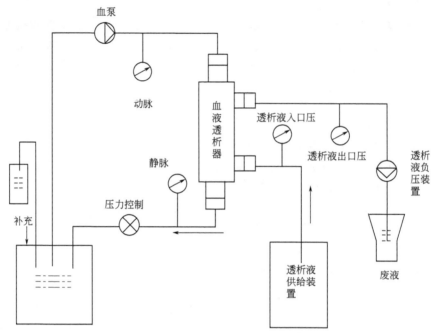

图 5-4　溶质清除率测定装置示意图

温、超滤压等。一般液温 37℃，超滤压仅看作为内部阻力，透析液流量固定，使标准液呈阶梯式上升，或标准液流量固定，透析液流量呈阶梯式上升，可测定各种状态的清除率。

另外，人工肾清除率可用单位时间内透析器能除去血液中多少尿素来表示（mL/min）。

体外测定清除率多用水溶液，与血液中（临床）该物质的清除率差异很大，通常体外实验清除率高于临床实际，中空纤维型一般约高 20%～40%。

产生这种差异的原因很多，如血浆蛋白使血液黏稠度增加，蛋白质浓度极化作用，以及血细胞比容等的影响。

（3）影响清除率的因素

透析器是利用弥散原理清除溶质。影响清除率的因素如下。

① 溶质分子量　血液透析主要是依靠半透膜两侧的溶质浓度差所产生的弥散作用进行溶质清除，其清除率与溶质分子量成反比。浓度差是血液侧与透析液侧物质的浓度差异。一般而言，分子量大，则清除率低。如果分子量接近膜的截留分子量，或大于膜的截留分子量，则清除率接近 0。因此透析器对中分子物质清除率一般较低。高通量透析器由于膜孔径较大，可以清除中分子量毒素。

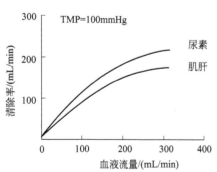

图 5-5　清除率与血液流量的关系

② 膜的结构　首先是膜的孔径大小，孔径大则清除率高；但过大会损失血液中有用物质。其次是膜的厚度，膜的厚度大，阻力大（阻力是某物质透过膜时的阻力），则清除率低。膜面积也对清除率有较大影响。膜面积大，则清除率高。

③ 血液流量　溶质清除率与血液流量近似成正比，如图 5-5 所示。为达到有效清除血液中毒素，血液流量一般为 200～250mL/min，对高通量血液透析器，血液流量一般大于 250mL/min。

④ 透析液流量　透析液流量大，则溶质清除率也大。在进行血液透析时，由透析机器设定，一般为 500mL/min。

⑤ 其他　如血液黏稠度、溶质浓度、温度、超滤压等也影响溶质清除率。超滤有提高透析效果的一方面，另一方面，超滤增加，需在透析液一侧施加负压，施加负压时增加血液对膜壁，尤其是血浆蛋白对膜壁的吸附，使流速减慢，增加了蛋白阻力，又会使透析效率下降。

（4）超滤率（ultrafiltration rate，UFR）

超滤率（UFR）是指在单位时间（1h）内，单位压力（1mmHg，0.133322kPa）下滤出的液体量，单位 mL/(mmHg·h)。一般透析器成品是一定膜面积的，因此由超滤率可以作为衡量透析器的指标。

而比较膜的超滤率时，还应当增加单位膜面积，叫超滤系数（或叫水力学透过率），用 $Lp$ 表示。

$$Lp=UFR/A$$

其中，$A$ 为膜面积。$Lp$ 的单位为 $mL/(m^2 \cdot h \cdot mmHg)$。

超滤率和超滤系数的测定很容易，如图 5-4 中，不需要右边的透析部分，只需在透析口收集单位时间的超滤量，除以跨膜压和膜的有效面积，即可得到。

膜的有效面积一般由生产厂家提供，其计算公式：

$$A=\pi dLN$$

其中，$d$ 为纤维的直径；$L$ 为纤维的有效长度；$N$ 为透析器中纤维根数。

（5）影响超滤率的因素

跨膜压（transmembrane pressure，TMP）：TMP 对超滤量影响最大，但对超滤率和超滤系数影响不大。图 5-6 是 TMP 对超滤量的影响。

血流量（$Q_{Bi}$）：血液流量对超滤量影响很大，但对超滤率和超滤系数影响不大。血流量增大，虽然超滤量增大，但跨膜压 TMP 也增大，除以 TMP 后，超滤率变化不大。

膜面积：膜面积增大，超滤量和超滤率均增大，因此临床上使用膜面积大的透析器效果会更好。但是，膜面积增大，血室容量也增大，容易造成低血压。

红细胞压积：红细胞压积，又名红细胞比积，红细胞比容。红细胞压积（PCV）是指每升血液中红细胞所占的容积。正常值：男性为 0.40～

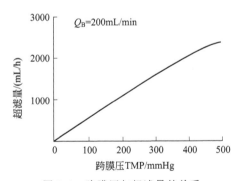

图 5-6　跨膜压与超滤量的关系

0.50(40%～50%)；女性为 0.37～0.45(37%～45%)。一般红细胞压积大，则超滤率小，但影响较小。

渗透压：透析时，超滤与 TMP 有关，还与渗透压差有关。渗透压指的是高浓度溶液所具有的吸引和保留水分子的能力，其大小与溶液中所含溶质颗粒数目成正比而与溶质的分子量半径等特性无关。血浆渗透压约为 $313mOsm/kg\ H_2O$。血浆的渗透压主要来自溶解于其中的晶体物质，特别是电解质，另一部分来自于蛋白质。若透析液渗透压高于血浆渗透压，有利于脱水。

#### 5.2.1.4 透析液供给装置和透析监控装置

透析液供给系统包括透析液供给装置和透析液配比装置以及一些安全监测系统。由于该部分内容与所使用医用高分子材料关系不大，因此只做简单介绍。

（1）透析液供给装置

目前一般是用浓度增加 35 倍的浓缩透析液，再经过配比系统稀释到合适浓度，送入透析器内。

透析液供给方式（装置）包括：槽式，在槽内稀释、配制透析液，供给透析器；单通道式，一套配制透析液装置，并将配好的透析液持续进入透析器，流量为 500mL/min，从透析器流出的透析液排掉；部分再循环式，实际为再循环单通道式，不断加入，多余的排掉；吸附再生式，定容再循环式；连续循环式，节约透析液，透析液不断循环。

（2）透析液配比装置

透析液配比装置能自动用净化水（反渗水）按比例稀释浓透析液。配比装置的构造由稀释部分、检出部分（检测稀释后的浓度）和配管部分组成，稀释形式主要有：定容量混合式；定比例泵式；定比例活塞式；反馈式；辊泵式。

（3）透析监控装置

包括温度、透析液浓度、流量、透析负压、动静脉压、血流量、漏血及气泡报警等。

① 温度　透析液温度要求在 37～40℃ 之间为适宜，而在透析完成后要把水加热到 80～95℃ 进行机器消毒。

② 透析液浓度和流量控制系统　透析液浓度异常易造成透析中最危险的并发症。浓度测定和检测一般采用连续测定透析液的电导率的方法。

③ 透析液气泡检测装置　气泡的存在会影响溶质的清除率和超滤率，进入到血液中更易发生危险。气泡排除原理很简单，先加热，再用负压泵抽气。

④ 漏血检测　透析过程中，透析器破膜率为 3%～5%，如能及时发现和处理可使血液减少损失，病人也不会出现危险。如很严重又发现太晚，不但血液损失较多，还可能使细菌进入人体招致感染，为此必须设有漏血监视装置。目前使用的漏血检测是利用比色原理制成。

⑤ 超滤程序控制　主要是利用控制跨膜压的原理控制超滤量，目前也有定容式控制。

⑥ 动静脉压力监测系统　一般只是检测静脉压在进行正压透析时，静脉压取决于血泵的速度，回流血液透析器、静脉穿刺针和血管内的阻力。静脉压报警时，血泵停转，保证患者安全。

⑦ 空气检测器　血液中气泡存在形成空气栓塞。一只小鼠注入 2mL 空气至血液中，就会肺肿致死。气泡检测是用超声波检测，血液中有气泡，声速改变，触发空气报警器，血泵停转。

⑧ 透析装置的其他附属装置　主要包括血泵、肝素泵等。

### 5.2.2 血液透析及其技术

#### 5.2.2.1 非透析疗法

肾功能衰竭患者欲求生存，迟早要接受肾脏替代疗法，血液净化是主要手段，即使肾移植，手术前后也往往需要血液透析来保驾。另一方面，近年来人们对慢性肾衰的发展机理有了进一步认识，所以从临床角度如何延缓肾衰的到来已是临床医生的研究课题，从而引出对慢性肾功能不全的非透析疗法。先用非透析疗法维持肾衰患者生命。非透析疗法到一定时候，进行血液透析，血液透析可以部分代偿病变器官所不能完成的体水和溶质的清除功能。

从这个意义上讲，血透装置即人工肾。

慢性肾功能衰竭的非透析疗法主要原则如下。

① 减少残存肾单位的溶质负荷　肾病的最终结果是：有效肾功能单位减少，使残存的肾单位负荷加重，导致肾小球过度滤过，加重肾单位的损害，使有功能肾单位进一步减少。

防止肾单位的过度超滤，须注意以下两点：减少蛋白质摄入量；控制盐摄入量，盐摄入根据肾病的进展程度和尿钠排泄多少来增减。

② 去除可逆性加重因素　包括：高血压，高血压是加重肾单位负荷的重要因素，可加速肾小球的破坏。心功能衰竭，充血性心衰时，心搏出量减少，肾血灌流量下降，而使肾衰加重。低钠、脱水，有效血循环量减少，导致肾小球滤过量下降，加重肾衰；滤过量下降，尿素、肌酐等有毒物质不能有效排除。滤除后，利于排毒，重吸收有用物质。高度水肿、腹水，水进入组织和腹腔使有效血容量减少，肾小球滤过量多而加重肾衰；同时大量腹水压迫肾静脉也可使肾功能进一步损害。其他，全身性感染，特别是泌尿系统感染，肾毒性药物等加重肾衰，或直接导致肾衰。

③ 防止并发症　高钾血症，肌酐清除率小于 20mL/min 时常有血清电解质紊乱，特别是高钾血症，血钾大于 7mmol/L 时即有生命危险；高磷血症，通过饮食调节；低钙血症；酸中毒；高尿酸血症；严重贫血，肌酐清除率＜30mL/min 出现贫血；低蛋白血症，血浆蛋白过低会加重水肿。

④ 制定活动量标量　通过一定活动，调节肾功能。

### 5.2.2.2　血液透析过程

（1）透析器

a. 检查透析器本身有无破损，包装是否破裂。

b. 新型号读说明书。

c. 了解消毒方法、膜材料、预充血量、超滤率、最大耐压力，小分子和中分子物质清除率、残余血量以及重复使用性等。

（2）管道连接

a. 基本连接。

b. 排出气体，用 500mL 生理盐水预充排出空气，必要时用止血钳轻轻敲打透析器侧壁或上端，或间断夹住静脉管道。

c. 肝素生理盐水，用 200mL 0.004％肝素生理盐水注满透析和管道。

（3）血液透析中的监护和管理

① 血液管道监视系统管理，主要是动静脉压上升和气泡检测。

② 透析液监视系统管理，包括透析液浓度、湿度、漏血等。

③ 透析器残留量的测定。

④ 血液透析结束时的处理。

⑤ 机器消毒。

### 5.2.2.3　血液透析中技术事故及处理

① 透析液异常　包括浓度、成分和温度异常。浓度异常，会出现低钠或高钠血症、低钾或高钾血症、高钙和高镁血症。最严重的是低钠血症和高钾血症，其结果可引起患者心脏骤停、抽搐、昏迷而死亡。低钠血症，因低钠引起血浆渗透压下降，当低于 308kPa/L（120mOsm/L）时会发生急性溶血。高低血钾都可出现心电图异常，血钾低则患者无力，高使心肌受抑制，患者心前压不适、心率减慢、血压下降、四肢麻木。透析液成分异常，会

引起渗透压的变化。温度异常，会引起溶血或病人发冷等症状。

② 空气栓塞　空气进入人体内引起血管栓塞称为空气栓塞。空气栓塞常引起致命性危险。5mL 空气进入人体可以引起死亡。处理：右心室穿刺抽气，给病人吸纯氧。

③ 高温透析　透析液温度超过 51℃，可立刻发生严重的溶血。

④ 透析器破膜漏血　这是由于膜强度降低，膜破坏造成的。此时应立即停止透析，回血，更换透析器。

⑤ 凝血　可能是膜的血液相容性差引起的。此时应立即停止透析，回血，更换透析器。如果确属膜材料的原因，应更换厂家和透析器种类。

⑥ 电源和水源中断　电源中断一般应立即启动备用电源。水源中断虽很少发生，也应注意。

### 5.2.2.4　透析液的成分

透析液的成分因患者不同而有差别，目前血液透析中主要有醋酸盐和碳酸氢盐透析液两种。

透析液的基本成分有：

① 钠　钠是细胞外液中主要阳离子，对维持血浆渗透压和血容量起重要作用。为保持透析患者钠平衡，透析液中钠需略低于正常血清钠值。

② 钾　钾是细胞内液主要阳离子，透析液钾浓度一般为 $0 \sim 4mmol/L$，可根据不同的需要选用不同钾浓度的透析液。无钾透析液（$0 \sim 1mmol/L$），主要用于急性肾功能衰竭（acute renal failure，ARF）无尿期或高分解代谢患者或高血钾开始透析的前 $1 \sim 2h$；低钾透析液（$2mmol/L$），多用于每次透析前血钾偏高或诱导期血钾偏高的患者；常规透析液（$3 \sim 4mmol/L$），用于透析前血钾正常的维持性透析或服用洋地黄的患者。

③ 钙　维持性血透病人的血钙水平多数偏低，透析时使血钙达到正常或轻度正平衡。透析液钙含量应在 $1.5 \sim 1.75mmol/L$。

④ 镁　慢性肾衰竭（chronic renal failure，CRF）时常有高镁血症，透析液镁浓度一般为 $0.6 \sim 1.0mmol/L$，略低于正常血浆镁。

⑤ 氯　透析液中的氯离子基本上与细胞外液相同，由阳离子和醋酸钠的浓度决定，浓度为 $96 \sim 110mmol/L$。

⑥ 碱剂　CRF 病人均有不同程度的代谢性酸中毒和阴离子间隙增加的状况，起缓冲作用的碳酸氢根（$HCO_3^-$）减少，需从透析液中补充，醋酸盐和碳酸氢盐可产生 $HCO_3^-$，可用于补充体内 $HCO_3^-$ 的不足。醋酸盐常用浓度为 $35 \sim 40mmol/L$，碳酸氢盐浓度一般为 $32 \sim 38mmol/L$。

⑦ 葡萄糖　根据需要选用不同糖浓度的透析液，分为无糖透析液、高糖透析液（$10 \sim 20g/L$）、低糖透析液（$1 \sim 2g/L$）3 种。

### 5.2.2.5　透析中的抗凝剂

血液透析中应用抗凝剂的目的在于：①保持良好体外循环状态；②预防因体外循环诱发的凝血活化导致的机体合并血栓性疾病的危险；③减少血液细胞与透析膜接触诱发的炎症反应，从而提高生物相容性，保证血液透析治疗的有效进行。由于一方面尿毒症患者普遍存在凝血活性亢进及血小板活化，处于高凝血状态，易于血栓形成；另一方面尿毒症患者因各种代谢产物等毒素作用，患者血小板功能低下，常常合并出血倾向。因此，尿毒症患者实施血液透析治疗时抗凝剂的应用应精确调整，合理应用，否则将导致抗凝并发症的发生。

血液透析中最广泛使用的抗凝剂是肝素，也有低分子肝素，它的作用是几小时，属短时抗凝，可以代谢清除。另外长期抗凝有枸橼酸钠等。

① 肝素　肝素是一种酸性黏多糖，也是一种天然生物高分子。它是由 D-氨基葡萄糖和 L-艾杜糖醛酸或 D-葡萄糖醛酸构成的聚糖，体内是在肥大细胞中合成，具有抗血凝和清除甘油三酯的作用。其抗凝血机理主要是抗凝血酶作用，在血液 α-球蛋白（肝素辅因子）共同参与下，防止凝血酶原转变成凝血酶。一般具有活性的肝素其分子量要超过 5000，当分子量在 12000 时活性不再增加。半衰期 1～2h。

市售肝素 1 安 100mg，相当于 12500IU。在血液透析中，为使血液不在透析器和血液管道凝血，需要使用抗凝剂，肝素是国内外首选的抗凝药物。但是，当肝素用量偏多时，患者在透析过程中或透析后易产生出血并发症、造成不良后果。特别是对高危出血病人，如严重消化道出血、颅内出血、外伤、心肌炎及手术后等病人的透析治疗造成极大危险。而用量偏小时，产生凝血又会影响透析。

在血液透析时，建立体外循环，至少全血含有 0.5IU/mL（0.004mg/mL）才不至于引起凝血。

为了达到血液透析（HD）中最佳的抗凝效果，避免因肝素使用不当所导致的出血或透析器、血液管道凝血并发症，Gotch 等建立了指导 HD 中肝素使用的药代动力学模型，Mitsucke 又根据 Gotch 等的模型研制了计算器算法。利用这些模型指导，基本上达到了 HD 中稳态的抗凝效果，并且避免了 HD 中患者出血，透析器和血液管道凝血等并发症。

② 低分子量肝素（LMWH）　低分子量肝素（LMWH）是普通肝素经酶切后产生的分子量为 4000～6000 的产物。与普通肝素相比，仅具有抗凝血酶Ⅲ（antithrombinⅢ，ATⅢ）结合位点，不具有凝血酶的结合位点。因此，抗凝血作用和延长部分凝血活酶时间（APTT）的作用明显低于普通肝素。但由于 ATⅢ的抗凝血因子Ⅹa 作用不需要 ATⅢ和凝血因子Ⅹa 共同结合于同一肝素分子，故 LMWH 仍具有与普通肝素同样的抗凝血因子Ⅹa 作用。

LMWH 的抗凝血作用主要是以其抗凝血因子Ⅹa 的作用实现。以分子量 5000 为界，肝素的抗凝血因子Ⅹa 活性与延长 APTT 作用的比例有明显差异。分子量 4000 左右的 LMWH 尽管能明显抑制凝血因子Ⅹa、Ⅻa 和激肽释放酶活性，但对凝血酶和凝血因子Ⅸa、Ⅺa 几乎无明显抑制作用。若分子质量低于 3000，其促进血小板集聚的作用也明显减弱。故比起普通肝素，LMWH 的出血倾向和血小板减少发生频率明显降低。此外，LMWH 与普通肝素相比，没有普通肝素的增强血中脂蛋白酯酶的作用，对脂质代谢影响小，且不易受血液各种物质的影响。LMWH 的代谢主要以少量的代谢产物或原型从肾脏排泄，体内抗凝血因子Ⅹa 活性的半衰期较普通肝素长，特别是肾功能不全时半衰期明显延长。不同制剂的 LMWH 的生物利用度和半衰期有所差异。一般 LMWH 静脉注射，30min 达药物峰浓度，肾功能不全时血浆半衰期为 4～6h。

不同 LMWH 制剂因其不同分子质量肝素成分的比例的差异，导致不同 LMWH 制剂具有不同的抗凝活性和特点，因此临床应用的具体方法存在一定差异。

LMWH 使用也存在一些不良反应，包括出血、肝素诱发的血小板减少症、对脂质代谢的影响，以及长期应用可产生骨质脱钙，但较普通肝素发生率明显降低。实际上这些不良反应在使用普通肝素也存在。

③ 局部枸橼酸抗凝　迄今肝素和低分子量肝素是血液透析中应用广泛的抗凝剂。但资料显示，肝素在血液透析中所致的出血发生率高达 10%～30%，因此局部枸橼酸抗凝（RCA）也是一种合适的方法。临床研究表明，RCA 透析安全、有效简便，尤其适合于高危

出血患者。

#### 5.2.2.6 透析患者的实验室检查

（1）取血方法

首次透析做全面检查，慢性患者每月1次血液生化，3个月1次X射线、心电图及骨的检查。在透析前后从动脉端取血，2倍所用血量。

垂直注射器15～30min，血细胞下沉、上清为血浆，血细胞回输，留血清部分送检。

（2）实验室检查

血液学检查：首次透析前要查血常规、血型、血小板、出凝血时间，红细胞压积，粒细胞计数等。

生化检查：尿素氮（BUN），一般透析可以下降2/3以上，是一个重要指标；肌酐（cr）检查，一般透析可以下降2/3左右。并且BUN/cr也很重要。

酶学检查：谷草转氨酶（GoT）、谷丙转氨酶（GPT）和碱性磷酸酶（AKP）等。

X射线检查。

其他检查：包括骨学、肌电图、心电图、超声心电图、B型超声波、脑电图等。

#### 5.2.2.7 充分透析的评价

① 充分透析的意义　在治疗肾衰竭时，力求用最短的时间，最有效地清除尿毒症毒性物质，使患者满意地生存和工作。充分应理解为舒适、有效和满意。

② 评价透析的基本指标　血浆含氮化合物水平是评价透析对尿毒症毒性物质清除的基本，也是最重要的指标。尿毒症患者病情程度：肌酐透析前为 $442\sim884\mu mol/L(5\sim10mg/dL)$，透析后可下降至 $176.8\sim265.2\mu mol/L(2\sim3mg/dL)$。

电解质、酸碱平衡：通过调节透析液，使透析后血钾偏低、血钙血磷、镁趋于正常。

干体重：干体重是指患者在体液正常状态下的体重，即在透析后无水潴留，也无脱水现象，测量和评价较复杂。判断干体重的有关因素如下：面容，没有眼睑及面部浮肿；胸部X线片，心影不扩大，肺路清晰、无胸水；血压正常；在透析终末期出现血压低，透析后起床头晕或出现虚脱则说明到干体重。

③ 判断充分透析的有关指标。

小分子指标：小分子平均尿毒素浓度［TAC尿素］（time average concentration），用 BUN(mg/dL) 和尿素（mmol/L）之比表示。蛋白分解率［PCR，$g/(d\cdot kg)$］（营养状况）。对一个体重70kg的患者，每周尿素清除120L才能够充分透析。

中分子指标：有效去除毒性中分子物质。

血小板指标：尿毒症患者出血倾向是由于血小板功能缺陷，主要是患者血液中的中小分子毒素对血小板均有毒性作用。

$Kt/V$ 指标：表示透析的充分性。$K$ 为溶质的透析器清除率（md/min）；$t$ 为透析时间（min）；$V$ 为溶质的容量分布（mL）。评价时还应考虑 BUN 和 PCR。充分透析可使病情不恶化，患者正常生存和生活。

$Kt$ 是指一定透析时间内透析器对尿素清除量，慢性血透患者多无残余肾功能，设透析器 BUN 清除率（$K$）9L，当 $t$ 为 4h，$Kt=36L$，若患者体重为 70kg，BUN 在体内的容量为 $V$，则 $V=70\times0.58=40L$，则 $Kt/V=36/40=0.9$。

目前有些研究者认为，尿素的时间平均浓度（time average concentration of urea，$TAC_{urea}$）指标优于 $Kt/V$。由于尿毒症的毒性症状与血 BUN 的均值关系更为密切，1978年 NCDS 采用 TACurea 作为透析充分的指标。

$$TAC_{urea} = \frac{(C_{o1}+C_t)T+(C_t+C_{o2})\theta}{2(T+\theta)}$$

其中，$T$ 为每次透析时数；$\theta$ 为透析间期时间；$C_{o1}$，$C_t$ 及 $C_{o2}$ 分别为第一次透析前、透析后及第二次透析前 BUN 值。

$TAC_{urea} < 50mg/dL$ 者为透析充分。$TAC_{urea} > 50mg/dL$ 者为透析不充分。

另外，现在的认识，充分透析还应包括以下指标。

① 使患者合理清除小分子和中分子物质，小分子和相当于 VB12 的中分子物质至少分别清除 120 和 30L/周 1.73m$^2$（清除率 1m$^2$ 膜：48 和 12mL/min）。

② $0.8 < Kt/V < 1.5$。

③ 透析患者营养状况也很重要，PCR 为 $1.1\sim1.3g/(d \cdot kg)$。

④ 对病情有怀疑时，应研究患者细胞功能（如血小板）或某些系统（如中枢神经系统）功能。

⑤ 患者的应激能力和生活质量状况。

## 5.3　血液滤过及血液透析滤过

### 5.3.1　概述

血液滤过（hemofiltration，HF）作为一种血液净化方法已日益显示出它的优点，并逐渐被人们所认识和接受。

血液滤过技术是通过机器（泵）或病人自身的血压，使血液流经体外回路中的一个滤器，在滤过压的作用下滤出大量液体和溶质，即超滤液（ultrafiltrate），同时，补充与血浆液体成分相似的电解质溶液，即置换液（substitute），以达到血液净化的目的。整个过程模拟肾小球的滤过功能，但并未模仿肾小管的重吸收及排泄功能，而是通过补充置换液来完成肾小管的部分功能。血液滤过与血液透析的原理上不同。前者通过对流作用及跨膜压（transmembrane pressure，TMP）清除溶液及部分溶质，其溶质清除率取决于超滤量及滤过膜的筛分系数（sieving coefficient）；而后者则是通过弥散作用清除溶质，其溶质清除率与溶质的当量成正比。因此血液透析比血液滤过有更高的小分子物质清除率，而血液滤过对中分子物质清除率高于血液透析。

血液滤过（HF）是 1966 年 Henderson 首先提出的；1967 年 Henderson 根据实验预测当清除体内 50% 尿毒症毒素时对膜面积、流量和治疗时间的要求。1972 年才真正报道了 HF 的临床应用，HF 临床应用最大优点是对中分子物质清除率高和心血管功能稳定。

HF 同血液透析、血液透析滤过对溶质清除率相比，血液透析对小分子的清除率较高，如对尿素、尿酸；血液滤过对中分子能较有效的清除，但对小分子的清除率并不如血透，并需要大量的补充液；血液透析滤过对中分子和低分子清除率均比较有效。

HF 也存在缺点：已明确在 HF 中高速输液存在危险；适当提高 HF 对小分子物质的清除率；价格高于 HD。

### 5.3.2　血液滤过的基本原理

（1）滤过机理描述

人体肾脏有肾小球滤过功能，肾小管重吸收功能以及一些内分泌功能。血液透析是通过透析液利用溶质的弥散作用和对流清除溶质，部分代替人体肾功能，但作用机理与人体肾脏不同。图 5-7 是肾小球的结构图。

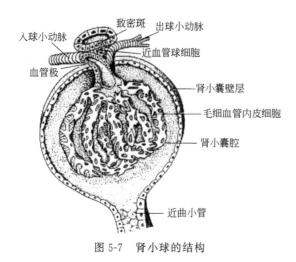

图 5-7　肾小球的结构

肾小球内的血浆在肾小球有效滤过压（6kPa，即 45mmHg）作用下，血浆水和溶质以对流的方式通过肾小球基底膜到达肾小管内，速度为 125mL/min。血液滤过（HF）的作用机理即在血液滤过膜两侧施加一定跨膜压（TMP），使血浆水和溶质以对流的方式通过滤过膜，相当于肾小球的滤过作用。把滤过液弃掉，然后输入新鲜电解质溶液，此即相当于肾小管的重吸收功能。

技术问题：①保证充足的血流量，一般大于 250mL/min；②达到一定 TMP；③特殊制造的滤过膜；④补液系统，包括置换液、补液方式及加温和平衡装置。

（2）血液滤过流速

纯水超滤时，超滤量 $J_V$ 与 TMP 呈线性关系，但是当溶液中有蛋白质存在时，$J_V$ 变小，这是由于蛋白质在膜表面的截留及蛋白吸附和极化等原因造成的。蛋白极化层的存在增加了血液膜侧胶体渗透压，产生附加阻力，造成超滤流速降低。

单分子层吸附时，血滤流速是由蛋白边界层溶质迁移控制。

超滤速率与剪切速率成正比，即与血液流动时剪切速率（或流速）、纤维长度及蛋白质的极化有关。还有一个评价血滤速率的参数是水力学透过率，或超滤系数，其单位一般是 $mL/(m^2 \cdot h \cdot mmHg)$。

（3）溶质的筛分系数

筛分系数（或筛选系数）（sieving coefficient，$SC_0$）是评价膜对溶质筛选功能的参数。由于实际筛分系数（SC）是滤过液中的溶质浓度 $C_F$ 与膜表面溶质的浓度比值，很难准确测定，故一般用表观筛分系数 $SC_0$ 表示。

表观筛分系数（$SC_0$）的最基本的表示方法：

$$SC_0 = \frac{C_F}{C_I}$$

其中，$C_F$ 是滤过液中溶质浓度；$C_I$ 是血液入口端溶质浓度。

该表示方法简单，不仅应用于平板膜，而且也常用在中空纤维膜滤过血以及其他溶质的分离过程。

由于膜滤过过程中，主体溶液流动存在浓度梯度，因此对上式的分母进行改进，即分母变为入口端和出口端溶液中溶质浓度的算术平均值，则有：

$$SC_0 = \frac{2C_F}{C_I + C_O}$$

$C_O$ 为出口端溶液中溶质浓度。由于 $C_O$ 的值大于 $C_I$ 的数值，因此计算的结果要小。

另外还有一种表示筛分系数的对数表示法。它是基于溶质的质量平衡微分方程推导的。

$$SC_0 = 1 + \frac{\ln(C_O/C_I)}{\ln\left[(C_I - C_F)/(C_O - C_F)\right]}$$

上述筛分系数的计算公式，不仅对血液滤过时适用，在一般膜分离领域均可采用。

（4）血液滤过时机体的调节机理

超滤减少血容量，相应地增加血浆胶体渗透压，因此血滤过程中必须给患者补充适当量的补充液，以避免低血压。血管活性物质与 HF 时血液动力学稳定性有关。

### 5.3.3　血液滤过的血液动力学特点

HF 主要临床特点是患者贫血、神经病变和脂类代谢异常得到改善，对难治性（包括肾素依赖性）高血压和甲状旁腺功能亢进有较好的效果，但 HF 最大的优点是血液动力学稳定（与 Ac-HD 或 Di-HD 比较）；血压稳定；总末梢血管阻力增加；血浆去甲肾上腺素水平升高；脉搏稳定；CO 下降。

Baldamas 等研究了 HF 中血液动力学变化，见表 5-4。

表 5-4　HF、UF、Ac-HD 和 Bi-HD 血液动力学对比

| 项　　目 | MAP | | HR | | TPR | | PNA | |
|---|---|---|---|---|---|---|---|---|
| | 前 | 后 | 前 | 后 | 前 | 后 | 前 | 后 |
| HF | $92\pm13$ | $89\pm18$ | $74\pm10$ | $74\pm11$ | $1.7\pm0.4^{*}$ | $2.3\pm0.5$ | $370\pm94^{*}$ | $452\pm173$ |
| UF | $94\pm17$ | $87\pm15$ | $73\pm12$ | $69\pm6$ | $1.8\pm0.5^{*}$ | $2.3\pm0.6$ | $351\pm88^{*}$ | $548\pm125$ |
| Ac-HD | $94\pm17^{*}$ | $73\pm17$ | $74\pm11^{*}$ | $9\pm18$ | $1.8\pm0.5$ | $1.5\pm0.2$ | $384\pm136$ | $371\pm158$ |
| Bi-HD | $88\pm17$ | $79\pm12$ | $70\pm11^{*}$ | $84\pm12$ | $1.93\pm0.6$ | $2.1\pm0.9$ | $315\pm154$ | $319\pm139$ |

注：带 $*$ 者 $P<0.01$，其余 $P<0.005$；治疗 $>40min$；MAP—平均静脉压（mmHg）；HR—心率（次/min）；TPR—总末梢血管阻力 $dyn/(s^{-1}\cdot cm^{-5}\cdot m^{-2})$，$1dyn=10^{-5}N$；PNA—血浆去甲肾上腺素浓度（ng/L）。

从表中看出，UF 和 HF 血液动力学没有显著性差异；而 UF 或 HF 与 HD 有显著性差异。表示 HF（或 UF）时 MAP（平均动静压）和 HR（心率）稳定，TPR（总末梢血管阻力）和 PNA（血浆去甲肾上腺素）增加。

HF 与 HD 的比较：

① HF 不但能明显改善治疗中低血压反应，对慢性透析患者药性高血压也有疗效。

② HF 可以把非容量依赖性高血压转变为容量依赖性高血压，然后通过排除体液达到正常。

③ 长期 HD 和 HF 心脏指数无变化，6 个月 HF 后心功能曲线改善，HD 无变化。

④ HF 治疗后全身血管阻力（SVR）下降甚至正常。

### 5.3.4　血液滤过对代谢的作用

① HF 对酸碱状态的影响不同于 HD　HD 中 $CO_2$ 从透析液中丢失，并引起低氧血症，而 HF 中血 $HCO_3^-$ 浓度不变，从而证明不发生早期低氧血症。

② HF 中电解质平衡　与 HD 相比，HF 可以精确地测量 HF 中电解质的变化。

③ 对脂类代谢的影响。

④ HF 血浆激素水平变化　肽类激素及其代谢产物、类激素代谢产物可通过 HF 清除。肽类激素的排除量与每天生成量相比是很小的。没有发现 HF 治疗患者有任何激素的缺乏。血浆激素水平变化不至于影响患者正常生理活动。

⑤ HF 对甲状旁腺素及骨病的影响　低钙和高磷是导致继发性甲状旁腺功能亢进的主要原因。HF 排除磷与常规 HD 相近。

⑥ HF 患者葡萄糖耐量　HF 患者葡萄糖耐量改善，红细胞胰岛素受体增加。

### 5.3.5　血液滤过的临床应用

血液滤过在临床上的应用，远低于血液透析，一是滤过器的价格问题，二是对小分子毒

素的清除率低。尤其是近年来,高通量血液透析器的广泛应用,更冲抵了血液滤过器的应用。但是连续动静脉血液滤过(CAVHF)、连续静-静脉血液滤过(CVVHF)和血液透析滤过仍然有其优点,也在不断发展。

(1)血液滤过的技术要求

① 血液滤过机:HF 也要建立与 HD 相同的体外循环,但机器部分与透析机不同。血液滤过机主要有两个装置:体液平衡装置(由重量或容量控制)和加温装置。

② 滤过器:滤过器中关键部分是生物医用高分子制作的滤过膜,应具备以下特点:较好的生物相容性;截留分子量明确,中、小分子物质能顺利通过,而大分子物质不能通过(不丢失蛋白);抗高压性、高渗透性、能滤出足够水分;物理性质稳定。

③ 常见滤过膜有:Inka 公司的纤维素;Cordis Dw. Statorius、Daicel 公司的醋酸纤维素;Nipro 公司的三醋酸纤维素;Phone-Poncenl,Ashash 公司的聚丙烯腈(PAN);Gambro 公司的聚酰胺(PA);Toray 公司的聚甲基丙烯酸甲酯(PMMA);Amicon 公司的聚砜(PSF);另外还有聚碳酸酯(PC)、乙烯酸共聚物(EVEAL)膜等。

PSF 和 PA 膜滤过性能与肾小球功能比较见表 5-5。几种滤器的筛分系数比较见表 5-6。

表 5-5　滤器性能与肾小球比较

| 性　　能 | 肾小球 | Amicon | Gambro |
|---|---|---|---|
| 截留分子量 | 80000 | 50000 | 40000 |
| 有效滤过压/mmHg | 45 | 250 | 250 |
| 血流量/(mL/min) | 1200 | 300 | 300 |
| 血浆流量/(mL/min) | 625 | 225 | 225 |
| 滤过率/血浆流量 | 0.197 | 0.333 | 0.40 |
| 滤过率/(mL/min) | 125 | 75 | 90 |

表 5-6　几种滤器的筛分系数比较

| 滤器类型 | 膜厚/mm | $V_{B12}$ | 胰岛素 | 肌红蛋白 | 糜蛋白酶原 | 卵蛋白 |
|---|---|---|---|---|---|---|
| PAN(P) | 30 | 0.75 | 0.65 | 0.30 | | |
| PC(P) | 20 | 0.9 | 0.8 | 0.6 | 0.45 | 0.1 |
| Cu(H) | | 0.95 | 0.8 | 0.3 | | |
| Cu(P) | 40 | 0.95 | 0.78 | 0.35 | 0.2 | 0.08 |
| PA(H) | | 0.98 | 0.95 | 0.75 | 0.4 | 0.02 |
| PA(P) | 75 | 0.95 | 0.95 | 0.8 | 0.25 | 0.03 |

④ 置换液:在 HF 中通常超滤速度 50~100mL/min,高者可达 180mL/min,同时输入无菌无热原的含有电解质的置换液,一般每次治疗需置换液 12~35L。

置换液的要求:成分可以变化;无细菌或真菌污染;无热原;无有机成分;含有人体可接受的稀有元素;价格低。

(2)血滤置换液的输入　HF 过程中,由于滤出大量的液体,必须同时输入液体(即置换液),此过程又称为血液的稀释。置换液的输入方法有两种:前稀释,从动脉室输入(滤过器之前)Pre-clilntion Pre-D;后稀释,从静脉室输入(滤过器之后)Porl-clintion Post-D,如图 5-8 所示。

血滤时溶质筛分系数(SC)一般为滤液中溶质与进入滤过器的血中溶质量之比。因此,筛分系数和滤过清除率,Pre-D 法与 Post-D 法不同。

每周置换液量可参考以下几个指标：患者体重，约 $40\%\sim50\%$；尿素动力学；残余肾功能。

（3）血液滤过方法

标准血滤（SHF）：技术要求包括 HF 机、滤过机、置换液，血流量 $250\sim350\text{mL/min}$，血流量逐渐增加，逐渐增加 TMP。

高效血滤（high efficieney hemofiltration，HEHF）：通过提高血流量、超滤率和增加置换量来提高治疗效率，两套体外循环装置，血流量可达 $650\sim780\text{mL/min}$，平均 $720\text{mL/min}$，该法血压稳定，血磷下降明显，但无低血磷症。

另外还有连续稀释性血滤（on-line HF）。

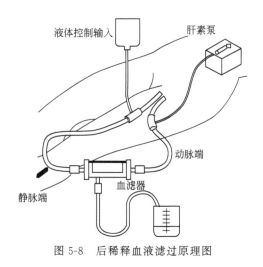

图 5-8　后稀释血液滤过原理图

# 5.4　血液灌流

血液灌流（hemoperfusion，HP）是血液借助体外循环，引入装有固态吸附剂的容器中，以吸附清除某些外源性或内源性的毒物，达到血液净化的一种治疗方法。这一过程有点类似于血液透析，所不同的是在"净化"的机理方面，血液透析是借助超滤及透析作用而除去小分子代谢废物及水分，而血液灌流则有赖于吸附剂、酶、活细胞等对血液某些成分进行吸附或分解等加工处理。目前临床上主要用于抢救药物和毒物中毒，在这个领域它比血液透析和腹膜透析等常规血液净化方法更为有效。

### 5.4.1　血液灌流发展史

1948 年 Muirhead 和 Reid 最早用狗做了树脂的吸附实验，证实离子交换树脂可以清除切除了双肾的狗的血液中的尿毒素；1958 年 Schreiner 用离子交换树脂治疗一例巴比妥中毒患者，证实清除药物有效。1964 年 Yatzidis 用未经包裹的活性炭直接接触血液做血液灌流，证实了肌酐、酚类、胍类等含氮废物和水杨酸盐、巴比妥酸盐等药物均能被有效清除，同时发现了一些副作用。副作用包括血小板减少、粒细胞减少、纤维蛋白原下降、溶血、致热原反应、低血压、炭微粒栓塞等。

直到 1970 年加拿大学者张明瑞应用白蛋白火棉胶半透膜包裹活性炭进行血液灌流，才大大提高了活性炭的生物相容性，减少了副作用。20 世纪 70 年代以来，吸附材料和包裹材料均有了很大改进和提高。所治疗的疾病也冲破了肾脏病范畴。我国 70 年代末开始研究，目前有树脂应用于临床。

### 5.4.2　血液灌流原理

血液灌流确切地说，就是让溶解在血液中的物质，如某些代谢产物、外源性药物和毒物吸附到具有丰富表面积的固态物质上，从而清除血中的毒物。最常用的吸附材料是活性炭和树脂，使用不同吸附材料进行吸附的原理各不相同。血液灌流的原理很简单，就是吸附，设备和装置也简单，如图 5-9 所示。

### 5.4.3　血液灌流用材料

血液灌流最常用的材料是活性炭和树脂。

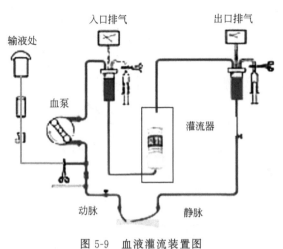

图 5-9　血液灌流装置图

树脂在医学领域的应用开始于 20 世纪 40 年代末期，例如，1944 年 Steinberg 发表了用离子交换树脂除掉血液中的钙，以代替柠檬酸盐做抗凝剂的工作。证明了用阴离子交换树脂处理血液，其抗凝效果与肝素化效果相同。

1945 年 Muirhead 和 Reid 首先提出了树脂型人工肾的概念，用 AmberlitIR-100H 树脂进行了动物实验，结果表明能清除尿素和肌酐，但清除效率较低。此后 Brounniman 等人用 AmberliteIR-120、IRA-900 等各种离子交换树脂对尿毒症、急性肝衰竭患者进行血液灌流治疗，发现对尿素氮、血氨有明显的清除效果，并发现阴离子交换树脂对未结合胆红素及巴比妥类药物有良好的清除效果，但对血小板破坏严重。又因离子交换树脂和血液中电解质发生交换反应，破坏血中的电解质平衡，所以离子交换树脂在血液灌流方面的应用受到了限制，至今未能广泛应用。

20 世纪 70 年代开始，Chang 率先用白蛋白火棉胶包裹活性炭制成微胶囊血液灌流，既提高了血液相容性又防止了炭微粒的脱落，而且包裹后的活性炭吸附性能并无明显改变，使活性炭吸附剂的血液灌流进入临床实用阶段。

我国于 70 年代末期对血液灌流及其吸附剂进行了研究，80 年代初期，徐昌喜等报道了交联琼脂糖包裹活性炭的研究，并开始用包膜活性炭通过血液灌流抢救急性药物中毒患者，获得了满意的疗效。

吸附树脂用于血液灌流是从 Rosenbaum 的研究工作开始的，1970 年到 1971 年他用 AmberliteXAD-2 吸附树脂对药物中毒动物模型做了灌流实验。此后对药物中毒患者进行了临床治疗。1976 年 Rosenbaum 用 Amberlite XAD-4 吸附树脂进行临床实验，取得了更好的临床效果。经反复实践和改进，血液灌流已成为抢救药物中毒患者有效、可靠的治疗方法。临床实践表明：AmberliteXAD-4 吸附树脂对人体内某些中毒药物具有很好的吸附清除效果，对巴比妥类、安眠酮、导眠能、安宁、茶碱、地高辛、硫磷和氧磷等药物的清除效果优于活性炭。

我国南开大学高分子化学研究所自 20 世纪 70 年代末开始吸附树脂的研究工作以来，在血液净化高分子吸附材料方面已取得了大量研究成果。1988 年，南开大学俞耀庭等人用小牛胸腺 DNA 与火棉胶混合并吸附在大孔炭化树脂上，对数十例红斑狼疮患者进行血液灌流，并取得了良好结果。1999 年，南开大学郭贤权等人以醋酸乙烯酯为单体，二乙烯苯为交联剂，制得大孔共聚物，经皂化、活化后，偶联 IgG 制得免疫吸附剂，其对人血清中的乙型肝炎表面抗原（HbsAg）具有良好的吸附性能，且稳定性好，可望用于血液灌流辅助治疗乙肝病患者。

以下分别对各种血液灌流用材料进行介绍。

### 5.4.3.1　活性炭

（1）活性炭简介

活性炭是碳质吸附剂的总称，是一种多孔性高比表面积吸附剂（图 5-10）。几乎所有的有机物都可作为制造活性炭的原料，如各种品质的煤、重质石油馏分、木材、果壳等。将原料在隔绝空气的条件下加热至 600℃ 左右，使其热分解，得到的残炭再在 800℃ 以上高温下与空气、水蒸气或二氧化碳反应使其烧蚀，便生成多孔的活性炭。

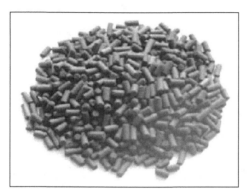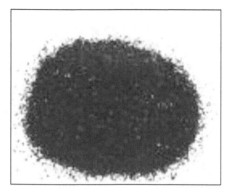

图 5-10　粒状和粉末状活性炭

活性炭具有非极性表面，为疏水和亲有机物的吸附剂。它具有性能稳定、耐腐蚀、吸附容量大和解吸容易等优点。经过多次的循环操作，仍可保持原吸附性能。活性炭可制成粉末状、球状、圆柱形或碳纤维等。

活性炭具有良好的物理性能，比表面积一般在 $1000\text{m}^2/\text{g}$ 以上，孔隙率高、孔径分布宽。活性炭颗粒内部的孔可分为：微孔（孔径：<2nm）、过渡孔（孔径：2～50nm）和大孔（孔径>50nm），采用不同的制备方法和原料制备的活性炭在比表面积和孔性能方面略有差异。

（2）活性炭吸附机理

活性炭是一种无选择性的广谱吸附剂，具有很好的吸附性质，而这主要取决于它有巨大的内部表面积和孔隙分布。它的外表面积和表面氧化状态的作用是较小的，外表面只是提供与内孔穴相通的许多通道，表面氧化物的主要作用是使疏水性的炭骨架具有亲水性，使活性炭对许多极性和非极性化合物具有亲和力。活性炭同许多多孔物体一样，吸附作用是由于构成孔洞壁表面的碳原子上受力不平衡所引起，从而吸着一定的物质。具有这种作用的表面越大，吸附性能越佳。它有两种类型的吸附过程：物理吸附和化学吸附。物理吸附是同偶极之间的作用和氢键为主的弱范德华力相关，这种吸附是可逆的。化学吸附是不可逆的，它是以价键力（离子键或共价键）相结合的。吸附是一个放热过程。在大多数情况下，活性炭吸附属物理吸附类型。

活性炭吸附达到平衡需要极长的时间，整个吸附过程包括溶质扩散进入活性炭内和吸附反应两个步骤。使溶质扩散到活性炭表面的原动力是活性炭表面内外的浓度差，溶质扩散到活性炭表面后开始向内部扩散。在活性炭内部扩散有两个途径：一个是沿孔隙的表面向内扩散，即为表面扩散；另一个途径是溶在孔隙空间内的扩散，称为孔隙扩散。溶质到活性炭吸附部位后则发生吸附反应，反应时间极其短暂。因此，吸附达到平衡所需的时间主要由扩散过程控制。另外，通过活性炭吸附试验可知，扩散过程又可分为迅速扩散和缓慢扩散两阶段，前者在数小时内即完成，发挥了 60％～80％ 活性炭的吸附容量，这一阶段中溶质分子在炭粒内沿径向均匀分布的阻力较小的大孔隙中扩散，大孔隙会产生径向的扩散阻力；后一阶段则是溶质分子从大孔中进一步进入与大孔相通的微孔中扩散，微孔虽然不构成径向的扩散阻力，但因其孔径狭窄而产生很大阻力，从而极其缓慢。这就是吸附的双速率扩散理论。

（3）活性炭用于血液灌流前的处理

活性炭的吸附具有广谱性，对许多水溶性极性物质也具有很好的吸附性能，吸附速度快、吸附容量高，但吸附选择性低，不能有效地吸附清除与蛋白结合的大分子有毒物质，比较适合于吸附低分子量的有毒物质。活性炭来源广泛易得，价格便宜，于20世纪60年代开始普遍用于临床抢救急性药物中毒、尿毒症、肝昏迷患者，取得较好的临床效果。但是，活性炭的颗粒形状不规则，机械强度较差，一经摩擦容易脱落炭粒，造成微细血管栓塞，为了减轻炭粒的脱落和改善血液相容性，使用前应进行严格的筛选，预处理和评价工作，并要经包膜处理。在这方面 van Wagenen 等做了较详细的工作。

活性炭用于血液净化，预先须经严格的评价、测定和预处理，一般过程如下。

① 强度测定　在一定条件下，进行震荡或冲洗，按要求规定，每毫升震荡或冲洗液中含有直径为 $2\mu m$ 的炭粒不能超过 1000 粒，直径为 $5\mu m$ 的炭粒不能超过 100 粒。在血液灌流过程中应远远低于此数值。

② 酸洗　用酸反复洗涤，除去生产过程中引入的某些金属离子，使其含量达到允许的最低限量以下。

③ 表面清洗　临床应用之前，用无菌水反复冲洗，除去活性炭颗粒表面附着的炭微粒。

④ 包膜　用亲水凝胶或高分子材料在炭粒表面包涂一层薄膜（以改进血液相容性，并可防止脱落炭粒）并进行高温消毒。

活性炭用于血液灌流清除人体血液中某些内、外源性有毒物质已普遍用于临床，并取得了满意的临床治疗效果。用于治疗肝功能衰竭、尿毒症患者也取得了一定的疗效，对肌酐、尿酸、呱类具有很高的清除率，通过血液灌流可使肝昏迷患者病情明显好转。活性炭对分子量在 500～5000 道尔顿的中分子物质均有较好的吸附作用，如胆红素、芳香族氨基酸、胆汁酸、短中链脂肪酸等。但活性炭不能有效地吸附尿素、磷酸盐，不能脱水，所以活性炭吸附用于治疗尿毒症患者时，往往要和超滤器或透析器结合使用。采用活性炭血液灌流加血液透析这种方法能够同时清除体内中小分子物质，可以替代部分肝脏解毒功能，有助于肝细胞再生及肝功能的恢复。目前采用的方式有：与超滤器或透析器先后交替使用；与超滤器或透析器直接串联使用。

（4）活性炭在血液灌流中的应用

为了完善活性炭在临床上的应用，国内外近些年来对活性炭的成形技术、使用方式和提高其吸附性能等进行了研究，并取得了较快的进展。陆续出现了各种亲水凝胶、高分子材料包膜的活性炭、含碳纤维、炭膜以及碳纤维织物等各种形式的医用活性炭吸附剂。改进了的活性炭吸附剂，不同程度地改善了其使用性能。

1920 年，Boch 观察到活性炭能使尿脱色，并能吸附肌酐和尿酸，Yatzids 和 Kolff 等人受到启发，应用活性炭的作用原理，使尿毒症病人血液直接流经活性炭柱，肌酐这类小分子物质被有效清除，明显缓解了病人的尿毒症症状。用活性炭吸附剂进行吸附同时遇到了一些技术问题，如血浆蛋白变性、有形成分破坏和炭颗粒引起栓塞等。

1957 年，Chang TMS 开创性地提出人工细胞概念，并由此制备了包埋活性炭，从而改善了活性炭吸附剂的血液相容性，使得活性炭血液灌流在医疗领域中的应用成为可能。20世纪 70 年代初期，Chang 应用"人工细胞"的原理，用多种高分子化合物涂布在活性炭表面，克服了上述缺点，可保持活性炭一定的吸附性能并有较好的血液相容性，使活性炭真正在临床血液灌流中得到应用。用于涂布活性炭的材料主要有：白蛋白化的火棉胶（ACAC，肌酐清除率 230mg/min）、亲水性高分子材料聚甲基丙烯酸羟基酯，遇水即成柔软的水凝胶，并有低分子渗透性。

1972 年，Chang 等人又发明了球状微囊，内装活性炭，这种微囊对肌酐有高度通透性，且能够清除多种不易被血液透析清除的疏水分子，通过不同胶囊材料及制作工艺，控制胶囊的通透性及吸附能力。用于制作微胶囊的材料主要有：白蛋白火棉胶、丙烯酸水凝胶、交联明胶子母微囊、明胶-刺槐树胶胶囊和以天然海产品壳聚糖为原料的微囊等。通过控制胶囊材料的交联度等指标，提高了对肌酐等小分子物质的通透性和选择性，且增加了吸附剂的血液相容性，因此在血液灌流中得以广泛应用。

模拟胶囊活性炭的作用原理，国内黄蔚农等人采用活性炭粉与二甲基亚砜、812 树脂混合制成活性炭膜，具有吸附和超滤两种功能，对肌酐有较好的清除作用（肌酐清除率为 137.25mL/min）。

1985 年，日本报道了活性炭负载无机化合物如无定形锆化合物及磷酸钙制成的吸附剂，在有效吸附肌酐的同时清除磷酸盐。1990 年，日本 Takawri 报道了聚亚胺树脂与活性炭共混微粒用于吸附肌酐（直径 3mm）。1992 年，俄罗斯 Tikhonova 研究发现，将活性炭极化后对肌酐、尿素的吸附能力得到提高。1998 年，国内宋燕等人研制了沥青基球状活性炭（PSAC），通过控制微孔尺寸，提高对肌酐的吸附选择性；微孔直径小于 2.0nm 吸附肌酐很有效。

上述各类包膜、微胶囊及共混活性炭，材料和制作工艺有所不同，使吸附剂孔径、孔分布以及比表面积有差异，从而产生不同的吸附效能，但仍然具有基本相似的吸附谱和物理吸附机理，是一类广谱型吸附剂，活性炭吸附剂现已广泛应用于吸附血液中的各种内源性和外源性的有害物质，如肌酐、尿酸、酚类、脂肪酸、中分子物质、胆红素、安眠药、农药等。但仍存在：①对血液中的多种有机小分子均具有较强的吸附作用，因而对目标物的吸附选择性较差；②对水、电解质、尿素及中分子物质的清除率低，过多的水以及纠正电解质平衡的失常等问题。

### 5.4.3.2　吸附树脂

吸附树脂以吸附作用为其使用特征，吸附树脂不带离子交换基团，使用过程中不发生离子交换反应。吸附微球和吸附树脂如图 5-11 所示。

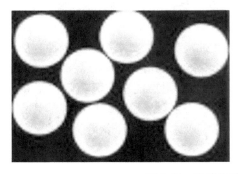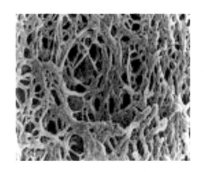

图 5-11　吸附微球和吸附树脂

（1）吸附树脂的化学结构

吸附树脂按化学结构可分成极性吸附树脂和非极性吸附树脂两大类。在树脂的交联网状结构骨架上带有某些极性基团的称为极性吸附树脂，通常情况下极性吸附树脂带有酯基、羟基、酰胺基、烷氧基等极性基团，因此容易吸附极性的水溶性物质。非极性吸附树脂一般是指电荷分布均匀，在分子水平上不存在正负电荷相对集中的极性集团的树脂，如苯乙烯-二乙烯苯型吸附树脂是典型的非极性吸附树脂，国产 NK-103，N-107，NK-110，D-14，D-12

及由二乙烯苯（DVB）聚合而成的吸附树脂 Amberlite XAD-1(美国) 至 XAD-4 都是非极性吸附树脂。非极性吸附树脂对一些脂溶性物质具有更好的吸附作用。在制备过程中，可以根据使用的需要，制备具有不同骨架和带有各种不同极性基团的极性吸附树脂，使其对一定化学结构的物质具有选择性吸附。目前，合成吸附树脂已经被应用到临床治疗中，主要用来吸附安眠药、胆红素与胆酸、肌酐与尿酸以及中分子物质。

（2）吸附树脂的物理结构

吸附树脂的物理结构包括树脂的比重、密度、强度、孔隙率、孔径、比表面积等物理性能。实际应用中，强度、孔径和比表面积是衡量树脂性能的主要标志。

① 孔径　吸附树脂和其他吸附剂一样是一种多孔性物质，在树脂内部结构中存在无数大大小小的孔和连接这些孔的孔道，孔和孔道是在树脂的合成过程中通过致孔剂的致孔作用形成的，在树脂内部结构中孔的大小是呈一个连续分布状态。实际应用中用平均孔径来表示孔径的大小。

② 比表面积　树脂的表面积是指树脂球体外表面积和内部孔及孔道提供的表面积的总和，比表面积即是单位重量树脂的表面积（$m^2/g$）。树脂的外表面积和内表面积相比，可以忽略不计。吸附树脂的比表面积一般都在几百 $m^2/g$，最高可达 $1000m^2/g$。1g 粒径为 1mm 的树脂的外表面积为 $0.6m^2$。所以树脂的比表面积主要由树脂内部的孔和孔道内表面提供。

（3）吸附树脂的特点

① 可以人为地控制化学结构、孔径、比表面积，使其具有选择性吸附。

② 可以再生，针对被吸附物质的结构和性质可以选择合适的洗脱剂，将被吸附物质洗脱，洗脱后树脂可以重复循环使用。常用的洗脱剂有甲醇、乙醇、丙酮、丙醇、二氧六环、甲苯、稀酸、稀碱等。

③ 吸附树脂都是交联网状结构，绝大多数都是通过 C—C 键，C—H 键构成，不易发生降解，具有很好的化学稳定性，并具有较好的耐辐射性能，通常可以用辐射和高温进行消毒。

④ 机械强度好，合成吸附树脂为球形交联共聚物，形状规则，不易脱落颗粒。

（4）炭化树脂

炭化树脂（球形活性炭）基本结构骨架与活性炭近似，对水溶性的极性物质具有很好的吸附性能，属于广谱性吸附剂，炭化树脂呈球形，表面光滑，具有较高的机械强度，不易脱落颗粒，比表面积可达 $1000\sim1600m^2/g$，在结构和吸附性能上兼具吸附树脂和活性炭二者的特点，尤其对小分子物质如巴比妥、苯巴比妥、安眠酮、肌酐、尿酸等都具有较好的吸附性能。杨彦等人将 DNA 包埋炭化树脂制成的免疫吸附剂上用于治疗系统性红斑狼疮患者，获得临床应用成功。

### 5.4.3.3　多糖吸附材料

多糖类材料是近年发展较快的一种医用高分子吸附分离材料。琼脂糖、壳聚糖和纤维素等均属于多糖类材料，是一类天然高分子材料。魔芋葡甘聚糖（KGM）是主链由 D2 甘露糖和 D2 葡萄糖以 $\beta$-1,4-糖苷键连接的杂多糖，在主链甘露糖的 C-3 位上存在着以 $\beta$-1,3 键结合的支链结构。KGM 具有良好的生物降解性、生物相容性和一定的生物活性。利用这些特性，肖云等用硫酸酯化魔芋葡甘聚糖制备一种新型的聚阴离子吸附剂，对低密度脂蛋白和极低密度脂蛋白的选择性吸附效果良好，并进行细胞毒性实验，证明硫酸酯化魔芋葡甘聚糖血液灌流吸附剂是一种具有良好细胞生物相容性材料。

壳聚糖是甲壳素脱去乙酰基转变成的，甲壳素是天然多糖中唯一的碱性多糖，是除蛋白质外数量最大的天然有机化合物。壳聚糖具有良好的生物官能性、生物相容性和血液相容性，对细胞组织不产生毒性影响，无溶血效应，无热原性物质，在医学临床应用中作为免疫吸附剂和脱毒剂，清除血液中的内源性或外源性致病物质，对胆固醇、内毒素和重金属离子有选择吸附功能，通过对这些致病因子的吸附和脱除，清除病原物或毒性物质，净化血液，治疗疾病，增强免疫力。一般来说多糖类材料用于血液灌流时，需要进行一定的修饰以提高其对目标物质的吸附选择性。何炳林等用戊二醛交联壳聚糖吸附胆红素，发现其有很好的吸附效果和生物相容性。

纤维素的化学结构是由许多 $\beta$-D-葡萄糖基通过 1,4-糖苷键连接起来的线形高分子化合物。纤维素链中每个葡萄糖基环上有三个活泼的羟基：一个伯羟基和两个仲羟基。因此，纤维素可以发生一系列与羟基有关的化学反应，如酯化、醚化、亲核取代等，也可以发生接枝共聚和交联。纤维素树脂在表面有较多的孔的同时还具有相当好的强度，是应用于血液灌流比较理想的材料。

### 5.4.3.4　生物医用免疫吸附剂

活性炭的选择性较差而各类树脂因品种有限，还不能满足医学的需要，各种针对性吸附剂研究因此而展开。免疫吸附剂是将抗原或抗体通过一定方法连接到载体上，利用抗原和抗体之间的识别作用，吸附清除致病的抗原或抗体。具有吸附速度快、特异性强、治疗效果好、副作用小等优点。免疫吸附疗法的实质是血液净化，免疫吸附技术的核心是免疫吸附剂。

根据吸附剂和被吸附物质之间的作用原理，可将吸附剂分为两大类：一类为生物亲和吸附剂，主要包括抗原固定型、抗体固定型、C1q 型和蛋白 A 型等；另一类为物理化学亲和吸附剂，主要包括静电结合型和疏水结合型等。生物亲和吸附剂依赖于固定的免疫特异性配体，具有特异性高、吸附容量大等优点。但容易失活，与血液接触可能产生副作用。物理化学亲和吸附剂的选择性相对较差，但使用安全性高、可灭菌、能稳定储存。

1976 年，Terman 等研制出医用体外免疫吸附剂，并于 1979 年用火棉胶包埋的椰壳活性炭-DNA 免疫吸附治疗系统性红斑狼疮取得成功。自此，不断有免疫吸附剂的相关报道，诸如固载手性氨基酸配体形成高分子金属络合物，可以选择性地识别 D，L-氨基酸；含咪唑配体的高分子过渡金属络合物可以吸附降解尿素；聚丙烯酸铜离子络合物和海藻酸铜离子络合物可以配位吸附尿素；含环状多醛配体的高分子吸附剂可以较高容量吸附尿素；通过在高分子吸附剂上键合适当的配体如磺酸化糊精，硫酸右旋糖酐（DS）可以高选择性地清除低密度脂蛋白（LDL）；用多肽或氨基酸作为高分子配体可以选择性地吸附非结合性胆红素；酶或多酶体系的微胶囊或固载化产物可以分解尿素，并将其降解产物 $NH_4^+$ 转为各种类型的氨基酸；由火棉胶将苯丙氨酸解氨酶微胶囊化后进行血液灌流可以去除肝衰患者体内过多的苯丙氨酸；和用琼脂糖将 UDP-GLU-curonyl 转移酶、NADPH-Cytochron-C 还原酶以及 Cyto-chrome-9450 微胶囊化后，可以去除苯酚、甲基苯异丙基胺、环己烯巴比妥、己烷和辛酸；利用高分子将超氧化物歧化酶（SOD）微胶囊化后可以清除体内过多的超氧负离子；固载化 $\beta$-环糊精的高分子吸附剂可以依据 $\beta$-环糊精的类酶活性吸附清除各种内外源性毒物。

### 5.4.3.5　琼脂包嵌凹凸棒吸附剂

20 世纪末，光敏灭活血液病毒成为受人关注的课题，针对病毒灭活后血浆中光敏剂亚甲蓝（MB）和二甲基亚甲蓝（DMMB）的去除，重庆医科大学生物医学工程材料研究室开展了琼脂包嵌凹凸棒吸附剂的血液净化研究，发现其具有良好的血液相容性，对一些阳离子型药物有较强去除能力而对血液正常成分影响甚微，为开发新型血液净化吸附剂开辟了新途径。

另外，四川大学以聚合物包埋活性炭制备杂化微球，能够有效清除肌酐和苯巴比妥等，临床方面尚需要进一步研究。

#### 5.4.4 临床应用

目前血液灌流的应用主要还是在临床急症抢救的范围内，在这一范围内又以抢救各种药物和毒物中毒为主。近年来国内外已有不少研究者着手开展血液灌流治疗急性肝衰竭和急性肾衰竭的课题研究。

（1）药物中毒

巴比妥类药物，其中导眠能、安定、利眠宁等都带有三环或杂环结构，对中性树脂和活性炭表面有很高的亲和力，在血液灌流中常可达到很高的清除率。从近年来国际国内临床应用血液灌流的实践来看抢救得最多的还是这一类催眠、安定类神经抑制性药物。

（2）清除代谢废物

最近几年，血液灌流在临床应用范围逐渐扩大，许多研究者发现吸附剂血液灌流对尿毒症患者血中的尿酸、肌酐、中分子量的代谢毒物，以及肝衰竭血中的芳香氨基酸类、硫醇有机酸酚类和中分子代谢药物也有显著的吸附作用。

（3）农药中毒

活性炭对有机磷农药有一定吸附作用，对明确有大剂量有机磷农药中毒的患者，估计内科疗法单独抢救尚嫌不足，则应按早期充分多次的原则进行血液灌流。

（4）联合应用

在某种特殊的情况下血液灌流可以与血液透析联合使用。如某些中毒导致急性肾衰或在原有的肾功能衰竭基础上又发生急性药物中毒便可考虑联合使用。

（5）血液灌流的其他适应证

近年来，HP在治疗急性肝功能衰竭方面的作用引起人们很多注意。Chang于1972年在Loncet报告一例深度昏迷的肝衰竭病人用活性炭血液灌流治疗后意识迅速恢复。国内杭州市第六人民医院等单位也曾用微囊活性炭血液灌流治疗3～4度肝昏迷病人，意识改善，生存时间延长，但生存率未提高。

血液灌流的副作用主要表现在：血小板减少、对氨基酸等生理物质的影响、对药物的影响和低体温等。

## 5.5 血浆分离（或血浆置换）

血浆分离（plasmapheresis）是对患某些疾病病人的血液进行整体处理，将其血浆分出，然后从血浆中除去致病的大分子蛋白质，用以治疗某些难于对付的血液和免疫性疾病。血浆分离与血浆交换（或血浆置换）同一含义，其治疗原理是用正常血液或/和血浆替代液将病人血液中含致病物质的等量血浆置换，或对分离出的血浆进行二次滤过，去除致病物质并将富含白蛋白的有用血浆输回给病人，从而达到治疗的目的。

血浆治疗起源于古代，当时人们认为疾病是由于血液中存在不纯物质而引起的，如果去除这些不纯物质即可治愈疾病。血浆治疗的最早记录是在500多年前的1492年，由于当时条件的限制和知识有限，治疗未能成功。以后几个世纪中，血液去毒治疗主要围绕放血疗法而展开，直到20世纪中期，放血疗法一直存在，虽然应用广泛，但常常会引起严重的并发症。不管怎样，该疗法曾经治疗过一些国家领袖，如乔治·华盛顿和约瑟夫·斯大林，而今天此疗法已被血浆分离取代。

血浆分离一词是在 1914 年 J. J. Adel 从动物血中回收红细胞时提出来的。20 世纪 40 年代中期，开始试用间断性离心血浆分离。50 年代早期试用这一技术用来治疗一些疾病。1959 年美国国立卫生研究院（NIH）为了治疗巨球蛋白血病和因骨瘤而产生的高黏稠血液综合征才开始正式使用这一技术。60 年代出现了持续性离心分离，血浆分离疗法的有效性和可重复性得到证实。70 年代晚期，膜式分离技术的临床可行性被认可后，此技术才获得突飞猛进。1980 年，自从 Agishi 首次应用血浆二级分离技术以来，双重膜式分离或瀑布过滤相继发展起来。随着中空纤维技术的发展，中空纤维膜滤器双重血浆分离疗法迅速地得到推广。80 年代末期，新一代小体积血浆离心分离机，如 Baxter 和 Cobe 等公司的产品投放市场，这些分离装置均具有良好的分离功能，安全的自动操作和控制系统，以及低血容量等特点。目前利用离心法进行血浆分离在美国占有较大市场，而膜式血浆分离在日本占主导地位。

从 80 年代起至今，血浆分离技术已发展成为治疗用的血液和体液分离技术（therapeutic apheresis，简称治疗分离）。该技术不仅能从血中将血浆或血细胞成分分离，经第二次处理，弃去血浆中或血细胞中致病成分，回收有用的血浆和血细胞，改正病人的病理状态，而且已扩大到对体液如胸导管体液的处理，进行临床治疗。治疗分离技术属血液净化的一种医疗技术，目前血液净化的趋势是对大分子蛋白或血细胞致病因子进行选择性或特异性地除去，达到治疗的目的。

机体循环血液内的多种病原物质在某些疾病的发生发展过程中发挥重要的作用，导致组织器官的功能损伤。血浆置换（plasma exchange）就是将患者的异常血浆非选择性地分离后弃去，然后将血液的有形成分以及补充的平衡液和白蛋白输回体内，以清除血浆中的致病物质，达到治疗目的。最初的血浆置换就是应用离心的方法将血浆和血细胞分离，丢弃血浆，再将血细胞和重新配置的白蛋白液输回体内。以后发明了封闭式血浆离心分离和膜式血浆分离。

理想的血浆置换方法应该是只清除血浆中的病源物质，即特异性清除，有较高的清除率而无明显的副作用。目前发展的免疫吸附法，即是针对此而研究的。

**小故事：血浆分离发展历程**

放血疗法也许是最古老的血浆置换。

1914 年，Abel 等提出血浆清除法。是把患者血液收集在一个抗凝袋里，经过自然沉淀，收集血浆弃去，其余部分回输患者体内，重复几次既可有效地清除致病因。

20 世纪 60 年代末期，出现离心式血浆分离设备。是利用血液不同成分的比重不同将血浆分离出来。

1978 年，Millward 等提出膜式血浆分离法。是利用血液各成分不同的分子量，通过不同孔径的纤维膜而分离开来。

近年来，出现了一些新技术，利用不同血液成分的特点，特异性的分离出需要清除的致病因子，而保留血浆中有用的成分，如双重滤过法，冷滤过法等。

### 5.5.1　血浆分离方法

血浆分离有两种方式：①离心分离法。它包括间断性离心分离和连续性离心分离，分离出的血浆弃去，换以正常人血浆或/和血浆替代液，与血细胞混合后再输回病人体内。②膜式血浆分离法。它主要利用具有分子选择性的滤膜，将致病物质从血浆中分离出并弃去。

#### 5.5.1.1 离心分离法

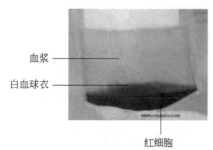

血浆

白血球衣

红细胞

图 5-12　血浆与血细胞分离

采用离心分离机。离心机通过旋转运动，使物质产生较大的离心力，依靠这一离心力可实现对物质的分离、制备、浓缩、提纯。正是由于血液中血细胞和血浆的密度不同，产生的离心力不同，采用离心机达到分离血浆的目的。

间断性离心分离可采用常规的离心机，采集血液到离心试管，或血液袋中，进行离心，便可得到血浆（如图 5-12）。连续式血浆分离设备相对比较复杂，可连续对血浆进行分离，目前一些国外设备同时还可以分离白细胞和血小板。

#### 5.5.1.2 膜式分离法

膜式血浆分离主要包括常规和双重膜血浆交换技术。常规技术十分简单，与血液透析及血液滤过相似，血液从血管通路流出经一膜式滤器，使血浆从血液中分离，弃去致病血浆，将正常蛋白溶液（一般是 4g/dL 的白蛋白）按与膜滤器滤过血浆时相同的速度输入病人体内。双重膜式血浆交换技术是为减少血浆交换中所需补充的大量正常血浆或血浆替代液（新鲜冷冻血浆或白蛋白溶液），以及由于补充正常血浆或替代液而带来的传染的危险（如肝炎等），而发展起来的。它采用两种膜滤器，第一个滤器称为血浆分离器（或叫血浆一级分离器，血浆滤器），把血细胞和血浆分离开来，相当于离心分离的常规血浆分离，其基本原理是筛分，如图 5-13 所示；第二个滤器称为血浆成分分离器（或叫血浆二级分离器），对分离出的血浆再次分离，去除血浆中的致病物质，如血浆中的异常蛋白质、免疫复合物、异常增高的抗体、低密度脂蛋白等，同时把主要含白蛋白的病人自体血浆回输给病人。另外，还可采用吸附技术对一次分离出的血浆处理以去除其致病物质。

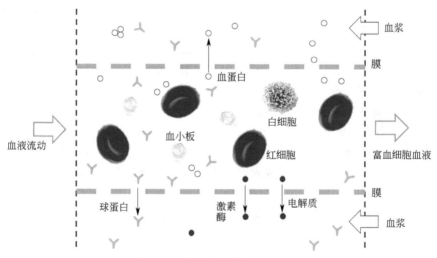

图 5-13　膜式血浆分离基本原理

膜式血浆交换所采用的膜主要有两种形式：平板膜和中空纤维膜。Solomon 根据 Nose 和 Gurland 及其同事的研究结果对平板膜和中空纤维膜血浆分离器进行对比，两者的最大区别是有效面积和剪切速率之间的差别（表 5-7）。由于中空纤维膜滤器有效面积大，体积小，分离效率高，因此近年来有完全取代平板膜滤器的趋势。

表 5-7　平板膜与中空纤维膜分离器比较

| 性　　　能 | 平　板　膜 | 中空纤维膜 |
|---|---|---|
| 最大孔径/μm | 0.4～0.6 | 0.1～0.2 |
| 膜有效面积/m² | 0.04 | 0.6 |
| 血液流量(病人)/(mL/min) | 50～60 | 50～100 |
| 分离器入口血流量/(mL/min) | 250～275 | 50～100 |
| 剪切速率/s⁻¹ | 1000～1200 | 50～100 |
| 平均跨膜压/mmHg | 约 130 | 约 50 |
| 血浆分离效率 | 35％～45％ | 40％～60％ |
| 白蛋白截留率 | 约 0％ | 10％～30％ |
| IgG 截留率 | 约 0％ | 20％～50％ |

膜式血浆分离器膜的孔径是决定分离器功能的关键。对一级分离用膜,因材质不同而存在较大区别,一般孔径在 0.1～1.0μm 之间,但都能将 90％以上的血浆溶质从血中分离出来,可得到几乎完全的血浆;二级分离膜的孔径范围一般为 0.01～0.1μm,同样由于材料和要去除的病因血浆成分的不同而有很大区别,如日本 Asahi Medical 公司的双醋酸纤维血浆成分分离器 PF01,PF02,其膜孔径达 0.2μm。

血浆一级膜式分离器不仅可用于膜式血浆交换疗法,而且可供采取正常血细胞或血浆,可以替代价格昂贵的离心法;另外血浆二级分离器不仅可用于双重膜式血浆交换,还可与离心血浆分离法配合使用,该方法是在离心分离出的血浆管路(或血浆袋)之后再接管路,利用血泵使血浆进行成分分离。

膜式血浆分离疗法的优点是:成本和治疗费用低,并大大减少了由血浆替代液带来的传染(如肝炎传染等)风险。该疗法的发展趋势:①深入研究高效、高通透性和血液相容性优异的膜材料制成的分离器;②提高分离膜的功能,如膜的筛分系数,从而缩短分离时间,同时使血浆中的白蛋白、凝血因子等能更多的回收,以利于降低费用;③积极研究专一性血浆分离疗法,即从血浆中单独清除某一毒物,或从血液中分离出某一特定细胞;④将血液分离疗法用于免疫抑制,免疫调节和遗传性疾病的治疗;⑤积极研制和开发供采取血浆的分离器。

常规和双重膜血浆分离示意图如图 5-14 所示。

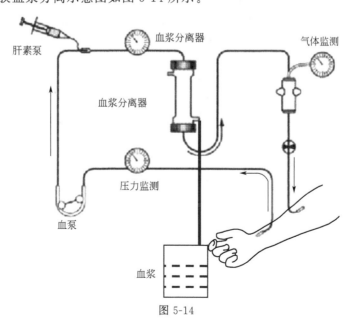

图 5-14

155

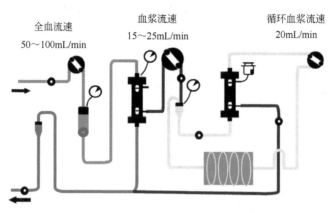

全血流速
50～100mL/min

血浆流速
15～25mL/min

循环血浆流速
20mL/min

图 5-14　常规和双重膜血浆分离示意图

### 5.5.1.3　其他血浆治疗方法

（1）免疫吸附疗法

免疫吸附技术是近年来在血浆置换基础上发展的一种新的疗法。该疗法是通过吸附去除内源性和外源性致病因子，净化血液，从而达到治疗的目的。免疫吸附是通过抗原与抗体免疫反应或物理化学作用去除致病因，可以全血灌流。近年来，应用于免疫吸附的材料很多，但实际广泛应用在临床治疗的仍不多见。其中 Protein A 免疫吸附医疗器械已获美国 FDA 认证，在国际被广泛认可。利用 Protein A 免疫吸附柱可治疗的疾病包括以下几大类：①自身免疫系统疾病：如系统性红斑狼疮、血小板减少性紫癜、肾病综合征，急进性肾小球炎等。②器官移植前去除病人血液中抗 HLA 抗体，增加移植成功概率。③恶性肿瘤：去除癌症病人血液中的封闭因子，激发人体免疫功能。国内已有十几个大的医疗单位如北京复兴医院通过进口的免疫吸附机开展了免疫吸附临床治疗的工作，获得良好的效果。

吸附剂可分为生物亲和型和理化亲和型。生物亲和型又可分为抗原抗体结合型、补体结合型和 Fc 段结合型。抗原抗体结合型是指将抗原（抗原固定型）或抗体（抗体固定型）固定在制成吸附柱的载体上，如固定 DNA 可以吸附系统性红斑狼疮（SLE）患者血液中的抗 DNA 抗体，将抗低密度脂蛋白（LDL）抗体固定在琼脂糖上可以吸附血液中 LDL。补体结合型吸附剂则固定 $C1_q$，利用其结合免疫复合物 Fc 段的特性，吸附血液中的免疫复合物。Fc 段结合型吸附剂则以蛋白 A(protein A) 为配基，吸附血液中 IgG 分子的 Fc 段。

理化亲和型又分为静电结合型和疏水结合型，前者利用吸附剂与特定物质之间的静电作用，达到吸附清除致病物质的目的，如肝素在 2 价阳离子（$Ca^{2+}$）存在时可与血浆中 LDL 通过静电作用相结合，临床上已用于治疗家族性高脂血症；后者则利用吸附剂侧链的疏水基团与被吸附间的疏水性结合，来达到吸附清除的目的。

目前还难以判定哪种吸附剂更好，虽然生物亲和型吸附剂特异性高，但难以提纯和制备，也不便于储存和运输；而物理化学亲和型吸附剂则便于制备且活性稳定，但吸附性能相对较差。因此近年来有关吸附材料的研究很多，但实际疗效相对肯定且已广泛使用的仅有蛋白 A 吸附柱。

瑞典 Gambro 公司生产的 A 蛋白免疫吸附柱为 A 蛋白和琼脂球混合而成，含琼脂量 62.5mL，柱预充量 72.5mL，蛋白结合能力为 20mg IgG/mL 琼脂，外壳由丙烯酸酯包成圆柱形。

Dalmasso 等采用免疫吸附治疗器官移植出现的超急性排斥反应。据报道，用 $74\sim217\mu m$ 的多孔球形树脂与具有物理化学亲和力和聚乙烯醇凝胶作吸附剂，用苯丙氨酸作为载体，对类风湿因子和免疫复合物有较好的吸附作用。有研究者用胶原片与 DNA 交联后特异性吸附抗 DNA 抗体，用以治疗系统性红斑狼疮，结果血清抗 DNA 抗体下降，临床情况也好转。用琼脂糖固定胰岛素吸附血清中抗胰岛素抗体，可减少或停用胰岛素。

（2）血浆电泳技术

分散介质中的带电粒子在直流电场的作用下，向着与其电性相反的电极移动的现象称为电泳（electrophoresis）。蛋白质为两性电解质，在不同 pH 溶液中带不同的电荷，从而在直流电场中能够泳动，这就是蛋白质的电泳现象。1937 年瑞典化学家 Tiselius 首先建立了蛋白质的界面电泳技术，并成功地将血清蛋白质分成几个组分。从此以后，随着电泳技术的不断发展，蛋白电泳成为蛋白质化学研究和临床实验诊断中必不可少的重要方法。

血浆电泳技术正是利用带电粒子对血浆进行分离。

### 5.5.2　血浆分离治疗的适应证和并发症

关于血浆分离治疗的疾病，Gurland 教授来华访问报告中，总结了 1993 年美国血浆分离协会应用会关于血浆治疗经验的一篇文章，该文章把 63 种疾病分为四类：第 I 类，血浆治疗是标准方法，包括把血浆治疗列为首选或第一线治疗方法，不包括作为辅助治疗的疾病，占 30％；第 II 类血浆分离疗法已普遍接受，但不是第一线治疗方法，占 22％；第 III 类，尚无充分证据证明治疗这些疾病是有效或无效的；第 IV 类，现有的试验证实用血浆治疗无效。血浆分离有效治疗的疾病包括神经系统疾病、血液系统疾病及肿瘤、自身免疫性疾病、代谢性及其他各种疾病和肾脏疾病，在过去的十多年中治愈的人数超过 150 万人。

治疗的疾病包括：肾脏疾病，包括抗肾小球基膜抗体介导的肾炎；免疫复合物导致的急进性肾炎；其他肾小球肾炎；系统红斑狼疮；溶血性尿毒症综合征和血栓性血小板减少性紫癜；多发性骨髓瘤；肾移植病人；神经系统疾病，包括重症肌无力和急性感染性多神经根炎。

副作用主要与使用的置换液、抗凝剂和体外循环过程有关。

### 5.5.3　血浆分离用膜材料

膜式血浆分离器的关键部分是用天然或合成高分子材料制成的各种形式的膜，其中以中空纤维膜为主。现今血液净化用的膜材料，各国都形成了自己的特色，如法国以聚丙烯腈、德国以聚丙烯、瑞典以聚酰胺、日本以醋酸纤维素和乙烯-醋酸乙烯共聚物，美国以聚砜为主。在这些材料中，应用最多的是醋酸纤维素，原因是成本低，而以聚砜材料的生物相容性和使用效果最好，但其价格太高。

血浆分离用膜材料同其他血液净化用膜材料一样，可分为纤维素类和合成高聚物类。纤维素是最早用于血浆分离的膜材料。直到今天，双醋酸纤维素（DCA）等膜材料仍占有相当的市场。近几十年来，由于合成高聚物膜发展较为迅速，用于血浆分离的主要有聚乙烯醇（PVA），聚甲基丙烯酸甲酯（PMMA），聚乙烯（PE），聚丙烯（PP），乙烯-醋酸乙烯共聚物（EVAL），聚酰胺（PAM），聚碳酸酯（PC），聚砜（PSf）和聚醚砜（PES）等。从材料的亲水性而言，只有 CA、PVA 和 PAM 是亲水性的，其余均为疏水性材料。对疏水性材料，通过改性可使其具有一定的亲水性能。但从材料的生物相容性而言，至今还没有一种较理想的分离膜材料。

## 5.6　腹膜透析

### 5.6.1　腹膜透析简介

腹膜透析（peritoneal dialysis，简称腹透，PD）于 20 世纪 40 年代末已经被 Derot 等用

于治疗急性肾功能衰竭病获得成功。60年代，国外用不同材料和不同形式作成透析管进行腹透。1965年，Tenckhoff 发明了 Tenckhoff 透析管，成功地解决了长期和重复应用腹膜透析通路的问题，为慢性腹膜透析的开展铺平了道路。1978年 Popovich 正式报告临床上应用持续性不卧床腹膜透析（CAPD）。我国于1979年开始开展 CAPD。后来加拿大学者 Oreopoulos 等做了改进，用塑料袋装透析液代替玻璃瓶装透析液，使患者能够在家透析。

到1990年全世界有60000名终末期患者靠此生存。近年，由于新材料、新方法、新理论的涌现，PD 尤其是 CAPD 已成为 ARF 和 CRF 终末期病人的主要替代治疗手段之一，并在全世界180多个国家广为应用。据新近公布的材料证实，全球曾享用过 PD 者多达6500万人。目前，全球靠透析维持生存的300万人中，PD 病人占1/3左右，约100万人。PD 生存期最长者达29年。加拿大等美洲国家已把 PD 作为替代疗法的首选。到2006年中国有10000多名终末期患者靠此生存。

优点：设备简单，操作容易掌握，对中分子物质的清除更有效，投资费用低。缺点主要是引起腹膜炎。

### 5.6.2 腹膜透析原理与技术

腹膜是具有良好渗透作用的半透膜，在腹膜透析过程中，通过弥散和超滤作用，达到清除体内代谢废物和纠正水电解质失调的作用。腹膜透析原理示意图如图5-15。

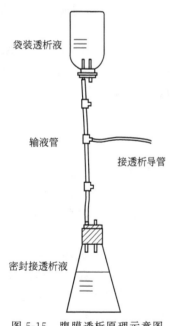

图5-15　腹膜透析原理示意图

（图中标注：袋装透析液、输液管、接透析导管、密封接透析液）

#### 5.6.2.1 腹膜透析的原理

腹膜透析是利用腹膜作为透析膜，依赖弥散和超滤作用，以达到治疗的目的。腹膜由壁层和脏层腹膜组成，其总表面积约相当于体表面积，成人通常为 $1\sim2m^2$。壁层腹膜仅占腹膜总面积的一小部分。参与透析作用的是腹膜中的毛细血管和微细血管，淋巴系统是否也有部分参与，目前仍未明。毛细血管和微细血管的基底膜通透性很强，对分子量<30000的物质阻力很小，只有较大的分子不能自由通过。对于大分子物质的通透，基膜可能是单向瓣膜，只能够从毛细血管和微血管逸出，而不能从外面摄入血内。

腹膜毛细血管的管腔直径为 $5\sim10\mu m$，其壁厚为 $1\sim2\mu m$，而血透用的中空纤维透析器内的中空纤维膜，管腔的直径约为 $160\sim250\mu m$。如物质主要是通过毛细血管的内皮细胞间隙而透析，则腹膜的毛细血管仅占0.2%的面积为透析的孔道。腹膜表面的间皮细胞层，仅对分子量大于50万的物质有弥散屏障作用。据动物实验资料，间皮层孔道的直径远较毛细血管内皮层大。太大分子的物质不能从腹膜透出，如血液内的各种细胞和大分子球蛋白等。

（1）弥散作用

根据杜南平衡，溶质在半透膜两侧浓度不等时，在高浓度侧的溶质，如果分子量较小，可通过半透膜向低浓度侧移动，而水分子则向高浓度侧移动，经过一段时间，最终达到半透膜两侧的平衡。

如果血中某种溶质的浓度高于腹腔内的透析液，而腹膜又能透过者，则会弥散入透析液内。反之，如透析液的浓度高者，则该种物质会进入血内。经过一定时间的透析后，病人血中的可透过溶质会与透析液内者接近。透析液内的电解质组成与正常人体细胞间液的组成相似，故透析后血中多余的物质，如代谢废物等得以清除，而血中缺乏的物质得以补充，使病人的血中溶质成分恢复或接近正常生理状态。

各种物质从正常腹膜透过的速度：①与腹膜两侧的浓度差成正比，浓度差越大，则弥散速度越快；②与该物质的分子量大小有关，透出最快的是水分，其余依次是：尿素、钾、氯、钠、磷、肌酐、尿酸等。新陈代谢的废物，通常均能从腹膜透析出来，如尿素、尿酸、酚类、胍类、硫、磷等。

在腹透过程中，小分子物质 2h 可以达到平衡，例如尿素（相对分子质量 60）；相对分子质量稍大一些的物质，例如肌酐（相对分子质量 113），要约 8h 才能达到平衡；中分子物质（相对分子质量 500～5000）则透出的速度缓慢，例如菊糖（相对分子质量 5200），8h 仅能透出 45%。在透析时中分子物质的清除，主要与透析膜的通透性、透析膜面积的大小，以及透析时间的长短有关，故 CAPD 对清除中分子物质较好，因腹膜的通透性较血透好，而透析时间又长。据报道，对菊糖的清除，CAPD 比血透多 5～8 倍。有研究表明，CAPD、IPD、血透和血液滤过四种透析方法对中分子物质清除率的比较，以 CAPD 最佳。

（2）超滤作用

超滤作用主要是依靠透析液和血液的渗透压差的梯度而将血内的水分抽出来。渗透压的高低主要由溶质决定，如电解质、葡萄糖和尿素氮等。在氮质血症的病人，尿素氮本身亦产生不可忽视的渗透压（每增加 0.357mmol/L 可增加 3.57mOsm/L）。

目前，主要是靠加入葡萄糖来增减透析液的渗透压，虽然葡萄糖能从腹膜吸收，但吸收较慢，故在一定时间内仍能产生渗透压梯度。

腹膜毛细血管动脉端的流体静压为 5.33kPa，静脉压为 5.33kPa，静脉端为 2.00kPa；动脉端的胶体渗透压为 3.33kPa（主要由血浆内的白蛋白维持），静脉端则为 4.00kPa（由于水分的超滤，毛细血管内血液有所浓缩），故超滤主要在毛细血管的动脉端处进行，因此该处毛细血管的流体静压最大，而透析液内的葡萄糖所起的胶体透析压作用，在此处也相对较大。相反，在毛细血管静脉端，流体静压较少，毛细血管内胶体渗透压相对较大，透析液内葡萄糖因被吸收，透析液内胶体渗透压有所减少。故动脉端毛细血管超滤起着主要的作用。在溶质的弥散方面，主要在毛细血管的静脉端进行，此处毛细血管内皮层的孔道直径较大，腹膜通透性能较好，故溶质弥散较易。

超滤的速度，在透析液进入腹腔的初期最佳，例如 4.25% 葡萄糖的透析液 2L，其开始时的超滤率可达 16mL/min，以后则逐渐减慢，最终在腹膜微循环与透析液之间达到渗透压平衡时，超滤完全停止。透析液含葡萄糖的浓度越高，保持超滤的时间越长。例如用 1.5% 葡萄糖透析液 2L，2h 便可达到渗透压平衡；如果用 4.25% 透析液，大约 4h 才会达到平衡。此外，和入液量亦有关，因入液量多时，腹腔内葡萄糖的数量增加，达到渗透压平衡的时间延长。

在渗透压达到平衡之前，腹腔内透析液的容量会继续增加，当平衡已达到时，人体会对腹腔内之透析液逐渐吸收，其吸收率约为 40mL/h。故如在渗透压平衡时，即需将腹腔内透析液放出，可获得该周期的最佳超滤量。

如血内蛋白质正常，尿素氮只轻度增加，则含糖 1.5% 的透析液（354.8mOsm/L）通常不能超滤出水分。由于血胶体渗透压、血尿素氮、毛细血管内流体静压和毛细血管通透性等有很大的个体差异性，有些病者亦可能有超滤。增加透析液内的葡萄糖，会增加透析液和血液渗透压的差距，能增加超滤的能力。超滤量的多少与透析液含糖量（每 1000mL 透析液增加 10g 葡萄糖，可提高渗透压 55.5mOsm/L）、透析周期的时间长短，透析液入量的多少及腹膜超滤效能等因素有关。例如，含 4％糖的透析液 2L，停留腹腔内 30min，可抽出 200～300mL 水分；含 7％葡萄糖的透析液，可抽出 300～500mL 水分。

在高渗超滤时，抽出水分必然会带出一些溶质，如尿素等，纵使腹膜两侧某种溶质并不存在浓度梯度也是这样。这种现象称为"溶剂抽出作用"。超滤越快，带出溶质越多，故使用高渗透析液会增加透析效能。

反复发生腹膜炎或腹膜炎长期不愈，则：①腹膜因慢性炎症而增厚，腹膜通透性降低；②腹膜因慢性炎症而粘连，减少了能供透析的面积。两者都会严重损害腹透的效能。此时，腹透不能有效地清除血内代谢废物，亦不能很好地超滤。由于腹膜通透效能差，腹透液中的糖不易被吸收，腹透液维持高渗状态，因而对超滤的影响相对来说不及对清除代谢废物影响严重。如果腹膜透析效能严重损害，则病人必须停止腹膜透析，改做血透治疗。

透析并不能代替肾脏的全部功能，实际上它只能代替肾脏的排泄功能，以及调节水、电解质和酸碱平衡的功能，但却不能代替肾脏的内分泌等功能，故透析的疗效并不及肾移植的疗效好。

### 5.6.2.2 腹膜透析导管

在腹膜透析开始的早期，没有专门的导管，医生为患者进行腹透时常常使用各种各样的导管，Ganter 使用的是金属套针，腹透导管发展史上重要进展就在于其材料的改进，从不锈钢、玻璃导管到聚乙烯、聚酯及目前的硅胶管。

1968 年，美国 Tenckhoff 和 Schechter 发明了可植入体内的硅胶管，其材料是硅酮并带有 1 至 2 个 1cm 长的涤纶袖套，这样成功地解决了导管在隧道内固定和漏液问题。其后的各种导管多是在此基础上改进而来的，如卷曲双套导管，其腹内段末管为卷曲型，减少漂管；鹅颈管（swan neck），使出口向下，减少了隧道及腹腔感染。但这些改进腹膜炎发病率仍较高。近 20 年来腹透连接装置得到不断改进，相继出现了不分离的"Y"型连接装置，重复使用分离式"Y"连接装置，一次性使用的分离式"Y"型连接装置和双袋连接系统，使腹透感染率明显下降。

短期急性腹膜透管，即一次性管心针透析管，目前很少使用。标准的为 Tenckhoff 腹膜透析管如图 5-16 和图 5-17 所示。直管长 35～40cm，内径 3cm，单或双涤纶套，两套间距 5～7cm。2 个涤纶套将透析管分成 3 部分，腹腔段长 20cm，末端 15cm 上有许多小孔。

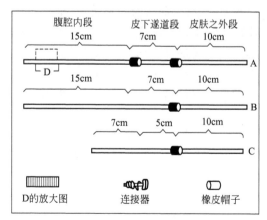

图 5-16 Tenckhoff 腹膜透析管
A—成人用慢性透析管；B—成人用慢性透析管；
C—小儿用透析管

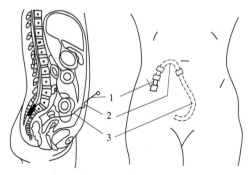

图 5-17 插植 Tenckhoff 腹膜透析管示意图
1—腹腔外段；2—两涤纶套之间的皮下段；
3—腹腔外段

#### 5.6.2.3　腹膜透析液

腹膜透析早期,透析液成分变动较大,生理盐水、5%葡萄糖等都曾作过透析液。20 世纪 50 年代使用高钠透析液,以致发生水钠潴留、高血压。为此,开始采用低钠浓度的碳酸氢盐透析液为常规使用的液体。由于碳酸氢盐溶液不稳定,易生成碳酸钙沉淀,因此乳酸盐基本替代了碳酸氢盐,并用高渗葡萄糖产生超滤,60 年代开始并沿用至今。随着塑料工业的发展,80 年代又将瓶装透析液改为袋装,使操作更为方便。

近年来大量研究证明,经典的含葡萄糖透析液生物相容性差,其中低 pH 值、高浓度葡萄糖及葡萄糖降解产物均可损伤腹膜间皮细胞,高浓度葡萄糖并可使腹膜形成糖基化终产物,造成腹膜失超滤。同时腹腔葡萄糖很易被吸收,脱水疗效维持时间短。因此,近年来有多种新型透析液相继问世。目前已进入临床使用的主要有如下几种:①碳酸氢盐透析液:此透析液旨在纠正经典透析液低 pH 值,并且是一种生理性的理想缓冲碱,采用透析液袋内分装办法,用前将碳酸氢盐混入透析液。②氨基酸透析液:此透析液既可改善营养不良,又避免应用葡萄糖。③葡聚糖透析液:主要用于高转运腹膜,使失超滤患者得以继续腹透。

透析液可临时自行配置或使用商品化透析液。临时透析液配方:5%葡萄糖液 500mL,生理盐水 1000mL,5%碳酸氢钠 100mL,5%氯化钙 12mL,渗透压 359.4mmol/L。海长征制药厂透析配方:氯化钠 5.5g,氯化钙 0.3g,氯化镁 0.15g,醋酸钠 5.0g,偏焦亚硫酸钠 0.15g,葡萄糖 20g,加水至 1000mL,渗透压 374.3mmol/L。

#### 5.6.2.4　腹膜透析方法

① 间歇性腹透(intermittent peritoneal dialysis,IPD)　适用于急性肾衰或慢性肾衰作 CAPD 的初始的 3~10d 阶段。每次腹腔保留透析液 1h,每日交换 10~20 次不等、每周透析时间不少于 36~42h。

② 持续性非卧床腹透(continuous ambulatory peritoneal dialysis,CAPD)　适用慢性肾衰长期需透析者,每日交换 4~5 次,每次 2L,在此期间患者可以下床走动甚至正常活动,是目前最广泛应用的一种透析方法。

③ 持续循环性透析(continuous cyclic peritoneal dialysis,CCPD)　患者夜间睡眠时应用循环自动式腹透机由电脑操作交换腹透液 4~6 次,白天腹腔内放置 2L 腹透液,患者可自由活动和工作。适用于需人帮助的腹透患者或需白天工作者。

④ 夜间间歇腹透(nocturnal intermittent peritoneal dialysis,NIPD)　夜间 10h 内透析 8~10 次,由机器操作,不同于 CCPD 之处是白天腹腔内不留置腹透液。优点:糖回吸收少、超率效果好;做 CAPD 出现腰、背痛不能耐受者;以及有疝气或腹透管周围漏液者。

⑤ 潮式腹透(Tidal Peritoneal dialysis,TPD)
将 NIPD 放在白天进行,第一次腹透灌入大量透析液,加大至患者能耐受的最大量,一般为 3L,放出时只放半量,其余 1.5L 留在腹腔内,以后每次灌入 1.5L,放出 1.5L。每次交换周期不超过 20min,每次停留 4~6min,每 8~10h 需腹透液 26~30L,至腹透 10h 时将全部腹透液放空。这种高流量的腹透液交换可提高溶质清除。图 5-18 为腹膜透析图。

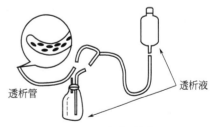

图 5-18　腹膜透析图

#### 5.6.2.5　腹膜透析评价

尽管充分透析目前尚无确切的定义,但多数学者认为充分透析应是指:一定透析剂量时(充分透析剂量),再增加透析剂量患者的死亡率不会下降,但如低于此剂量则死亡率增高。

临床上对于透析充分性的评价，一方面根据尿毒症症状的缓解情况，另一方面多从溶质清除的角度，即根据 $Kt/V$、肌酐清除率（Ccr）是否达到目标水平来判断。DOQI 指南推荐腹膜透析患者每周尿素 $Kt/V$ 值应达到 2.0 或以上。然而有相当一部分比例的腹膜透析患者不能达到这一目标，尤其是对于丧失残肾功能的患者来说，要达到这一指标并不容易。事实上，许多无尿的患者，即使腹膜透析 $Kt/V$ 在 2.0 以下也一样健康生存。许多学者因此对 DOQI 的这一推荐值产生质疑。

腹膜透析评价指标与血液透析类似，其中最主要的腹膜清除率。腹膜清除率是指腹膜每分钟清除的某种溶质的血浆容量，是衡量腹膜效能的重要指标之一。

影响腹膜清除率的因素有以下几方面：①透析液流量及停留时间：溶质的弥散速度受浓度梯度的影响，透析液的流量加快，浓度梯度就增大，自然溶质的清除就增加，对平衡较快的小分子物质更是如此。这就意味着适当增加透析液流量可提高小分子溶质的清除率。大分子溶质的转运则与透析液的停留时间有关，在一定限度内，停留时间越长，清除率越高。②透析液温度：透析液温度太低，会令腹膜的血管收缩，减低透析效能。将透析液加温，溶质弥散速度加快，血管扩张后血流量增加，可使溶质清除效率增加。③血管活性药物：许多血管活性药通过改变腹膜微循环功能而影响腹膜清除率，血管扩张剂可扩张血管，增加灌注毛细血管的数量，又能直接影响其通透性，提高溶质的清除率。缩血管剂通过使腹膜的毛细血管收缩而降低清除率。④透析液的分布：透析液进出腹腔能改变透析液的分布，进而影响透析液与腹膜的接触面积。如增加透析液入量，使肠系膜皱襞间隙充分与透析液接触，则不仅可以提高小分子溶质的清除率，大分子溶质的清除也会增加，但也有增加蛋白质丢失的缺点。

### 5.6.3 腹膜透析的适应证和禁忌证

适应证：急性肾功能衰竭；慢性肾衰竭；急性药物和毒物中毒；水电解质失调；高尿酸血症。

绝对禁忌证：由于严重腹膜功能减退不适于透析情况，如大部分肠系膜切除；腹部或腹膜外科手术后；严重慢性阻塞性肺疾病。

相对禁忌证：新近的腹部手术；腹部有外科引流管者等。

# 5.7 人工肺

膜式人工肺（artificial lung）已广泛应用于心血管手术的体外循环，欧美几乎 100％ 应用膜式人工肺进行体外循环，国内应用估计也在 50％ 以上。膜式人工肺已广泛应用于呼吸衰竭的抢救治疗，即体外生命支持（ECLS）或体外膜氧合（ECMO），对植入性人工肺的研究也取得了成绩。Mortensen 首创的血管内氧合器（IVOX）也已初步应用于临床。

在医疗领域，用于心脏外科手术的体外循环装置——人工心肺中，高分子的纤维材料以往主要是作为鼓泡型人工肺的消泡部分之过滤材料。在此类人工肺中，氧气泡与血液直接接触进行气体交换，虽然气体交换率大，但血液中溶解氧分布不均匀，而且血清蛋白变性，并容易产生溶血，其功能显得不尽如人意，正被逐渐淘汰。

现在开发研制的膜式人工肺，改变了以往氧气泡与血液直接接触交换的方式，通过多微孔膜实现氧气、二氧化碳与血液之间的气体交换，具有溶血小，血清蛋白变性小的特点，只要在二维和三维结构设计上做得更恰当，使其气体交换率达到鼓泡型的氧合速度，则心脏外科手术治疗的要求不仅可以得到较好地满足，而且还可用于手术时间较长的各种心肺手术治疗。中空纤维型人工肺膜的开发研制，为今后膜式人工肺的设计与应用提供了新的气体交换机理，是今后人工心肺装置的主要发展方向之一。

### 5.7.1　肺及人工肺的功能

肺在人体内担负着为血液提供氧气并排出血液中二氧化碳的作用，保证人体氧分的充足。气体交换是在肺泡与其周围的毛细血管网之间进行的，在肺泡中气体内氧分压高于毛细血液中的氧分压，二氧化碳分压值恰恰相反。所以。在肺泡与毛细血管之间氧气和二氧化碳得以借助弥散作用而实现充分交换。因此，人工肺要实现肺的功能必须起到如下作用：①气体交换作用，通过氧气与血液的接触实现气体弥散而溶解于血液中，并将血液中的二氧化碳交换出来；②气体交换的目的在于增加血液中的溶解氧（细胞含氧）浓度而不是气态氧（气泡），所以，人工肺还应具备过滤的作用，以将血液中的气泡滤去。人工肺如图 5-19 所示。

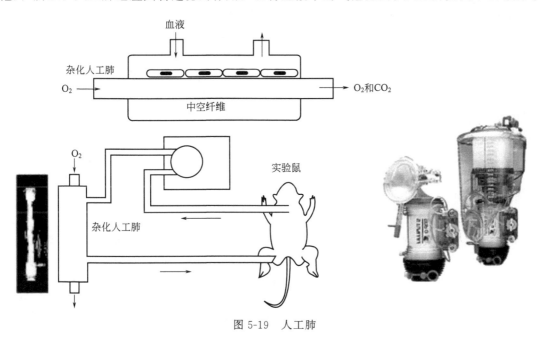

图 5-19　人工肺

### 5.7.2　中空纤维膜人工肺

与中空纤维人工肾脏透析器同理，用中空纤维作人工肺的气体交换"氧化"膜，通过增加"氧化"膜在血液容器中的充填密度可大大提高膜式氧交换人工肺的血液"氧化"速度，同时避免了气态氧（气泡）与血液的直接接触，实现了氧气的分子弥散溶解，并使氧分子弥散与滤泡两种作用合二为一，简化了人工肺装置的内部构造，可降低手术时血液的用量和溶血程度，以及血清蛋白变性程度。

用作人工肺的中空纤维膜主要有聚丙烯腈、聚甲基丙烯酸甲酯、聚乙烯醇、聚乙烯、聚丙烯等。其分子结构见前。

真正的植入性人工肺是一个艰难的长期研究工作。理想的植入性人工肺需具备：①能置入胸腔；②血液灌注压<15mmHg；③以空气作气源也能有良好的血气交换功能；④膜材料生物相容性好；⑤人工肺柔软、易改变形状便于植入胸腔；⑥提供>200mL/min 的 $O_2$ 和 $CO_2$ 交换功能。

## 5.8　人工肝

肝脏是人体内最大的化学工厂，其功能包括糖原的合成和分解，血液蛋白质的合成，脂质的代谢，以及解毒功能。肝细胞的再生能力特别强。

### 5.8.1 人工肝原理及分类

人工肝（artificial liver）是指借助体外机械、化学或生物性装置，暂时替代或部分替代肝脏功能，从而协助治疗肝功能不全，肝功能衰竭或相关疾病的方法。由于人工肝以体外支持和功能替代为主，故又称人工肝支持系统（ALSS）。

人工肝全称人工肝脏，它作为独立于其他人工器官而存在的历史并不长。其研究始于20 世纪 50 年代，1956 年 Sorrentino 证明了新鲜肝组织匀浆能代谢酮体、巴比妥和氨，首次提出了"人工肝脏"的概念。目前，人工肝脏已经成为医疗体系中重要的器官支持疗法。有专家认为，人工肝有望成为重型肝炎肝衰竭及其他一些肝病最常用和最有效的手段之一。通过一个体外的机械或理化装置，担负起暂时辅助或完全代替严重病变肝脏的功能，清除各种有害物质，代偿肝脏的代谢功能，直至自体肝脏功能恢复或进行肝脏移植。

人工肝根据组成和性质可分为三类：①非生物型；②生物型；③混合型生物人工肝。

人工肝的主要用途为：①为肝再生创造条件：能够为重型肝炎肝衰竭时的肝细胞再生赢得时间，并促进肝脏功能的自发恢复；②肝移植的桥梁：人工肝治疗可延长患者存活时间，改善机体内环境，为等待供肝进行肝移植创造条件；③辅助治疗手段：人工肝可协助治疗肝移植后的最出无功能状态；或作为肝切除术以及其他特殊应激情况下的辅助治疗措施。

恰当及时的人工肝治疗配合正确的内科治疗能够降低肝衰竭的病死率，促进康复，节省住院时间和费用。

### 5.8.2 非生物型人工肝

非生物型人工肝的基本构思与人工肾相类似，主要是基于利用透析膜两侧溶质浓度梯度

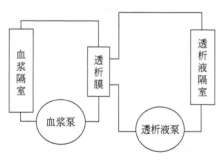

图 5-20　人工肝支持系统原理图

作为传质动力，将血液中高浓度溶质跨膜传递到透析液中，使血液得到净化。但是人工肝支持系统中的装置与人工肾方法还有所区别，特别是因为肝衰竭患者血液中需要和不需要的分子具有相似的生物化学性质，而且在透析中除了要解决一些小分子结构的毒素外，还要解决一部分中分子结构的毒素。对此问题，通常采用改进的血液过滤方法，或是采用血浆置换和联合活性炭吸附等方法来实现人工肝支持系统。典型的物理人工肝支持系统的构成称为封闭环型管二室透析模型，即非生物型人工肝，如图 5-20。其所用高分子材料即透析、滤过或血浆分离用材料。

### 5.8.3 生物型人工肝及其材料

新型生物人工肝（bioartificial liver，BAL）的基本原理是将体外培养增殖的肝细胞置于体外循环装置（生物反应器）中，患者的血浆流过生物反应器时，通过容器内的纤维半透膜或直接与肝细胞之间进行物质交换，从而达到体外肝功能支持的目的，如图 5-21 所示。用于构建 BAL 的关键材料包括生物材料及支架材料，前者主要指肝细胞、肝非实质细胞等细胞材料，后者主要指用于构建生物反应系统的膜或其他支架材料，此类材料的性能直接关系到肝细胞的生长及代谢功能，与人工肝的支持效果密切相关。随着近年来材料科学的不断发展，目前已有多种支架材料用于 BAL 构建，大多取得较好效果。

（1）半透膜

目前应用最多的半透膜材料为醋酸纤维素膜和纤维蛋白修饰的聚砜膜，半透膜微孔直径

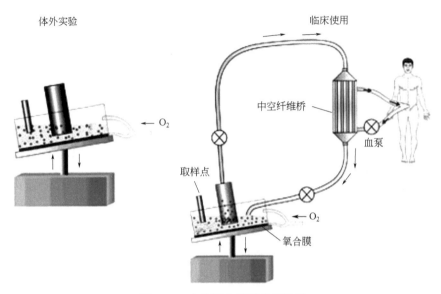

体外实验　　　　　　　　　　临床使用

中空纤维桥

血泵

取样点

$O_2$

氧合膜

图 5-21　生物型人工肝支持系统

为 $0.2\mu m$，白蛋白等物质可顺利通过，而大分子球蛋白物质则不能通过，使培养肝细胞与患者血液处于隔离状态，一方面可使肝细胞免受患者免疫系统的影响，另一方面可阻止肝细胞产生的异种蛋白进入患者血液循环，避免发生免疫反应。一般采用分子截流量（MWCO）为 $50\sim100KD$ 的中空纤维管，以保证白蛋白（分子量为 69KD）、凝血因子及小分子毒性物质的通过，同时又避免免疫球蛋白及补体（分子量通常大于 100KD）的通过，以免激活免疫反应。

Gleissner 等研究了 6 种平板膜对血浆因子及肝细胞蛋白成分（LP）的通透性。6 种膜分别是：①铜仿膜 C2100，WMCO 为 1KD；②铜仿膜 C2240，WMCO 为 10KD；③亲水性聚丙烯膜（PP），WMCO 为 500KD；④疏水性聚丙烯膜，WMCO 为 1000KD；⑤聚硫化物膜（PS），WMCO 为 1000KD；⑥聚酰胺膜（PA），WMCO 为 1000KD。结果：PA、PS 及亲水 PP 对血浆因子及 LP 具有完全通透性。

（2）聚酯织物

聚酯织物是一种内部呈三维网状空间结构的亲水性聚合物，对肝细胞具有良好的黏附性能，在无胶原等 ECM 成分存在的条件下仍可高效黏附固定肝细胞。Puviani 等以胶原被覆的编织-非编织亲水性聚酯织物及胶原未被覆的编织-非编织亲水性聚酯织物作为肝细胞培养支持物，评价了大鼠肝细胞在黏附性、超微结构、尿素合成及氨清除等方面的差异，结果肝细胞的形态学完整性及代谢活性等无统计学差异，表明胶原被覆不影响聚酯织物对肝细胞的黏附性能。

（3）聚乙烯醇缩甲醛

聚乙烯醇缩甲醛（polyvinyl formal，PVF）是一种工业用过滤材料，具有多孔性，孔隙率约 90%，平均孔径为 $8\sim1000\mu m$，内部呈三维网状结构且孔隙间相互贯通。研究表明，PVF 树脂适于肝细胞的高密度培养，细胞密度可达 $10^7/cm^3$，且培养肝细胞具有良好的氨代谢、尿素合成及分泌白蛋白等功能特性，且扫描电镜观察显示，黏附于 PVF 树脂的肝细胞在形态及排列等方面均优于单层培养。另外，PVF 培养肝细胞白蛋白分泌在培养 2 周后显著增加，而单层培养肝细胞白蛋白分泌量则迅速下降。

（4）聚氨酯泡沫

聚氨酯泡沫（polyurethane foam，PUF）是另一种高度多孔性（孔隙率为 90％，孔径大小不一）的过滤材料。聚氨酯膜作为肝细胞培养支持物，构建固定床（fixed bed）生物反应器并用于大鼠肝细胞的高密度培养。PUM 黏附效率高达 99％，黏附肝细胞以轻度聚集的球形体形式存在，白蛋白分泌持续时间比单层培养长。表明 PUM 是一种有希望的肝细胞支持材料，适于高密度黏附培养肝细胞。

（5）玻璃纤维织物

在循环流式生物反应器（circulatory flow bioreactor）中，玻璃纤维织物（glass fiber cloth）被用于肝细胞培养支撑物。该型反应器通过搅拌棒使反应器内培养液或血浆循环流动而发生物质交换。

（6）微囊化材料

新分离的肝细胞在悬液中由于缺乏立体支架很快丧失其活性及功能，不适于为肝衰竭患者提供较长时间的肝功能支持。目前采取的主要措施之一是用微囊培养技术使新分离的肝细胞相互聚集，形成多细胞球形体，球形体内细胞的几何结构及细胞间连接等可使肝细胞的活性及代谢功能明显改善。海藻酸盐（alginate）是目前最常用的促进肝细胞聚集的物质，它可在培养液中形成微囊，促使囊内的肝细胞聚集成球形体，促进肝细胞三维结构的形成，改善其功能，并可使冻存肝细胞的功能迅速恢复（18h）。

最近 Chia 等将一种双层聚合膜用于肝细胞微囊化，外膜厚 $2\sim3\mu m$，用 25％的 2-羟乙基异丁烯酸、25％异丁烯酸及 50％甲基丙烯酸甲酯组成的聚合物，内层为修饰过的带正电荷的胶原作为肝细胞基质。这种聚合膜具有良好的力学性能，允许白蛋白、养分、氧、生长因子及代谢物等通过，而免疫球蛋白等大分子则不能通过。

# 5.9 血液净化用中空纤维膜

膜分离技术在血液净化中得到广泛应用。膜分离技术的核心是分离膜。膜的结构决定其性能，不同的制备方法可以得到不同结构和功能的膜。膜的制备是要通过适当的方法得到能满足特定的分离要求的膜。材料本身制约了所能选用的制膜方法、所能得到的膜的形态及所能适用的分离原理。换言之，对于某一分离问题非任何一种材料均可适用。

## 5.9.1 高分子膜的制备方法

有许多方法可以用来制备高分子膜。主要的制膜方法包括烧结法、拉伸法、溶出法、径迹蚀刻法、相转化法、溶胶-凝胶法、蒸镀法和涂敷法。但作为血液净化用中空纤维膜，上述方法并非都适用。必须注意，血液净化用高分子材料必须具有好的生物相容性，达到生物医用材料要求，制备环境必须符合 GMP 标准。适合中空纤维膜的制备方法主要有拉伸法、溶出法和相转化法。

（1）拉伸法

这种方法是将部分结晶化聚合物材料（如聚四氟乙烯、聚丙烯、低密度聚乙烯）挤压膜或薄片沿垂直于挤压方向拉伸时，其无定形区域在拉伸方向上出现狭缝状细孔，再在较高温度下定形，得到对称性多孔膜。膜孔径大小为 $0.1\sim3\mu m$。采用这种方法所制得膜的孔隙率最高可达到 90％。

（2）溶出法

一般是指在难溶的高分子材料中加入可溶性成分，制备成膜后，再用溶剂将可溶性组分浸提出来，形成多孔膜。

（3）相转化法

相转化法是经典的制备不对称膜的方法。大多数工业用膜都是用相转化法制成的，这种方法用途很广，可用于制备各种形态的膜。相转化是一种以某种控制方式使聚合物从液态转变为固体的过程，这种固化过程通常是由于一个均相液态转变成两个液态（液-液分层）而引发的。在分层达到一定程度时，其中一个液相（聚合物浓度高的相）固化，结果形成了固体本体。通过控制相转化的初始阶段，可以控制膜的形态，即可以是多孔的，也可是无孔的。

相转化包括许多不同的方法，如溶剂蒸发、控制蒸发沉淀、热沉淀、蒸气相沉淀及浸没沉淀。大部分的相转化膜是利用浸没沉淀制得的。

烧结、拉伸、浸取、径迹蚀刻等方法只能制备多孔膜，但这些膜可以用作复合膜的支撑层，从而可用于更多的领域。采用相转化法可以制得开口膜，也可以制得致密膜。致密膜的制备方法主要有溶剂涂层挥发法和水面扩展挥发法。

## 5.9.2　中空纤维膜的制备

从制备中空纤维膜时聚合物形态看，主要有溶液法和熔融法。上面提到的拉伸法和溶出法一般均是采用熔融纺丝工艺，而相转化法多是采用溶液干-湿法纺丝工艺，其原理是液-液相转化和沉淀技术。

（1）熔融纺丝-拉伸法

所谓熔融纺丝-拉伸法（melt-spinning-cold-stretching，MSCS）是指将聚合物在高应力下熔融挤出，在后拉伸过程中，使聚合物材料垂直于挤出方向平行排列的片晶结构被拉开形成微孔，然后通过热定型工艺使孔结构得以固定。MSCS 法制备中空纤维膜孔结构的形成与硬弹性材料的聚集态结构变化有关。

通常 MSCS 法制备中空纤维膜的工艺流程如图 5-22 所示。就其致孔机理而言，Quynn 在研究中发现，硬弹性材料在拉伸时，垂直于拉伸方向的截面积基本不变，而表观体积则按比例增大，密度减小，这与橡胶的拉伸是不同的。对于橡胶类材料而言，在拉伸过程中通常是体积与密度基本不变而垂直于拉伸方向的截面积减小。产生这种差异的原因就在于硬弹性材料在拉伸过程中形成了大量的微孔结构，而其微孔的尺寸则与拉伸程度密切相关。

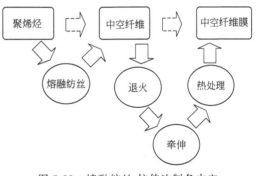

图 5-22　熔融纺丝-拉伸法制备中空纤维膜的工艺流程

1977 年，日本三菱人造丝公司首次将 MSCS 法用于中空纤维微孔膜的制备，并将所得聚丙烯中空纤维膜用于人工肺。

（2）热致相分离法

热致相分离法制备中空纤维膜就纺丝工艺而言也属于熔融纺丝，但其致孔机理与 MSCS 法有较大区别。采用热致相分离法制备微孔材料最早是由美国 Akzona 公司的 Castro 提出的，其过程是将聚合物与一些高沸点的小分子化合物（也称为稀释剂）在高温下（一般高于结晶聚合物的熔点 $T_m$）形成均相液态，在降低温度过程中，成膜体系发生固-液或液-液相分离，然后通过萃取等方式脱除稀释剂，从而得到具备微孔结构的聚合物材料。由于相分离致孔过程是因温度的改变而驱动的，故称这种方法为热致相分离法（thermally induced phase separation，TIPS)。将 TIPS 法用于中空纤维膜制备的主要工艺流程如图 5-23 所示。

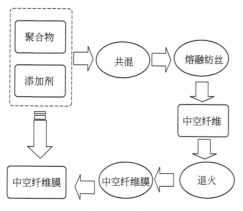

图 5-23　热致相分离法用于中空
纤维膜制备的主要工艺流程

**（3）液-液相分离法**

这种方法是利用铸膜液在周围环境中进行溶剂和非溶剂的传质交换，使原来的稳态溶液发生相转变，即高分子溶液发生液-液相分离，分离成聚合物浓相和稀相，其中浓相固化成膜。常用的相转变制膜方法有气相凝胶法、溶剂蒸发凝胶法、热凝胶法和浸入凝胶法。其中浸入凝胶法即通常的液-液相分离法。

相转化法成膜的过程可分为三个阶段。

第一阶段：逆溶解过程（desolvation）。这一阶段是配制纺丝液（以下称为膜液），仍保持均相状态，当成为初生纤维时，膜液体系对聚合物溶解能力逐渐变化。导致体系溶解能力逐渐变化的原因可以是溶剂的蒸发、从气相中吸收非溶剂（多数情况下为水）、或由于溶剂和非溶剂的扩散交换。

第二阶段：分相过程（demixing）。随着体系对聚合物溶解能力的继续下降，这一阶段膜液变得热力学不稳定，从而发生相分离。根据铸膜聚合物不同的结构，主要发生两种相分离过程。对于非晶态聚合物如聚砜、聚醚砜等，成膜过程发生液-液分相；对于结晶聚合物如尼龙、聚偏氟乙烯则可能发生液-液分相、固-液分相或者混合发生两种分相过程。

第三阶段：相转化过程（phase transformation）。这一阶段包括膜孔的凝聚（domain coalescence）、相间流动（phase flow）以及聚合物富相的固化（对于无定形聚合物只发生玻璃化转变，对于结晶性聚合物也可能发生结晶从而固化）等。这一阶段对最终形成的聚合物膜的结构形态影响很大，但它不是影响成孔的主要因素，膜液的分相过程才是决定膜孔结构的关键步骤，因此第二阶段是控制膜性能的重点。

将液-液相分离法用于中空纤维膜制备的主要工艺流程如图 5-24 所示。血液透析用聚砜、聚醚砜中空纤维膜生产线流程如图 5-25 所示。

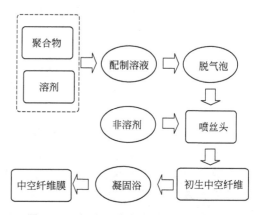

图 5-24　液-液相分离法用于中空纤维膜
制备的主要工艺流程

### 5.9.3　典型的血液净化用中空纤维膜

血液净化疗法在治疗和挽救人类生命中起到重要作用。长期以来，血液净化用膜的研究一直受到世界各国的重视。目前已研究和开发的用于制备血液净化用高分子膜的材质多达十几种，如再生纤维素及纤维素衍生物、聚丙烯腈、聚碳酸酯、聚酰胺、聚砜、聚醚砜、聚烯烃、聚乙烯醇、乙烯-醋酸乙烯共聚物、聚苯乙烯、聚乙烯吡咯烷酮、丙烯酸甲酯的共聚物和聚醚嵌段共聚物等，但由于对血液净化用材料的要求非常苛刻，实际获得临床应用的只有如下几种。

（1）纤维素类膜

纤维素是由几千个椅式结构型的葡萄糖通过 1,4-$\beta$-苷键连接的天然线性高分子物质。通

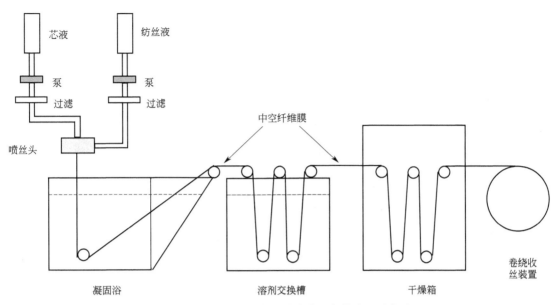

图 5-25　血液透析用中空纤维膜生产线流程示意图

常用于制造纤维素类分离膜的是再生纤维素及纤维素的衍生物，如醋酸纤维素和三醋酸纤维素等。纤维素类膜对水有良好的透过性，能有效去除血液中对人体有害的小分子物质如肌酐、尿素等，并具有较高的机械强度。

此外，由于纤维素是天然的高分子材料，对人体基本上是安全的。因而纤维素是研究开发最早、应用最广泛的重要血液透析膜。实际上纤维素类膜的商业化在很大程度上促成了血液透析成为常规的临床治疗方法。由于纤维素类膜性能良好，且原料来源丰富、价格低廉，纤维素类膜在血液净化用膜的发展史上一直占据着主导地位，不但世界各国对纤维素类膜的研究至今仍方兴未艾，而且纤维素膜对新型的血液净化用膜的开发仍然有着重要的影响。但长期用纤维素类透析膜进行血液透析易产生并发症，现已查明引起并发症的主要原因是纤维素膜无法排除的尿毒性物质（$\beta_2$-微球蛋白）在体内的沉积。因此，大孔径膜的开发得以迅速发展。目前已开发出能有效去除 $\beta_2$-微球蛋白及其他中、低分子量有害物质的三醋酸纤维素中空纤维透析膜。该中空纤维膜的内径为 $200\mu m$，壁厚为 $15\mu m$，具有较高的超滤速率。

（2）聚丙烯腈膜

由于聚丙烯腈（PAN）与单体丙烯腈的互不相容性，使聚丙烯腈易于提纯。这个特点有利于它用于体外血液净化。聚丙烯腈是少数已临床使用的合成高分子膜之一。同再生纤维素膜相比，聚丙烯腈膜对中等分子量物质的去除能力强，超滤速率是前者的几倍，同时有优良的耐菌、耐有机溶剂等特性。日本的 Asahi 医学公司，首先将聚丙烯腈膜中空纤维化，并用于血液透析和血液透析过滤。该中空纤维膜为不对称膜，内径为 $200\mu m$、壁厚 $50\mu m$。虽然聚丙烯腈膜在血液净化应用上获得了成功，但仍存在着诸如膜脆、机械强度差、不耐高温消毒等缺陷，膜科学工作者正进一步对之进行改进。日本东丽公司采用重均分子量为 20 万的 PAN 制备中空纤维膜，机械强度有明显的提高，可耐反冲洗，从而提高膜组件的使用寿命。

（3）聚碳酸酯膜

聚碳酸酯膜的研究主要是双酚 A 型聚碳酸酯。目的是将芳香族聚碳酸酯优异的力学性能，同对溶质及水的良好渗透性结合起来，这种思想体现在合成聚碳酸酯-聚醚嵌段共聚物，以寻求亲水性和疏水性的平衡。聚碳酸酯-聚醚嵌段共聚物膜力学性能优良，对尿素、维生素 $B_{12}$ 和水的透过率均高于再生纤维素膜。这类膜不仅从干态到湿态性能不发生变化，而且可以热密封、耐高的渗透压力，可用于血液透析、血液过滤和序贯超滤-血液透析过程。

尽管聚碳酸酯有上述种种优点，1980 年以前只有 Bard 制备的聚碳酸酯膜达到了临床应用的水平。据报道，在聚碳酸酯膜上涂敷丙烯酸的聚合物或含前列腺素的丙烯酸聚合物有利于血浆的快速分离。现在日本也生产血液净化用聚碳酸酯膜。

（4）聚砜膜

聚砜膜是一种力学性能优良的膜品种，它具有膜薄（$<40\mu m$）、内层空隙率高、孔规则且无致密外层的特点，因而有较好的传输性能。血液净化用聚砜膜的研究报道较多，用于血液净化的聚砜膜主要为不对称中空纤维膜，最早由 Amicon 公司研制，分别用于血液透析和血液过滤。其纤维内壁厚度可低于 $1\mu m$，孔径 2～4nm，可改变膜的结构使膜对水及溶质的传送能力增强。

聚砜膜可制成三层结构的膜：锭状孔的内表层、圆形孔的外皮层和枝形孔的中间层，与铜氨纤维素膜透析器相比，长期用聚砜膜进行血液透析不会导致生化参数的改变，因而是一种极有潜力的长期血液透析用中空纤维膜，目前日本有两家公司生产的聚砜膜主要用于血浆分离，而德国费森尤斯的聚砜膜则用于血液透析，包括高通量（如 F60）和低通量（如 F6）的透析器。

（5）聚醚砜膜

聚醚砜和聚砜材料属同一家族高分子材料，由于聚醚砜材料分子结构中的氧醚键代替了聚砜分子中的异丙撑键，因此其亲水性和耐热、耐腐蚀性能进一步提高，与血液接触时蛋白吸附减少，尤其是在与强氧化剂接触时，不再产生甲基自由基（残留会对人体产生很大影响），具有更好的性能。故而目前世界上以前研究聚砜膜材料的机构转向研究聚醚砜膜材料。因此聚醚砜材料也被认为是目前生物相容性最好的材料之一。

国内生产聚醚砜血液透析膜的生产厂家是成都欧赛医疗器械有限公司。

（6）聚烯烃膜

聚丙烯（PP）及聚乙烯（PE）是近年开发出的血液净化用膜家族中的新秀。其制造过程不同于以往的干湿法制膜过程，而是先将 PP 或 PE 熔融纺丝，然后进行热处理，再经拉伸致孔、热定型即获得微孔中空纤维膜，主要用于血浆分离和人工肺。

（7）聚乙烯醇膜

聚乙烯醇通常由聚醋酸乙烯醇解制得，产品因分子量及残留的乙酰基团的含量不同而不同。由于聚乙烯醇是水溶性聚合物，聚乙烯醇膜的制备有两种方法：进行适当的交联，和交联前先共聚。共聚采用的单体有丙烯酸甲酯、甲基丙烯酸甲酯、丙烯腈、乙烯等。最成功的是由日本的公司开发的乙烯-乙烯醇共聚物膜，该膜有致密的外层和多孔的内层，孔径为10～70nm，被应用于血液透析、血浆交换和双重过滤。用该膜制成的血液透析器对中等分子量物质如 $\beta_2$-微球蛋白有很强的去除能力。此外，还开发了聚乙烯醇-聚乙二醇共混膜。

（8）其他材质的膜

除以上几种材质的膜外，人们在开发血液净化用膜的努力中，还研究了其他材质的膜，如聚醚嵌段共聚物膜、聚乙烯吡咯烷酮膜、聚丙烯酸甲酯膜、聚酰胺膜、聚苯乙烯膜、聚多肽膜、聚电解质膜等。这些膜由于存在这样或那样的缺陷而没有获得临床应用。

# 习　题

1. 血液净化的主要方式和类型是什么？
2. 简述血液透析的基本原理和特点。
3. 简述血液滤过的基本原理和特点。
4. 简述膜式血浆分离的主要原理和特点。
5. 理想的血液净化用高分子材料的特性是什么？
6. 理想透析器的条件是什么？
7. 某透析器在临床应用时，透析器前尿素氮的浓度为 28.6mmol/L，透析器后浓度为 9.8mmol/L，血液流速为 250mL/min，超滤速度为 12mL/min，则该透析器对尿素的清除率为多少？
8. 影响清除率的主要因素有哪些？
9. 中空纤维膜血液透析器内装有纤维数为 6000 根，纤维内径（直径）为 200$\mu$m，有效长度为 230mm，在 300mmHg 下，滤过水的速度 10mL/min，试计算该透析器用中空纤维膜的水力学透过率 $L_p$ 为多少（单位为 $mL/m^2 \cdot h \cdot mmHg$）？
10. 慢性肾功能衰竭的非透析疗法的主要原则是什么？
11. 透析液的成分因患者不同而有差别，目前血液透析中主要有哪两种？透析液的基本成分是哪些？
12. 血液透析中使用的抗凝剂有哪些？
13. 评价透析的基本指标和充分透析的意义。
14. 简述筛分系数的定义和表示方法。
15. 血液滤过膜与透析膜比较有哪些特点？
16. 简述血液灌流原理。
17. 血液灌流常用材料及其特点是什么？
18. 简述血液灌流临床应用的主要领域。
19. 简述腹膜透析的基本原理。
20. 简述人工肺的基本原理。
21. 简述人工肝原理及分类。
22. 医用高分子膜的制备的主要方法有哪些？
23. 比较热致相分离法和液-液相分离法制备中空纤维膜的区别。
24. 比较目前常用血液净化用中空纤维膜的特点。

## 参 考 文 献

[1] 沈清瑞. 血液净化与肾移植. 北京：人民卫生出版社，1999.
[2] 王质刚. 血液净化学. 2 版. 北京：北京科学技术出版社，2003.
[3] 王质刚. 血液净化设备工程与临床. 北京：人民军医出版社，2006.
[4] 何长民. 肾脏替代治疗学. 上海：上海科技教育出版社，2005.
[5] 杨志勇，樊庆福. 生物材料与人工器官（一）. 上海生物医学工程，2005，26（4）：236-240.
[6] 孙树东，赵长生. 血液接触高分子膜材料的"类肝素"改性. 高分子材料科学与工程，2014，30：210-214.
[7] Zhao C S, Xue J M, Ran F, et al. Modification of polyethersulfone membranes—A review of methods. Progress in Materials Science, 2013, 58 (1): 76-150.
[8] Sueoka A, Takamura K. Hollow fiber membrane application for blood treatment. Polym. J. 1991, 23: 561-571.
[9] Agishi T, Amemiya H, Ota K, et al. Plasmapheresis: New trends in therapeutic application. Cleveland: ISAO Press, 1983: 127.
[10] Agishi T. Technical aspect of therapeutic apheresis in the year of 1997. Therapeutic Apheresis, 1997, 1 (1): 1-3.
[11] 赵长生. 聚醚砜中空纤维血浆分离膜的研究. 成都：四川大学，1998.
[12] 杨明京，乐以伦. 中空纤维膜与血浆分离. 生物医学工程学杂志，1991，8（1）：77-85.
[13] 黄德群，陈玉芳. 完美的仿生脏器——膜式人工肺. 医疗保健器具，2005，6：56.

[14] 叶宏琛，丁伟，柳仓生，等．膜式人工肺研究的进展．透析与人工器官，1999，10（3）：12-13.

[15] 陈欣．高通量血液透析．肾脏病与透析肾移植，2005，14（1）：78-81.

[16] 王建刚，张瑞星．高通量血液透析和血液透析滤过的临床观察．透析与人工器官，2007，18（2）：17-18.

[17] 殷景华，等．功能材料概论．哈尔滨：哈尔滨工业大学出版社，1999.

[18] 高长有，马列．医用高分子材料．北京：化学工业出版社，2006.

[19] 日本高分子学会．医疗机能材料．共立出版株式会社，1990.

[20] 俞跃庭．生物材料导论．天津：天津大学出版社，2001.

[21] 郑会丰，曾斌，林奕丽，等．血液透析戒毒瘾临床分析．中国现代医药杂志，2006，8（2）：6-7.

[22] 姚国媛，姚健，王明初，等．血液净化疗法用于戒毒的临床研究．西部医学，2008，20（4）：736-737.

[23] 中华人民共和国卫生部．血液透析器复用操作规范，2005.

[24] Vanholder R，Ringoir S. Should cuprophane membranes continue to be used for chronic hemodialysis. Seminars in Dialysis，1992，5（2）：118-120.

[25] Takaoka T，Goldcamp J B，Abe Y，et al. Biocompatibility of membrane plasma separation. Trans. ASAIO，1984，30（3）：347-352.

[26] Ringoir S，Vanholder R. An introduction to biocompatibility. Artificial Organs，1986，10（1）：20-27.

[27] Murabayashi S，Nose Y. Biocompatibility：Bioengineering aspects. Artificial Organs，1986，10（2）：114-121.

[28] Holmes C J. Hemodialyzer performance：Biological indices. Artificial Organs，1995，19（11）：1126-1135.

[29] Gurland H J，Dau P C，Lysaght M J，et al. Clinical plasmapheresis—Who needs it. Trans. ASAIO，1983，29：774-781.

[30] Dickinson B L. UDEL polysulfone for medical applications. Journal of Biomaterial Application，1989，3（4）：605-634.

[31] Zhao C S，et al. Evaluation of polyethersulfone hollow fiber plasma separator by animal experiments. Artificial Organs，2001，25（1）：60-63.

[32] Zhao C S，et al. Performance evaluation of polyethersulfone hollow fiber plasmapheresis membrane. Therapeutic apheresis，2002，6（1）：86-88.

[33] 刘霆，余喜讯，赵长生，等．聚醚砜中空纤维膜血浆分离器的性能及血液相容性评价．生物医学工程学杂志，2000，17：249-254.

[34] 赵长生，余喜讯，等．一种新聚醚砜中空纤维血浆成份分离膜．生物医学工程学杂志，2001，18（1）：5-8.

[35] 赵长生，蔡政武．中空纤维血浆分离膜的孔径大小及分布．化学工业与工程，2001，18（5）：295-299.

[36] 赵长生，余喜讯，等．双滤法再循环血浆分离中血浆成分分离的筛分系数．中国生物医学工程学杂志，2002，21（4）：375-378.

[37] 魏清荣，赵长生，等．聚醚砜中空纤维膜血浆自动采集滤器．中国输血杂志，2002，15（2）：82-84.

[38] 杜民惠，赵长生，等．聚醚砜中空纤维膜对血液的滤过性能．四川大学学报：工程科学版，2002，34（1）：69-71.

[39] Gotch F A. Precise control of minimal heparinization for high bleeding risk hemodialysis. Trans Am Soc Artif Intern Organs，1977，23（23）：168-176.

[40] Mitsuoka J C. A calculator program to determine heparin requirements during hemodialysis. Computers in Biology & Medicine，1983，13（3）：239-243.

[41] 孙雪峰．血液透析中合理应用低分子肝素．中国实用内科，2008，28（4）：319-320.

[42] 陈小波，徐元钊、廖履坦．局部枸橼酸抗凝血液透析在高危出血患者中的应用．中华肾脏病，1997，13（6）：346-349.

[43] Mineshima M，Agishi T，Kaneko I，et al. Performance evaluation of conventional and modified double filtration plasmapheresis（DFPP）. Trans ASAIO，1984，30：665-670.

[44] Mineshima M，Hasuo Y，Kaneko I，et al. Relationship between staverman's reflection and sieving coefficients in a plasma fractionator. Trans ASAIO，1986，32：418-21.

[45] Opong W S，Zydney A L. Diffusive and convective protein transport through asymmetric membranes. AICHE J，1991，37（10）：1497-1510.

[46] Robertson B C，Zydney A L. Hindered protein diffusion in asymmetric ultrafiltration membranes with highly constricted pores. Journal of Membrane Science，1990，49（3）：287-303.

[47]　Kozinski A A，Lightfoot E N. Protein ultrafiltration：A general example of boundary layer filtration. AICHE J，1972, 18 (5)：1030-40.

[48]　Steinberg A. New method of preventing blood coagulation. Porc Soc Exp Biol Med (N. Y.)，1944, 56：124.

[49]　Muirhead E E, Reid A F. A resin artificial kidney. Journal of Laboratory and Clinical Medicine，1948, 33：841.

[50]　Brounniman R, Pini S. Construction of an artificial kidney based on the physicochemical properties of the exchange resins. Trans ASAIO，1955, 1：16-18.

[51]　Chang T M. Removal of endogenous and exogenous toxins by a microencapsulated absorbent. Canadian Journal of Physiology & Pharmacology，1969, 47 (12)：1043-1045.

[52]　Chang T M. Microencapsulated adsorbent hemoperfusion for uremia, intoxication, and hepatic failure. Kidney International Supplement，1975, 7 (3)：387-392.

[53]　徐昌喜，汤先觉，钮振，等. 人工肝脏辅助装置吸附剂的研究Ⅲ：交联琼脂糖包膜活性炭微囊的制备及体外试验. 中华器官移植，1986, 7 (4)：188-190.

[54]　钮振，徐昌喜，贾树，等. 人工肝辅助装置吸附的研究Ⅵ：交联琼脂糖包膜活性炭微囊血液灌流的临床应用. 重庆医科大学学报，1988, 13 (4)：255.

[55]　Rosenbaum J L, Wisten S, Kramer MS, et al. Resin hemoperfusion in the treatment of drug intoxication. Trans ASAIO，1970, 16：134-140.

[56]　Rosenbaum J L, Kramer M S, Raja R, et al. Resin hemoperfusion：A new treatment for acute drug intoxication. New England Journal of Medicine，1971, 284：874-877.

[57]　Rosenbaum J L, Kramer M S, Raja R. Resin hemoperfusion for acute drug intoxication. Archives of Internal Medicine，1976, 136：263-266.

[58]　Tong M R, Yu Y T. Proccedings of the 5th international symposium on hemoperfusion and artificial organs. Beijing：Academic Puhlishers, 1988：378.

[59]　郭贤权，吴向东，徐家毅，等. 吸附型"人工肝"辅助材料的制备及其性能研究Ⅱ：免疫吸附剂的制备及其吸附性能. 离子交换与吸附，1999, 15 (1)：8.

[60]　Teng H, Tien S, Hsu L Y. Preparation of activated carbon from biturninous coal with phosporic acid activation. Carbon，1998, 36 (9)：1387.

[61]　Yatzidis H. Convenient haemoperfusion micro-apparatus over charcoal for the treatment of endogenous and exogenous intoxications. Proc Eur Dial Transplant Assoc，1964, 1：83.

[62]　吴肇光，蔡祝辉. 人工肝肾解毒器Ⅰ型的临床应用. 上海第一医学院学报，1980, 7 (5)：321.

[63]　Noro S, Ishii F, Saegusa K. The influence of cross-linking time on the adsorption characteristics of microcapsules containing activated charcoal prepared by gelation-acacia coacervation. Chemical & Pharmaceutical Bulletin，1985, 33 (11)：4649-56.

[64]　Chandy T, Sharma C P. Preparation and performance of Chitosan encapsulated activated charcoal (ACCB) adsorbents for small molecules. Journal of Microencapsulation，1993, 10 (4)：475-86.

[65]　黄蔚农，郑文徽，刘新三，等. 812 树脂活性炭膜用于人工肝肾的初步报告. 中国生物医学工程学报，1986, 5 (3)：189.

[66]　宋燕，凌立成. 沥青基球状活性炭对肌酐及维生素 B12 吸附行为的研究. 新型炭材料，1998, 13 (4)：19.

[67]　马建标，李晨曦. 功能高分子材料. 北京：化学工业出版社，2000：48-50.

[68]　肖云，张迎庆，干信. MTT 法评价硫酸酯化魔芋多糖血液灌流吸附剂的体外细胞毒性. 化学与生物工程，2005 (3)：19-21.

[69]　Yu Y H, He B L. A new type of ALSS—The preparation of crosslinked chitosan resins and its adsorption properties for bilirubin. Reactive & Functional Polymers，1996, 31 (3)：195-200.

[70]　俞耀庭，翁铬庆. 生物医学工程的基础与临床. 天津，科学技术出版社，1988.

[71]　Terman D S, Buffaloe G, Cook G, et al. Extracoporeal immunoadsorption：Initial experience in human systemic lupus erythematosus. Lancet，1979, 314 (8147)：824-827.

[72]　何炳林. 手性配体高分子在光学异构体拆分中的应用研究. 自然科学进展，1991, (6)：501.

[73]　何炳林，赵晓斌. 高分子金属络合物配位吸附尿素分子的研究. 中国科学 (B 辑)，1993, 23 (6)：567.

[74]　赵晓斌，何炳林. 生物医用亲合吸附剂研究进展. 功能高分子学报，1994, 7 (4)：475-480.

[75]　何炳林，赵晓斌. 新型 β-环糊精固载化高分子合成研究 (Ⅰ). 中国科学 (B 辑)，1992, 22 (12)：1240.

[76] 马育，杨晓兰，汤先觉，等．几种吸附剂对血浆中亚甲蓝的去除研究．生物医学工程学，2003，20（1）：11-13.

[77] 黄维，马育，杨晓兰，等．交联琼脂包嵌凹凸棒微囊重复血液灌流中白细胞吞噬功能的变化．生物医学工程学，2003，20（2）：302.

[78] 王婷．聚醚砜/活性炭杂化微球作为血液净化吸附剂的研究．成都：四川大学，2008.

[79] Solomon B A. Membrane separations：Technological principles and issues. Trans ASAIO，1981，27：345-350.

[80] Stepner T A，Leonard E F. Evaluation of plasmapheresis membranes. Journal of Membrane Science，1985，23（3）：285-302.

[81] Sparks R E，Dorson W J，Richardson P D，et al. Membranes in artificial organs：A state-of-the-problem discussion. Trans ASAIO，1983，29：760-763.

[82] Schindhelm K，Roberts C G，Farrell D C. Mass transfer characteristics of plasma filtration membranes. Trans ASAIO，1981，27：554-558.

[83] Kayashima K，Sneoka A，Smith J W，et al. Development of new hollow fiber membrane macromolecular filters. Trans ASAIO，1982，28：66-70.

[84] Mujais S K，Ivanorich P. Membranes for Extracorporeal Therapy，in "Replacement of Renal Function by Dialysis". 3rd Ed. Boston：Kluwer Academic Publishers，1989：181-188.

[85] 季大玺，龚德华，谢红浪．免疫吸附疗法肾脏病与透析．肾移植，2002，11（5）：463-467.

[86] 戴勇．免疫吸附疗法临床应用进展．中国输血，1995，8（3）：155-158.

[87] Dalmasso A P，Vercellotti G M，Fischel R J，et al. Mechanism of complement activation in the hyperacute rejection of porcine organs transplanted into primate recipients. Am J Pathol，1992，140（5）：1157-1166.

[88] 崔极贵．腹膜透析的研究进展．中国中西医结合肾病，2001，2（3）：180-182.

[89] 林为民，腹膜透析进展．医学信息，2001，14（9）：599-560.

[90] 钱桐荪．肾脏病学．3版．北京：华夏出版社，2000.

[91] 王玲，胡昭，汪涛．腹膜透析充分性指标探讨．中国血液净化，2004，3（8）：412-417.

[92] 胡晓宇，肖长发．熔融纺丝制备中空纤维膜研究进展．高分子通报，2008，6：1-7.

[93] Qin J J，Cao Y M，Oo M H. Preparation of poly（ether sulfone）hollow fiber UF membrane for removal of NOM. Journal of Applied Polymer Science，2006，99（1）：430-435.

[94] Wang D L，Li K，Teo W K. Porous PVDF asymmetric hollow fiber membranes prepared with the use of small molecular additives. Journal of Membrane Science，2000，178（1）：13-33.

[95] Ichikawa T，Takahara K，Shimoda K，et al. Hollow fiber membrane and method for manufacture thereof［P］. US 4708800，1987.

[96] Matrosovich M N，Andreev V G，Kostrov Y A，et al. Preparation of hollow porous polypropylene fibers having a high gas permeability. Fibre Chem，1984，15（4）：245-248.

[97] Klaus G，Erich K. Methods for the preparation of porous fibers and membranes. US 4564488，1986.

[98] Samuels R J. High strength elastic polypropylene. J Polym Sci；Part B，1979，17（4）：535-568.

[99] 陈耀凯．生物人工肝的支架材料研究进展．生物医学工程学，2003，20（1）：153-156.

[100] Gleissner M，Bornemann R，Stemerowicz R，et al. Immunoisolation of hybrid liver support systems by semipermeable membranes. International Journal of Artificial Organs，1997，20（11）：644-649.

[101] Puviani A C，Lodi A，Tassinari B，et al. Morphological and functional evaluation of iso lated rat hepatocytes in three dimensional culture systems. International Journal of Artificial Organs，1999，22（11）：778-785.

[102] Chia S M，Leong K W，Li J，et al. Hepatocyte encapsulation for enhanced cellular functions. Tissue Engineering，2000，6（5）：481-495.

[103] 裴玉新，沈新元，王庆瑞．血液净化用高分子膜的现状及发展．膜科学与技术，1998，18（1）：10-13.

[104] 赵晓勇，曾一鸣，施艳荞，等．相转化法制备超滤和微滤膜的孔结构控制．功能高分子学报，2002，15（4）：487-495.

[105] 叶宏琛，丁伟，柳仓生，等．膜式人工肺研究的进展．透析与人工器官，1999，10（3）：12-13.

[106] 孙俊芬，王庆瑞．新型膜式人工脏器的研究进展．产业用纺织品，2001，19（8）：9-13.

# 第6章  眼科、软组织替代和再生用高分子材料

本章将介绍眼科、软组织替代和再生用高分子材料。

## 6.1  眼科材料

眼睛是心灵的窗户，是重要的感觉器官，其结构很复杂，如图6-1所示。

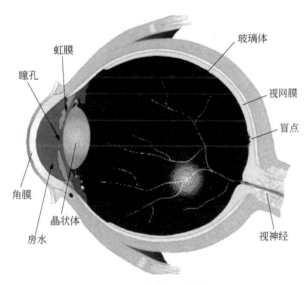

图 6-1  眼球的示意图

目前，完全制造与人眼球相同或相似的，具有感觉功能的眼球还非常困难。但是角膜、水晶体、玻璃体和泪道等各种类型的功能性材料的研制开发是能够实现的。眼科所使用的材料，除一般生物材料所要求的性能外，还需满足两方面的要求：一方面是力学特性的要求，如用作人工玻璃体的材料就必须具有天然玻璃体特有的黏弹性，这样其流变学行为才能与周围组织相容，避免因身体移动、振动或眼球转动等行为给眼睛带来的直接或间接的创伤；另一方面，在光学特性上还有一定要求，如透明性、长期稳定性以及折射率等。纵观众多生物材料，要满足上述要求，唯有可塑性极强的高分子材料。

近年来，高分子材料确实在眼科的应用方面有了很大的进展。在眼球和眼附属器官中，除了感光的视网膜和供血的葡萄膜还不能用高分子材料代替外，其他各部分差不多都已有用人工材料替代的可能，有些已在临床上应用，取得良好效果。随着生物医学工程的发展，将来会有更广阔的前途。

### 6.1.1  眼科对高分子材料的要求

近年对高分子材料在眼科的应用，通过动物实验和临床观察，已有了比较完整的认识。

眼科对高分子材料的要求除了能为人体耐受、材料性能比较稳定、易于加工、能经受消毒等一般条件外，由于眼部有些组织是透明的，如角膜、晶状体等，因此用高分子材料取代

时，还应具有透光性能良好的特点。此外，还需满足相应的一些力学特性。同时，用于某些组织时，还应具有使液体、气体透过交换的能力，以免影响眼部代谢。许多高分子材料能满足这些要求，如聚甲基丙烯酸甲酯具有组织耐受良好、易加工成型、透光性能好等优点，因此应用最广泛、历史最悠久。硅橡胶组织耐受也较好，能接受热压消毒，近年应用也较多。聚甲基丙烯酸羟乙酯具有能吸水、柔软、透光性能良好等优点，是制造软接触镜的主要材料。氰基丙烯酸酯能在体内快速聚合，在眼科手术时可作黏合剂用，代替缝线。其他已有应用报告的材料还有聚乙烯、聚酰胺、涤纶、聚乙烯醇、尼龙等。

### 6.1.2 隐形眼镜

捷克的 Wichterle 于 1960 年首先提出用能吸水的软塑料制成软性角膜接触镜（隐形眼镜）。20 世纪 70 年代美国和日本引进了这项技术，并大量生产，供应市场。目前全世界戴用隐形眼镜的人已有上亿之多。

隐形眼镜一般是用甲基丙烯酸羟乙酯与二甲基丙烯酸乙二醇酯交联聚合而成。浸水后可吸收水分而变得柔软，有一定透光透气性，戴后比较舒适，如图 6-2 所示。目前，在市场上较常见的隐形眼镜及其材料见表 6-1，具代表性的甲基丙烯酸羟乙酯类隐形眼镜的物理性质见表 6-2。

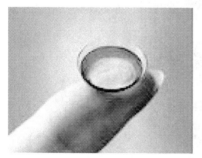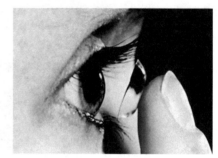

图 6-2　隐形眼镜

**表 6-1　具代表性的隐形眼镜及其材料**

| 聚合物类型 | 商品名称 | 含水率/% | 生产公司 |
|---|---|---|---|
| 聚甲基丙烯酸羟乙酯 | Hydron<br>Geltakt<br>Soflens<br>Hydrolens | 38 | Hydron Eurppe(美)<br>Ceskoslevenska Akadmie Ved(捷)<br>Baush & Lomd(美)<br>Hydro Optics(美) |
| 聚甲基丙烯酸羟乙酯-N-乙烯基吡咯烷酮 | Hydro Curve<br>Naturvul | 50 | Soft Len Ses(美)<br>Milten Roy(美) |
| 聚甲基丙烯酸羟乙酯-甲基丙烯酸戊酯-乙酸乙烯酯 | Menicon Soft | 29 | 东洋エンタクトレンス(日) |
| 聚甲基丙烯酸羟乙酯-N-乙烯基吡咯烷酮-甲基丙烯酸 | Permalens | 68~75 | Cooper Labs(英) |
| 聚 N-乙烯基吡咯烷酮-甲基丙烯酸羟乙酯的接枝共聚物 | Softcon<br>Accusoft | 55 | American Optical(美)<br>Revlon(美) |
| 聚 N-乙烯基吡咯烷酮-甲基丙烯酸甘油酯 | Aquaflex | 50-71 | Union optics(美) |
| 聚 N-乙烯基吡咯烷酮-甲基丙烯酸甲酯 | Sauflon | 66-85 | Contact lens(英) |

表 6-2　甲基丙烯酸羟乙酯类隐形眼镜的物理性质

| 物理特性 | 数值 |
| --- | --- |
| 含水率(在生理盐水中)/% | 38 |
| 线膨胀率(在生理盐水中)/% | 19 |
| 折射率 | 1.43 |
| 拉伸强度/MPa | 1.0 |
| 透氧率/[$cm^3/(cm^2 \cdot s \cdot kPa)$] | $6.6 \times 10^{-10}$ |
| 伸长率/% | 180 |
| 弹性模量/MPa | 1.1 |
| 透光率/% | >95 |

目前这方面的研究发展很快，人们还在隐形眼镜用高分子材料的透气性、含水率、高透光性及抗污染等方面进行进一步的改进，以期获得性能更优良的隐形眼镜，更好地满足人们的需求。

## 6.1.3　人工角膜

由于疾病和意外伤害引起的角膜浑浊，如将瞳孔遮住，就会失明。其治疗除进行人体角膜移植外，用透明的高分子材料制成人工角膜，也已取得良好效果。理想的人工角膜材料应具有以下特点：①优良的光学特性和稳定的理化性质；②能够与人体角膜组织长期共存，结合部位紧密；③无不良反应出现；④植入方法操作简单，经济方面能够被大多数患者承受。目前无论是光学镜柱材料还是周边支架材料，均是以高分子材料为主。现今，临床上应用的人工角膜产品中，较为成熟的有 AlphaCor、Dohlman-Doan 和 Osteo-Odonto 人工角膜，并获得了美国食品药品监督管理局（FDA）批准，进入临床阶段。其各自的优缺点如下。

① AlphaCor 人工角膜　周边支架和光学镜柱均由含水量不同的具海绵状结构聚甲基丙烯酸羟乙酯水凝胶组成，由于人工角膜的两部分采用的是同一种材料，在物理与化学上具有同质性，解决了两部分相邻部位贴合困难的问题，同时也减少了发生细菌感染的风险，但发现有角膜表层基质融化、镜柱出现沉积物等并发症。

② Dohlman-Doan 人工角膜　全部由聚甲基丙烯酸甲酯构成，Dohlman-Doan 人工角膜的预后根据术前诊断及眼表炎症程度的不同而不同，Stevens-Johnson 综合征等预后较差，免疫排斥多次移植失败且术前无严重炎症者预后最好。

③ Osteo-Odonto 人工角膜　相对比较成熟的人工角膜，周边支架由自体组织组成，聚甲基丙烯酸甲酯作为光学镜柱，这种特殊结构能增加角膜耐受性，使其更好地与宿主结合。Osteo-Odonto 创造性地引入自体组织作为角膜的一部分，植入后视力恢复较好，其还具有保留率高的特点，曾有报道 18 年保留率达到 85%。但并发症还是不能避免的，且操作难度大，费用较高，这限制其广泛使用，移植后可能会出现视野受限、青光眼、无法测量眼内压等并发症。

## 6.1.4　人工晶状体

因疾病或创伤造成晶状体浑浊，称为白内障，可通过白内障摘出术治愈。由于晶状体是个凸透镜，摘出后眼球就变为远视。用眼镜矫正有视物变大、视野缩小、视物变形等缺点。英国于 1951 年首先用聚甲基丙烯酸甲酯制成的凸球镜片放入眼内，代替晶状体，称为人工晶状体，如图 6-3 所示。

人工晶状体包括前镜、后镜和支脚。但最重要的部分还是光学部分，在此着重讨论这部分的替代高分子材料。理想的人工晶状体材料的物理性质见表 6-3。

表 6-3　理想人工晶状体材料的物理性质

| 参量 | 数值 | 备注 |
|---|---|---|
| 折光指数 | 1.420+/−0.002 | Ophthalmic Bio-Physics Lab |
| 色散系数 | 56.2+/−2 | Ophthalmic Bio-Physics Lab |
| 透光率 | 0.95+/−0.05 | Ophthalmic Bio-Physics Lab |
| 密度 | 1.06+/−0.03 | Ophthalmic Bio-Physics Lab |
| 接触角 | 0 | |
| 弹性模量 | $2×10^3 nm^{-2}$ | Fisher 1977 |
| 延伸率 | 50% | O'Neil and Doyle 1968 |
| 弹性系数 | 0.5 | Koretz and Handelman 1981 |

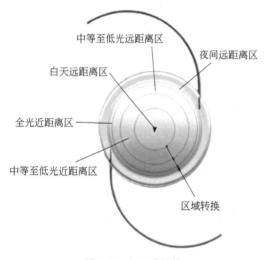

图 6-3　人工晶状体

目前较理想的人工晶状体材料基本上均为高分子材料，聚甲基丙烯酸甲酯（PMMA）最先被人们用来制造人工晶状体，其质轻、稳定、透明度好，屈光指数为 1.49；有较好的抗老化和抗环境变化特性，较好的耐酸、碱和耐有机溶剂特性及良好的生物相容性。其主要缺点首先是不能耐受高温、高压消毒，超过 100℃时 PMMA 将变成凝胶状，目前多用环氧乙烷气体来消毒；其次是弹性有限，不能制造适应小切口的可折叠人工晶状体。

另一种是硅凝胶人工晶状体，其密度低（1.037g/cm³），分子结构稳定，热稳定性好，耐高温、高压，在 200～240℃不发生老化，可进行高压煮沸消毒。另外，硅凝胶弹性较好，可制成折叠硅凝胶人工晶状体。其主要缺点为韧性差、抗拉力和抗剪切力差、屈光指数较 PMMA 小，因此同等屈光度的硅凝胶较 PMMA 晶状体要厚，生物相容性相对差，易产生静电效应，使眼内代谢产物容易黏附在晶状体表面，且易与硅油黏附，时间长了表面易黏附炎症细胞、细菌等，引起较重的炎症反应。

聚甲基丙烯酸羟乙酯（PHEMA）具有吸水性，如果脱水则质硬、半透明，可进行抛光处理；吸水则膨胀，体积增加，当吸水率达 40%时，屈光指数变为 1.43，充分吸水后则质韧、透明。其优点为化学稳定性好，植入后炎症和渗出反应较轻，耐高温，韧性好，不易断；主要缺点是由于 PHEMA 具有网状结构，易使排泄及污染物存留，使其透明度降低。

亲水性丙烯酸酯是甲基丙烯酸-2-羟基乙酯（HEMA）与甲基丙烯酸甲酯（MMA）通过化学交联共聚结合而成的大分子有机化合物，既具有良好的力学性能和光学性能，又具有良好的弹性和亲水性、柔软性。此人工晶状体耐高温，折叠时不易产生划痕，可脱水植入并减少异物反应。其缺点与水凝胶一样，富含渗水性，眼内代谢物可进入内部而黏附污染，影响其透明度；另外，其亲水表面给细胞的增生和迁移提供了合适的基质，晶状体上皮细胞在此表面增生较易发生，故导致后发障的发生率较高。

疏水性丙烯酸酯是由苯乙基丙烯酸酯和苯乙基甲基丙烯酸酯及其他交联体聚合而成的一类多聚物，可简称为丙烯酸酯。丙烯酸酯可被高度纯化，其性质稳定，透明性极佳。在 37℃时的屈光指数为 1.544，比 PMMA 还高，因此同等屈光度下，疏水性丙烯酸酯材料制作的人工晶状体更薄，更适合于小切口植入。而且由于此人工晶状体表面黏性较大，其易黏附于囊袋内，使后囊与视区紧密接触，阻止晶状体上皮细胞的移行，后发障发生率低。但是疏水性丙烯酸酯的高折射率使患者术后眩光等不良现象增加。

### 6.1.5  人工泪管

在正常情况下，泪腺分泌的泪液到眼后经泪管向鼻腔排流。泪管阻塞可造成流泪。20世纪 50 年代起，就有人用高分子材料制成管子连接眼部与鼻腔，起到泪管的作用，称为人工泪管，已取得一定成功。

人工植入泪管方法很多。根据阻塞部位不同，有的是放在鼻泪管内，连接泪囊与鼻腔；有的是放在泪小管内，连接眼部与泪囊；也有的是放入钻好的骨孔内，直接沟通眼部与鼻腔。所用材料有聚乙烯、硅胶、玻璃、金属等，有一定效果。除永久性埋藏外，也有人在打通阻塞后，用塑料管作暂时留置，待管腔形成后，再取出塑料管，也有一定效果。国内也有很多研究，材料有聚乙烯、硅胶、金属等。

人工泪管比较简单安全，近期效果尚好，但远期效果有待进一步研究。

### 6.1.6  义眼、活动义眼、人工眼球

因疾病或外伤造成失明，摘出眼球后，就需安装义眼。义眼最初用玻璃制作，第二次世界大战时，发展了用聚甲基丙烯酸甲酯制作的义眼，质轻，耐受性好，不易碎裂变色，易于加工，可制成各种形状以适合不同病例，因此很快取代了玻璃义眼。美国报道多例假眼，无一例有聚甲基丙烯酸甲酯发生炎症或过敏反应。

另外，眼球摘出后丧失体积较多，用义眼不能全部弥补，所以常有义眼陷没等畸形，而且由于手术时眼肌已切断，义眼活动力也较差。为了解决这一问题，可将高分子材料做成球状物人工眼球，摘出眼球后即时放入眼球筋膜囊内，将眼肌固定在其上，愈合后再在表面罩上义眼。这样可减少畸形，并提高假眼活动力，即活动义眼。所用材料有聚甲基丙烯酸甲酯、硅胶、聚酰胺、聚乙烯等。目前，应用最久的是聚甲基丙烯酸甲酯，耐受良好，脱出率低。

### 6.1.7  人工玻璃体

玻璃体是填充眼球大部分内容的透明胶体。20 世纪 60 年代有人将硅油注入眼内，代替玻璃体，治疗视网膜脱离。近期效果尚好，但远期效果不佳，会发生眼内纤维增殖、白内障、角膜浑浊等并发症。近年人们用合成高聚物，如聚乙烯醇（PVA）、聚乙烯基吡咯烷酮（PVP）水凝胶作玻璃体替代物，已取得一定进展。

PVA 通过 $^{60}$Co 的 γ 射线辐照之后，分子间以共价键形式相连，形成三维立体结构的水凝胶，此网状结构类似正常玻璃体内由胶原纤维和透明质酸构成的支架结构，通过控制 γ 射线处理过程，可控制 PVA 人工玻璃体三维结构的疏密程度，进而使其在屈光指数、透光率、黏度、密度等方面与人眼玻璃体一致。其缺点是结晶性强，水凝胶在储存过程中易产生絮凝；另外，在水凝胶制备工艺中需经 γ 射线辐照交联，工艺尚不稳定，目前虽未用于临床，但其是一个极有前途的人工玻璃体材料。

PVP 具有良好的生物相容性和生物物理光学特性，同时其网状支架对眼内各代谢成分具有良好的通透性；另外其具有较好的黏弹性，故表现出良好的内填充作用，可封闭裂孔，展平视网膜。PVP 是第一种被用作玻璃体替代物的合成高聚物。

### 6.1.8  眼用长效药膜

习惯的眼部给药法为滴眼药水，但滴入后很快会流入鼻部，因此效果不长久，药物利用也不经济。近年有人将药物用塑料薄膜包裹，放入眼部后，可以一定的速率释放出药物。放入一片可维持作用一星期之久。现用的制膜材料为乙烯与乙酸乙酯的共聚物，使用的药物

为治疗青光眼的毛果芸香碱。

# 6.2 软组织替代和再生用高分子材料

人体组织损伤、缺损会导致功能障碍。传统的修复方法是自体组织移植术，虽然可以取得满意疗效，但它是以牺牲自体健康组织为代价的"以伤治伤"的办法，会导致很多并发症及附加损伤；人的器官功能衰竭，采用药物治疗、暂时性替代疗法可挽救部分患者生命，对终末期患者采用同种异体器官移植可有较好疗效，但供体器官来源极为有限，因免疫排斥反应需长期使用免疫抑制剂，由此而带来的并发症有时是致命的。自 20 世纪 80 年代 Robert Langer 和 Joseph P. Vacanti 首次提出"组织工程学"概念后，为众多组织缺损、器官功能衰竭患者的治疗带来了曙光。

组织移植又分为软组织移植和硬组织移植两大类，软、硬组织的替代和移植虽然还存在一些不足，但目前还是应用非常广泛的临床治疗方法。本章主要介绍软组织替代和再生用高分子材料。硬组织替代和组织工程用高分子材料将在第 7 章讨论。

软组织相容性高分子材料主要用于软组织的替代与修复，如隆鼻丰胸材料、人工皮肤、人工肌肉、韧带、血管、食管和指关节材料等。这类材料往往要求具有适当的强度和弹性以及软组织相容性，在发挥其功能的同时，不对邻近软组织（如肌肉、肌腱、皮肤、皮下等）产生不良影响，不引起严重的组织病变。软组织用高分子材料包括组织引导、组织诱导、组织隔离和软组织的直接替代材料等。

## 6.2.1 组织引导材料

组织引导材料主要是引导组织的再生，如皮肤创伤的修复和神经的再生。1982 年 Myman 提出了引导性组织再生（guided tissue regeneration，GTR）概念。引导性组织再生的基本原理是用外科手术方法放置一物理屏障来分隔不同的组织。它的主要目的是建立一能使生物再生功能得到最大程度发挥的有利环境。

GTR 膜材料可按其材料的来源分成：①合成高分子材料，如各种滤膜、聚四氟乙烯（poly-tetrafluorethylene，e-PTFE）、聚乳酸（polylactic acid，PLA）、氧化纤维素膜等；②天然高分子材料，如冻干硬脊膜、胶原膜等。还可按其是否可降解，分为两大类：非降解性膜材料和可降解性膜材料。

### 6.2.1.1 非降解性膜材料

开始应用的非降解性膜材料有硅酮膜、醋酸纤维素膜、e-PTFE 类实验室滤纸等。这些膜材料用于引导性组织再生时，有很多的缺点和限制，如易碎、周围组织无法向膜内长入、易造成各种并发症等。目前，在临床应用广泛而且疗效较佳的材料为 e-PTFE。该膜能在牙龈组织同牙根表面建立起一有良好力学性能的保护性空间，有利于牙周韧带细胞在牙根表面生长，为局部血肿提供一类似"帐篷样"空间结构，同时为修复细胞提供一有利的框架结构。

Scantlebury 总结了 1982～1992 年 10 年间 e-PTFE 膜材料的研究进展，展示了其发展过程及膜材料的五个关键指标。

① 周围组织向膜材料内长入（1982） 多孔的 e-PTFE 膜可使周围组织长入，停止或减缓顶部上皮组织的迁移，这种现象称"接触抑制"。这种膜材料是由 100～300nm 的结节，中间以较细的纤维连接形成的三维结构组成，骨组织及牙周组织附着长入多孔结构中对于膜的空间位置的稳定有相当重要的作用。

② 分隔不同细胞（1982 年）　膜材料能阻隔顶层上皮、牙龈组织向牙周缺损区侵入，同时使牙周韧带细胞在牙根表面生长。

③ 临床容易操作和使用（1985 年）　膜材料质地坚硬，给应用时的裁剪、塑形、缝合都带来了困难。同时出现并发症时，摘除膜困难。因此研究人员对此膜的设计进行了改进，改进的膜由两部分组成：a. 开放的微孔的领口部分，可使周围组织长入，抑制顶部上皮的迁移；b. 闭合的裙部，该部能分隔不同种类细胞，并抑制细菌向缺损区侵入。

④ 再生空间维持能力（1988 年）　随着 GTR 应用领域的拓展，尤其在修复牙槽骨缺损时，膜材料必须具有一定的机械强度防止塌陷，维持再生空间。

⑤ 生物相容性和其他替代材料（近期）　膜材料必须有良好的组织相容性，能被自身组织接受。可吸收膜材料的研制为这一方面开拓了新的领域。

非降解性膜材料同可降解性膜材料相比具有以下优点：膜材料稳定，生物相容性好；膜材料不影响再生过程；可任意调整其在体内滞留时间，出现并发症时亦可及时除去；有较强的力学性能和再生空间保护能力；应用广泛，时间长，疗效可靠。

但非降解性膜同时存在若干缺点：临床应用操作费时而且困难；需再次手术摘除；该类膜材料造价昂贵等。

随着对膜材料的研究不断发展，该类膜材料不断被改进和完善。如针对再生空间维持能力，新研制出了强度加强的，更宜于塑形和临床操作的 e-TPFE 材料。其中之一是用一板层的聚丙二醇网对膜材料进行加强，同时在制造过程中膜被加工成各种外形，来适应某些特殊部位的需要。另一种是应用纯钛对其膜结构进行加强，更加完善了 GTR 对膜材料的要求。

#### 6.2.1.2　可降解性膜材料

GTR 的膜材料为组织再生提供一良好的支持和辅助作用，更大程度上发挥损伤组织的自身重建功能，那么这种膜材料就应在适当的组织愈合过程中或结束后消失。但非降解性膜材料必须经再次手术摘除，如果这种膜材料继续保留在原位，会产生细菌感染等并发症，这种弊端导致了可降解膜材料的研究。

可降解性膜材料的研究，必须注意以下三点：①可降解性膜材料必须满足 GTR 对膜的基本要求；②必须保持膜降解的时间与组织愈合时间的平衡；③降解产物不会引起体内的不良反应。

如何调控好可降解性膜在体内降解的时间并适应各种类型的缺损，是可降解性膜材料研究的焦点。各种可降解性膜材料在体内降解速度不同，PLA 降解时间为 3～4 月，聚乳酸聚羟乙酸（PLA/PGA）共聚物为 4～8 周，胶原膜为 2～6 周，Cargile 膜为 4～8 周，冻干硬脊膜为 6～8 周。

可降解膜材料按其来源可分为：合成高分子膜，如 PLA、PLA/PGA；天然高分子可降解膜类，如胶原膜、几丁质、冻干硬脊膜、Cargile 膜等。

#### 6.2.2　组织诱导材料

很多细胞和组织的应答反应在体外是很难重现的，但是具有生物活性的生物医用材料可以对这些反应起诱导作用。其方法是在材料表面连接活性配体，令材料释放生物活性信息分子，以及将细胞黏附在材料表面，并释放生物信息来达到目的。当蛋白质吸附于材料表面或将三肽分子（RGD）固定到材料表面时，可诱导细胞黏附于材料表面。细胞在悬浮状态容易死亡，但利用材料的诱导作用，将其吸附在材料上则可使其存活并表现出解毒和合成功能。

在胶原蛋白凝胶中培养肝细胞可诱导聚集体的形成，从而使每个细胞合成白蛋白的量比非聚集体增加两倍。聚乙二醇两端接 RGD 能诱导和调控肝细胞的聚集作用。利用材料的诱导作用也可使内皮细胞在集合形状固定的装置中形成毛细管状物。

从羟基乙酸和羟基丙酸共聚物中释放骨形态蛋白（BMP）可诱导骨的生长和促进骨的修复。

### 6.2.3　组织隔离材料

组织隔离材料是组织工程材料的另一重要方面。组织的正常应答反应是免疫排斥，很多疾病（如糖尿病）的治疗都与植入细胞免疫隔离有关。当同种或异种细胞植入宿主时，首先遇到的是异体排斥，利用生物材料将细胞与宿主隔离开，就可以顺利解决这一难题。

可将植入的细胞用一个很薄的聚合物半透膜包封起来制备成微囊。该半透膜一方面将囊内的细胞与外界隔离，避免了排斥作用；同时允许小分子营养物质和产物经半透膜排出。

#### 6.2.3.1　微囊化人工细胞技术原理

Chang 于 1964 年首次提出了人工细胞的概念，用生物半透膜包裹细胞，该膜允许小分子营养物、代谢产物通过，而阻止大分子免疫球蛋白、抗体通过。Lim 等首次将胰岛细胞包裹于海藻酸钠-聚赖氨酸-聚乙烯亚胺膜中，移植入实验性糖尿病大鼠腹腔内，维持正常血糖达 3 周，但是由于聚乙烯亚胺可引发炎症反应，导致移植最终失败。

O'Shea 等用海藻酸钠替换了外层聚乙烯亚胺，制成了具有较好的生物相容性海藻酸钠-聚赖氨酸-海藻酸钠（sodium alginate-polylysine-sodium alginate，APA）膜。微囊化人工细胞（图 6-4）即是制备具有半透膜功能的小球囊，将功能细胞包裹于此球裹内，微囊膜允许通过小分子物质，囊内的细胞可以透过微囊膜与外界进行物质交换，获得营养和排出代谢废物，而大分子量的免疫球蛋白不能通过，从而避免免疫损伤。

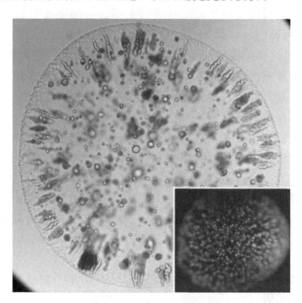

图 6-4　微囊化人工细胞

#### 6.2.3.2　微囊制备

囊材是决定微囊性能的关键因素之一，它要求具备良好的生物相容性、适度的通透性、一定的机械强度和稳定性。微囊材料有天然、半合成和合成高分子三大类数十种。目前发展最成熟的 APA 微囊采用的材料是海藻酸钠和多聚赖氨酸。海藻酸钠是从天然的褐藻中提取的水溶性聚醛酸盐，是一种聚阴离子聚合物。多聚赖氨酸作为微胶囊合成的阳离子聚合物，有较好的化学稳定性和成膜性，但是聚赖氨酸生产工艺复杂，价格昂贵。高纯度的海藻酸钠（即不含致热原和有丝分裂原）制成的 APA 微囊生物相容性好，稳定性增加，扩散通透性降低，可有效地保护被移植细胞免遭宿主免疫反应。由于多聚赖氨酸成本高，价格昂贵，目前有研究表明可以采用壳聚糖替代。从结构上看，壳聚糖具有与黏多糖相似的结构特点，黏多糖在组织中分布广泛，是细胞膜的有机组成成分之一，故壳聚糖具有优异的生物相容性。壳聚糖分子链上有大量的伯氨基，海藻酸钠的分子链上有大量的羧基，二者可以通过正、负电荷吸引形成聚电解质膜，具有较好的成膜特性。为了进一步完善微囊的性能，研究人员在囊材的选择上做了大量有益的尝试，如琼脂糖、硅酸酐、多聚鸟氨酸、聚乙二醇、聚丙烯胺、羟甲基纤维素钠、硫酸纤维素等均在进一步研究中。

制备微囊的方法主要是利用聚电解质络合原理，用带相反电荷的聚阴离子和聚阳离子反应，在生理条件下于活细胞周围形成包膜。微囊制备方法主要有空气喷雾成囊法和高压静电成囊法，制备过程有一步法和两步法。一步法是将壳聚糖和氯化钙的混合溶液直接滴入海藻酸钠溶液中反应得到微囊，囊壁含有壳聚糖沉积层、海藻酸钠-壳聚糖络合层和海藻酸钙凝聚层共 3 层。传统的微囊制备方法是两步法。第一步是将海藻酸钠溶液通过注射器泵的微孔滴入氯化钙溶液中制备出海藻酸钙微球；第二步将得到的海藻酸钙微球置于壳聚糖溶液中成膜，再以海藻酸钠溶液中和成膜后的海藻酸钙微球即得到海藻酸钠-壳聚糖微囊。

### 6.2.4　皮肤修复和再生用高分子材料

机体对组织损伤或缺损有着巨大的修补恢复能力，既表现在组织结构的不同程度的恢复，也包括其功能的恢复。缺损组织的修补恢复可以是原来组织细胞的"完全复原"，即由原有的实质成分增殖完成，这一般称为再生；也可以是由纤维结缔组织填补原有的缺损细胞，成为纤维增生灶或结疤，即"不完全复原"，一般称为修复。对于皮肤的损伤而言，表皮的损伤一般可以再生；损伤达到真皮或皮下组织，一般很难完全恢复。对于皮肤的修复和再生用的高分子材料，传统的有创伤敷料，近期发展的有人工皮肤。前者一般追求创伤的快速良好的修复，后者致力于皮肤的再生，即结构和功能的完全恢复。不管是创伤敷料还是人工皮肤，其目的都是创造适宜的微环境，加快再生和修复的进程。因此，透彻理解皮肤的结构功能以及创伤修复的机制，对于设计新型的创伤敷料和人工皮肤都有重要的意义。

#### 6.2.4.1　皮肤的结构和皮肤创伤修复的一般过程

（1）皮肤的结构

皮肤是人体面积最大的器官，由表皮和真皮组成，借皮下组织与深层组织相连（图 6-5）。表

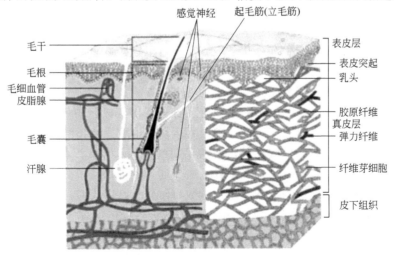

图 6-5　皮肤的结构

皮（epidermis）的主要细胞为角质形成细胞（keratinocyte），细胞堆积紧密；细胞外基质少，主要为脂质膜状物。散在于角质形成细胞的为非角质形成细胞，包括黑素细胞、朗格汉斯细胞和梅克尔细胞。典型的表皮从内到外可以分为五层：基底层、棘层、颗粒层、透明层和角质层。其中的基底层为表皮的干细胞，不断分裂增生，在皮肤的创伤愈合中起重要作用。其余各层从内到外角蛋白不断增多，赋予表皮对多种物理和化学刺激有很强的耐受力。表皮较薄，手掌和足底最厚，为 0.8～1.5mm，其他部位为 0.07～0.12mm。表皮没有血管和神经，其营养靠真皮组织液的扩散获取。

真皮（dermis）位于表皮下方，一般为 1～2mm，可以分为乳头层和网织层，二者没有明显的界限。乳头层是紧靠表皮的薄层疏松结缔组织，向表皮内突出形成真皮乳头，扩大二者接触面，有利于表皮的从真皮组织液中获得营养。乳头层含有丰富的毛细血管和游离神经末梢。乳头层下方较后的致密结缔组织为网织层，含有较多的血管、淋巴管和神经。真皮的细胞主要为成纤维细胞（fibroblast），合成和分泌各种蛋白质形成细胞外基质。真皮中还存在各种免疫细胞、脂肪细胞以及参与创伤修复的间充质干细胞。真皮的细胞外基质主要为胶原纤维、弹性纤维以及蛋白多糖和纤维粘连蛋白等，细胞外基质在保持皮肤弹性、耐冲击性，调节细胞分化、黏附和生长方面起重要作用。

皮肤还有很多的附属器，包括毛发、皮脂腺、汗腺以及指甲等，在调节体温、保护和润湿皮肤、排泄废物等方面起到重要的作用。

综上所述，天然皮肤的结构和功能是很复杂的。对于皮肤的功能和结构了解越透彻，越有利于设计具有修复和再生功能的人工皮肤。人工皮肤的设计就是要尽量模仿天然皮肤的结构，包括双层细胞结构及其细胞外基质，创造皮肤修复和再生的微环境，达到修复和再生受损皮肤的目的。

（2）皮肤创伤修复的一般过程

对皮肤和皮下组织的创伤而言，引起创伤的因素很多，包括机械性的（切割伤、枪伤）、物理化学性的（烧烫伤、冻伤、化学物质损伤）、炎性的（脓肿）、缺血性的（梗死、褥疮）和代谢性的（如糖尿病性皮肤溃疡）等。创伤的种类和程度不同，创伤的修复过程也有不同，但基本过程还是大致相同的，都包括创伤区的坏死组织的清除（炎性反应）以及新生组织的增生，有些还会形成瘢痕。创伤的修复过程主要与创伤的深度有关，可以分为三类。Ⅰ类为表皮性损伤，仅伤及皮肤的表皮层；Ⅱ类损伤为表皮和真皮的缺损，即真皮性损伤；Ⅲ类损伤为全层性损伤，损伤的深度包括皮肤和皮下组织，甚至可伴有骨折。Ⅰ类创伤的修复可以通过基底细胞的分裂、增生和分化加以修复，可以完全恢复原有的结构和功能。Ⅱ、Ⅲ类创伤的修复很难恢复原有的结构，通常伴有瘢痕组织的形成。

Ⅱ、Ⅲ类创伤修复的过程大致分为以下为五个时期。

① 渗出变质期　该阶段从受伤瞬间开始，创面出现血液、渗出液、坏死破损组织等。血液中的成纤维蛋白原在创口迅速凝固，参与血凝块的形成。渗出液中含有来自淋巴液的淋巴细胞、来自血液的蛋白质和白细胞等，开始早期的炎性反应，以保护受损组织。此阶段，受损血管血流缓慢，充血，导致创伤区水肿，血管通透性增加，使免疫球蛋白渗出血管，迅速进入创部，形成分子感染免疫。此阶段持续数小时到十几个小时。

② 渗出物吸收期　在伤后 6～48h，中性白细胞进入创区，吞噬和消灭病原菌，逐渐形成炎症细胞分界带。致伤 18～24h 后，单核细胞和淋巴细胞逐渐进入创区并增多，并逐渐转变为巨噬细胞，对细菌和坏死组织进行吞噬和清除，为新生组织的长入腾出空间。需要指出的是，巨噬细胞和其他炎性反应细胞还将释放酸、蛋白水解酶等对受损组织进行水解，此时

创面处于酸性环境，可以加速创伤的愈合过程。

③ 肉芽增生和表皮移行期　所谓肉芽组织，其本质上是大量的毛细血管和微小血管以及丰富的成纤维细胞。约在致伤 3 天以后创口肉芽组织增生和表皮细胞的增生移行成为主要的创伤修复行为。肉芽组织的增生以成纤维细胞的增生开始，并不断分泌胶原等细胞外基质。在各种生长因子的作用下，成纤维细胞不断增生，同时血管内皮细胞也不断增生形成毛细血管。此阶段，创缘表皮进入移行期，创缘区的基底细胞和基层的棘细胞暂时失去角化能力并形成一种含肌动蛋白的收缩装置。在局部抑素丧失和各种生长因子（如血小板衍生生长因子）以及局部炎性渗出物刺激、激活下，这些表皮细胞开始增生，逐渐移行到创痂下的纤维粘连蛋白和纤维蛋白（由成纤维细胞分泌）毡垫上，于数日或数周后封闭创面。

④ 纤维增生和伤口收缩期　此阶段肉芽组织开始减少，纤维组织和结缔组织开始增生，以增强创面的机械强度。同时伤口逐渐缩小，但创面过大（直径＞20cm），再生的表皮很难将伤口覆盖，此时需要植皮。此阶段于伤后 2～3 周完成。

⑤ 瘢痕形成和组织改建　创面的修复以瘢痕形成为终点。创面缺损少，创缘整齐（如手术刀口）的伤口，通常形成一划线样的瘢痕，对功能无影响。缺损较大，创缘不齐的伤口一般形成宽广有碍观瞻的瘢痕。瘢痕的形成是由于纤维组织的过度增生造成的，主要由抗撕裂但无弹性的 Ⅰ 型胶原组成。创伤较深时，皮肤的附属器（毛囊、汗腺、皮脂腺等）一般不能再生。瘢痕形成后，局部组织仍然可对其改建，即反复通过胶的溶解、沉积和更新，达到向正常组织转化的目的。这一过程可持续数月至数年。

需要指出的是，创伤的修复是涉及免疫细胞、皮肤的正常细胞以及多种酶和生长因子共同配合，协调完成的复杂过程。对这一过程的深入研究仍在进行，对于皮肤再生和修复的病理学、分子生物学的研究越深入，越有利于设计具有再生功能的皮肤替代物。特别是有很多生长因子参与细胞行为的调节，这就是为什么有的人工皮肤产品需要加入生长因子的原因。表 6-4 列出了创伤修复中的部分生长因子。

表 6-4　创伤修复中的部分生长因子及作用

| 名称 | 分子量 | 分泌细胞 | 生物学作用 |
|---|---|---|---|
| EGF | 6000 | 单核/巨噬细胞，肥大细胞 | 大多数表皮细胞的、内皮细胞和成纤维细胞的生长促进；促进上皮细胞、内皮细胞等的迁移，促进胶原酶和透明质酸的分泌 |
| TGF-β | 25000 | 巨噬细胞，淋巴细胞，成纤维细胞，血小板 | 促成纤维细胞、内皮细胞增殖和迁移；促单核细胞迁移；促进胶原、透明质酸和氨基聚糖等细胞外基质的分泌 |
| PDGF | 28000～35000 | 血小板，内皮细胞，巨噬细胞，成纤维细胞 | 促成纤维细胞、平滑肌细胞的增殖和迁移；促中性白细胞和单核细胞的迁移；促进胶原酶、中性蛋白酶、溶菌酶等的分泌 |
| VEGF | 45000 | 垂体细胞 | 促进内皮细胞生长，参与血管的形成 |
| TNF | 7000（人 B 细胞）[①] | 单核/巨噬细胞；B 淋巴细胞 | 促进成纤维细胞增殖；抑制内皮细胞增殖；促进中性白细胞和内皮细胞迁移；促进胶原和胶原酶的分泌 |
| IL-1 | 17000～18000 | 单核/巨噬细胞，中性白细胞 | 促进成纤维细胞和胸腺细胞增殖；抑制内皮细胞增殖；促进中性白细胞迁移，参与急性炎性反应 |

① 不同来源 TNF 分子量差异很大。

注：EGF 为表皮生长因子；TGF-β 为转化生长因子 β；PDGF 为血小板衍生生长因子；VEGF 为血管内皮细胞生长因子；TNF 为肿瘤坏死因子；IL-1 为白细胞介素 1。

## 6.2.4.2　创伤敷料

由于疾病、烧伤和机械损伤造成的皮肤损伤是最常见的创伤形式，每年仅中国的病例数就多达 1000 万。所谓创伤敷料是指覆盖于创面，起保护、预防和控制感染、加速创面愈合等作用的医疗器械。创伤敷料与创面有明显的界面，当创伤修复后，敷料即可去掉。创伤敷料，一般只促进皮肤的修复（即创面的愈合），而不促进皮肤的再生。如果能够促进皮肤的再生，则属于人工皮肤或者组织工程皮肤的范畴。

人类使用创伤敷料的历史很悠久。4500年前人们就发现创面覆盖后较不覆盖的愈合效果要好。第一次世界大战期间，人们大量使用棉花、软麻布和亚麻布制成的传统纱布敷料。20世纪60年代，温特首次证实：密闭湿润环境下伤口愈合比干燥空气创面快50%。这一发现奠定了现代新型敷料的基础。现代敷料主要是以水凝胶、水胶体以及吸水树脂等为主的湿性敷料。当然传统的纱布敷料仍然占据很大的市场。

（1）潮湿环境促进创面愈合的机制

创伤的修复首先需要对创面的坏死组织进行清除，人体的白细胞和巨噬细胞等参与这一过程。潮湿的环境有利于这些细胞保持活性，同时也有利于保持蛋白水解酶的活性。因此，湿润的环境能够加速机体的自溶性清创。临床上有些干硬结痂的创伤很难愈合，此时需要采用水凝胶等含水敷料进行补水，以启动机体的自我清创，从而开始创伤的修复。有一些创面坏死组织很多，机体难以清除，这就需要手术清创。

创伤的修复是多种生长因子参与的结果，湿润环境能够促进多种生长因子的释放。保湿敷料不仅能保持细胞的活力，使它释放生长因子，而且能够长时间地保留这些生长因子。有研究表明，在封闭性敷料覆盖的伤口渗液中发现了血小板衍生生长因子、成纤维细胞生长因子和表皮生长因子。用薄膜类敷料覆盖的人体伤口中的液体能促进体外成纤维细胞和表皮细胞的生长。因此，湿性敷料可以调节伤口的渗液，对于渗液多的伤口，可以吸收多余的渗液并通过蒸发排除，浓缩各种生长因子。对于渗液少的伤口，可以润湿伤口，促进愈合。

湿性敷料能够调节氧张力，从而促进血管的生成。敷料的透气性可以影响伤口的氧分压从而影响创面的愈合。有研究表明，可透过氧气的聚氨酯薄膜敷料和无渗透的水胶体，这两种敷料均比透气性的纱布和暴露伤口愈合快。伤口的低氧张力可以刺激血管的形成，从而加速伤口的愈合。伤口的 $CO_2$ 分压较高，这被认为可以保持较低的 pH 值，有利于保持各种酶及生长因子的活性，这也有利于伤口的愈合。

湿性敷料能够加快创面的愈合。这已被很多研究证实。其原因除了上述几点以外，还由于湿性敷料可以适当加入一些药物（抗生素及生长因子等），通过伤口与敷料的水分交换，达到持续局部给药的目的，从而加速创面愈合。

湿性敷料不增加伤口的感染率。长期以来人们一直担心的一个问题是，湿性环境中细菌生长将导致伤口感染率升高。然而临床研究并没有发现这一现象，相反，有些研究还表明湿性敷料能降低感染率。这是由于温暖湿润的环境增强了自身的免疫能力。

另外，湿性敷料能够减轻疼痛。这是由于潮湿敷料覆盖的伤口表面能够防止神经末梢死亡和外露，减小更换敷料对伤口表面的损伤。

总之，湿性敷料能够创造适合创伤修复的"微环境"，既保持创面的湿润又防止积液，最大程度地发挥人体自身固有的自我修复的能力，达到加速创面愈合的目的。

（2）敷料的种类及特性

根据敷料材料的来源可以将敷料分为植物性敷料（主要为纱布、海藻酸钠等）、动物性敷料（胶原、尸体皮、动物皮等）以及人工合成敷料等。根据敷料的发展阶段可分为传统敷料（纱布类）和现代敷料（水凝胶、水胶体敷料等）。根据敷料和伤口的生物学作用，可以分为惰性敷料和生物活性敷料。前者为传统的纱布类敷料；后者主要指能够与伤口有水分交换的湿性敷料。目前对敷料的分类没有一个统一的标准，表6-5是按材料来源进行的分类。实际使用中根据习惯对敷料进行分类。如生物敷料一般指来源于动物的敷料，而不包括来自于植物的纱布类敷料。同时植物性敷料一般不包括藻酸盐类敷料，尽管该类敷料确实来自于海藻，而是将其归结于生物活性敷料或现代敷料，因为该敷料对渗液有很强的吸收能力。本节根据习惯将敷料分为传统敷料、生物敷料和现代敷料。

① 传统敷料　传统敷料主要为纱布类敷料，此类敷料对创面愈合无明显作用，因此又称为惰性敷料。传统敷料一般由棉花和亚麻等制成。可以起到保护创面和吸收渗液的作用，价格便宜，制作简单。但也存在明显不足，如无法润湿创面，细菌易渗入，易与创面粘连，换药时造成二次创伤等。为了克服这些不足，将传统敷料经石蜡和羊脂等浸润，即可制成润湿性不粘纱布。该敷料不粘连伤口，有一定的润湿性，但不能够吸收渗液。

② 生物敷料　生物敷料指来源于人或动物的敷料，有些是完整的组织，如人羊膜、胎膜、尸体皮、猪皮等；有些是组织的衍生物，如胶原和甲壳素等。这些敷料的共同特点是具有较强的亲水性、生物相容性和可降解性，既可以作成暂时性的创面覆盖物（即敷料）；也可以植入创口，做成引导皮肤再生的组织工程皮肤（即人工皮肤）。当做成敷料使用时，该类材料能够很好地保护创面，吸收渗液并保持创面的湿润，促进上皮化。但也存在一定的免疫原性。

**表 6-5　医用敷料的分类**

| 医　用　敷　料 | | |
|---|---|---|
| 天然材料类敷料 | | 合成高分子材料类敷料 |
| 植物性敷料 | 动物性敷料 | 1. 薄膜类敷料<br>2. 水胶体类敷料<br>3. 水凝胶类敷料<br>4. 泡沫类敷料<br>5. 复合类敷料 |
| 1. 一般敷料:干纱布类<br>2. 浸渍或涂层敷料:<br>　石蜡油纱布<br>　凡士林纱布<br>　药物类软膏敷料<br>　硅油涂层不粘敷料<br>3. 改性敷料:<br>　可溶性纱布<br>　酶固定化纱布<br>4. 藻酸钙类敷料(高吸水) | 1. 自体移植(包括皮肤培养)<br>2. 同种异基因:<br>　人羊膜、胎膜、异体皮<br>3. 异种异基因:<br>　猪皮、猪组织、青蛙皮等<br>4. 组织衍生物:<br>　胶原类<br>　纤维蛋白类<br>　动物毛类<br>　甲壳素类 | |

异体皮敷料：来源于尸体。作为创伤敷料，具有最佳的屏障功能，其渗透性、黏附性与自体皮肤相似，能防止水、电介质、蛋白质和热量的丧失，也能阻止细菌的入侵。具有良好的止血、止痛和促进上皮化功能。但也存在免疫原性、微生物易污染性、储存条件苛刻和来源有限等缺点。

异种皮敷料：异种皮的来源、储存和消毒都比较方便，主要为猪皮敷料。猪皮在编织结构、胶原含量、黏附性等方面与人体皮肤类似，是一种良好的暂时的皮肤代用品；但也同样存在免疫原性和微生物易污染性。猪皮敷料一般为浸含了抗菌药的烧伤敷料，这种敷料还存在肉芽生长床易感染、更换频繁、使用起来比较困难等缺点，因此不宜长时间使用。

胶原类敷料：胶原是哺乳动物细胞外基质的主要成分，大量研究表明其对皮肤修复具有促进作用。主要来源为猪和牛，经过严格的脱抗原性处理，可以最大程度减少其免疫原性。胶原是一种天然的亲水性高分子材料，可以制成凝胶型、薄膜型和泡沫型敷料。胶原敷料除了具有保持创面湿润的功能外，还能够止血、促进细胞生长和黏附等生物学功能。

壳聚糖敷料：壳聚糖是从蟹壳、虾壳以及真菌的膜中提取并脱乙酰化而形成的一类亲水性高分子材料。它对创面渗液有良好的吸收性能，具有透气性、止血性和一定的杀菌功能。作为创伤敷料能很好地保持创面的湿润，无毒和良好的生物相容性。但早期黏附性、顺应性和弹性较差是其缺点。

③ 现代敷料 现代敷料主要指根据"湿性环境促进创面愈合"理论设计的合成敷料和天然敷料（主要指藻酸盐类敷料）。敷料对创面的保湿可以通过以下几个方法来获得：一是为创面补水（水凝胶敷料）；二是吸收渗液并保水（水胶体、藻酸钙、泡沫型敷料等）；三是对渗液进行控制蒸发（薄膜型敷料）。敷料对伤口渗液的处理既不能产生积液也不能过于干燥，这样才能保持创伤修复的良好环境。不同的敷料适合不同的创面，薄膜性敷料适合渗液少的浅表损伤；水凝胶敷料适合干硬的创面；水胶体和泡沫型敷料适合中等程度渗液的伤口；藻酸钙和泡沫敷料适合严重渗液的伤口。

薄膜型敷料：薄膜敷料由一层聚合物薄膜组成，主要是弹性体材料，包括硅橡胶和聚氨酯。薄膜敷料适合渗液少的浅表性损伤，它对渗液的处理就是通过转送水蒸气。如含有适当亲水性聚乙二醇软段的聚氨酯弹性体薄膜能够只转运水蒸气，而液滴却不能够通过薄膜，这与皮肤的呼吸作用类似。薄膜型敷料既可以对创面起屏障保护作用，又可以通过转运水蒸气防止创面积液，其作用类似于皮肤的表皮层。商品化的聚氨酯薄膜敷料有 Opsite 和 Tegaderm。

水凝胶型敷料：水凝胶是一种在水中溶胀的亲水性聚合物网络，一般的含水率可以达到80%以上。聚合物链之间可以是化学交联的，也可以是物理交联的。水凝胶敷料一般由内层的聚合物水凝胶和外层的聚合物衬垫组成。外层衬垫可以控制水分的蒸发，内层的聚合物水凝胶可以对伤口进行补水或者吸收多余的渗液。水凝胶敷料可以保持伤口的润湿，减轻疼痛，并且不粘连伤口。适合于干硬的慢性伤口和烧伤等治疗。有临床研究表明水凝胶敷料可以加速烧伤创面的愈合，并且减少了瘢痕的形成。水凝胶敷料吸水后易膨胀，造成与创面的分离，因此一般需要外包扎纱布敷料。

水胶体敷料：水胶体敷料由聚合物基材和粘接在基材上的亲水性树脂、石蜡和橡胶粘接剂等组成，亲水性树脂由明胶、果胶和羧甲基纤维素等组成。这些亲水性树脂可以吸收伤口的渗液，形成一层凝胶，既防止积液又保持创面的湿润。水胶体敷料几乎没有水蒸气转运能力，对渗液的处理主要靠吸收。这类敷料用于伤口时，患者感觉舒适，也不粘连伤口，易于更换。这类敷料最常用的有 Duoderm 和 Comfeel 敷料。

泡沫型敷料：泡沫型敷料具有多孔性，具有较大的吸收渗液的能力，对氧气和二氧化碳等几乎能完全透过。制备泡沫敷料的材料主要为亲水性的聚氨酯和聚乙烯醇。泡沫型敷料对渗液的处理是靠海绵型的水蒸气吸收和转运机制来完成的。泡沫型敷料可以制成各种厚度，可以载药，对伤口的顺应性好。但泡沫敷料一般需要辅助绑扎材料来固定。

藻酸盐类敷料：藻酸是海藻中提取的一种多糖类高分子材料，加入钙盐后形成不溶性的藻酸钙。藻酸盐敷料主要由无纺布纤维组成，其特点是可以吸收大量的渗液，适合渗液很多的伤口。吸水后，钙离子与伤口的钠离子进行离子交换，在伤口形成藻酸钠的凝胶，进入伤口的钙离子可以促进止血。藻酸盐吸水后在伤口形成的凝胶易与伤口的脓液混淆，但该凝胶本身不会对伤口造成损害，可以用生理盐水冲洗掉，再更换敷料。该类敷料也需要辅助绑扎材料来固定。

（3）敷料的发展方向

现代敷料已经发展较为成熟，但也存在很大的不足，比如瘢痕的消除仍然是一个很大的问题。今后的研究将会与各种酶和生长因子复合，制备出具有更好生物学性能的敷料。理想的敷料应该满足以下几个方面的要求。

① 生物学需要 保持创面湿润以利于修复细胞的生长；维持创面温度；防治细菌污染，减少营养物质经创面丢失；保护新生组织；减少或防止瘢痕的形成。

② 满足患者需要 加速创面愈合，缩短治疗时间；换药不疼；缓解疼痛（治疗期间）；

减少换药次数；无异味；可洗澡；良好的顺应性，无明显异物感；不引起过敏或异物反应；价格合理。

③ 满足医务人员需要　减少换药工作量；透明，便于观察伤口愈合情况；换药简单，易清洁伤口；无需胶布固定。

④ 满足管理人员需要　容易储存；安全性好。

当然，理想敷料的要求是相对的，很难全部达到上述要求。随着科学技术的进步，新型的更理想的敷料将不断出现，对保护人们的健康做出更大贡献。

### 6.2.5　人工皮肤

人工皮肤（artificial skin）作为一种皮肤创伤修复材料和损伤皮肤的替代品，可以使皮肤大面积和深度烧伤的患者，在自体皮不够的情况下，进行修复治疗并使之恢复因皮肤创伤丧失的生理功能。随着组织工程学科的出现和发展，人工皮肤的研究已从原来单纯的创伤敷料和人工皮肤向活性人工皮肤的方向发展。

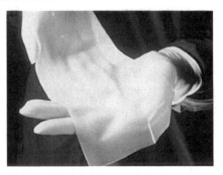

图 6-6　人工皮肤

人工皮肤（图 6-6）基本上可分为三个大的类型：表皮替代物、真皮替代物和全皮替代物。表皮替代物由生长在可降解基质或聚合物膜片上的表皮细胞组成；真皮替代物是含有活细菌或不含细胞成分的基质结构，用来诱导成纤维细胞的迁移、增殖和分泌细胞外基质；而全皮替代物包含以上两种成分，既有表皮结构，又有真皮结构。图 6-7 为人工皮肤的治疗过程。

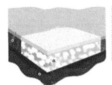 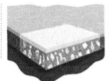 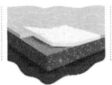 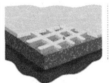 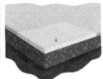

贴硅橡胶膜　　　　7天后形成血管　　　14天后去硅橡胶膜　　　14天后生成皮肤　　　35天后再生皮肤

图 6-7　人工皮肤治疗过程

#### 6.2.5.1　合成高分子人工皮肤

临床常用的合成高分子材料人工皮肤主要有两种形式，一种是合成纤维织物，大多采用尼龙、聚酯、聚丙烯等合成纤维织成丝绒状表面以利于人体组织的长入和固定，同时织物的基底层涂布硅橡胶或聚氨基酸。聚氨基酸涂层具有优异的透湿性，特别是氧化聚蛋氨酸具有优异的组织相容性而无抗原性。

另一种是多孔膜，大多采用聚乙烯醇、聚氨酯、硅橡胶、聚乙烯、聚四氟乙烯等材料，厚度为 $20\mu m$ 的硅橡胶薄膜水蒸气透过性为 $427mg/(cm^2 \cdot h)$，它与创面密合性良好，可有效地防止细菌侵入引起的感染，Gourlay 还证明了硅橡胶膜有促进组织自然再生的作用，拉伸加工后的聚四氟乙烯有极细的连续气孔，气孔率可达 $70\% \sim 80\%$，具有良好的透气性、吸湿性，创面贴敷柔软，利于创面的生长愈合。

#### 6.2.5.2　天然高分子人工皮肤

临床常用的主要有两类。一类是同种异体或异种组织，如人或动物的羊膜、腹膜和皮肤，其中以同种异体皮最好，但来源困难。异种皮中较理想的是猪皮，其结构近似人皮，但使用制备工作较复杂，且有免疫反应。另一类是胶原蛋白。胶原是蛋白质，广泛存在于哺乳类动物体内，如皮肤、肌腱、韧带等，作为人工皮肤用的胶原关键是面贴附性好，能被消化吸收，抗原性微弱，对组织修复有促进作用，又是上皮细胞修复的良好基底。以胶原蛋白制造的人工皮有胶原膜、胶原海绵、胶原泡沫及纤维蛋白膜等。

#### 6.2.5.3　复合材料人工皮肤

临床应用效果较好的人工皮肤大多是复合结构的，外层材料多选用硅橡胶、聚氨酯、聚乙烯醇等薄膜，其表面微孔较小，具有屏障作用，可防止蛋白质、电解质的丢失和细菌的侵入，并可控制水分的蒸发。内层材料多选用各种胶原蛋白薄膜或绒片、尼龙或涤纶纤维织物，其表面较粗糙，微孔较大，有利于创面肉芽组织、成纤维细胞的长入，增加贴附力，防止皮下积液。胶原蛋白能增加对组织的贴附性，又能降解吸收。丝绒型人工皮当肉芽组织长入丝绒后不易自创面脱离。创面边缘上皮细胞可沿着丝绒的纤维向创面中央生长，在其扩展过程中，人工皮与创面能自然分离，至创面上皮化时，人工皮被挤脱落。聚氨酯与聚乙烯醇海绵型人工皮的海绵孔中只有肉芽组织长入，上皮细胞不能沿着孔眼向中央扩展生长，创面不能自行上皮化，上皮须将海绵剥去再植皮，且易在创面上留下海绵碎屑。胶原海绵与上述海绵不同，当肉芽组织侵入海绵孔的同时，内层的胶原逐渐被溶解吸收，创面边缘上皮细胞也可向中央扩展生长，创面能上皮化。

人工皮肤生物材料的研究从最早的天然材料开始，后来为天然材料与合成材料的复合，直到现在为合成材料与生物材料的杂化、交联、互穿网络，以及最近的人工合成类天然材料——仿生材料，其发展进程见表6-6。

表 6-6　人工皮肤生物材料研究进展

| 时间 | 研究者 | 研 究 内 容 |
|------|--------|-------------|
| 1986 年 | Charls. J. Doillon<br>M. J. A Luyn | 胶原＋透明质酸<br>胶原与己二腈交联 |
| 1992 年 | L. H. H. Olde<br>Dam ink | 羊胶原与二胺交联 |
| 1996 年 | M. N. Taravel<br>M. Hanlhamronwit | 胶原＋壳聚糖<br>胶原＋二胺＋甲壳糖＋硫酸软骨素的相互交联 |
| 1997 年 | SumkiTakahiro | 二氧化硅与壳聚糖复合膜 |
| 1998 年 | Scotchford<br>Young-Chung Daw | 胶原＋PVA 底膜<br>HEMA＋合成纤维 |
| 1999 年 | Osbome C S<br>Choi-young Seona<br>Raymond Zeeman<br>Nisbihara Katsunan | 胶原与二胺交联(加硫酸软骨素)明胶＋海藻酸钠/明胶＋透明质酸钠<br>羊胶原与环氧二胺交联<br>鲨鱼胶原＋水溶性肽＋纱布 |
| 2000 年 | Yang Eun Kyury | 胶原真皮＋表皮角质细胞＋抗生素＋自体皮或异体皮移植 |
| 2001 年 | Fwu-Long Mi | 不对称壳聚糖海绵膜的制备 |

### 6.2.6　人工肌肉

广义的人工肌肉可分为气动、电磁、化学及电化学动力型。纵观人工肌肉材料研究的发展历程可见，首先发现简单的有收缩功能的对化学物质有反应的"化学机械能型（CM）"，之后才开发出电-化学机械能（ECM）型，后者又分为两代。传导离子的聚合物为第一代，传导电子的为第二代。CM 型以 pH 型人工肌肉为代表。导电聚合物类可收缩材料为ECM 型。

最近还发明了碳纳米管、电解相变式收缩材料、磁敏式收缩材料和光致敏式液晶收缩材料等不同的可望制备人工肌肉的原材料；另外，传统电声线圈、压电晶体及含磁粒橡胶有类似肌肉的位移作用。

以下就内在收缩作用的致动特点阐述各种材料。

（1）pH 响应式水凝胶

pH 响应式水凝胶归类为化学式致动材料。pH 响应性凝胶纤维的开发在少数发达国家已取得较大进展。用聚丙烯腈（PAN）材料镀铂电极，挤压力超过天然肌肉。交替地加入酸和碱，该纤维发生可逆的收缩和溶胀，将化学能转化为机械能。长度变化约为80%，而收缩响应时间不到 2s。现在，美国新墨西哥大学正在用该材料开发电子肌肉式直接心脏辅助装置。

（2）导电聚合物

导电聚合物，包括添加型和本征型，又称为导电塑料。它在氧化还原条件下有容积变化，在基质上沉淀一层活动型聚合物如聚吡咯就构成制动器。在电化学氧化还原条件下，活动层压迫双层结构组合体，致其弯曲。可用微制造技术喷涂印刷和光刻蚀，离子的活动距离限制了材料的厚度。这种材料的弹性模量低，现主要向微型化设备发展。

（3）离子聚合物金属复合物

离子聚合物金属复合物被美国宇航局和人工肌肉研究所共同进行人工肌肉材料深度开发研究（图 6-8）。该材料以氟聚合物为骨架的膜材，表面

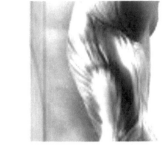
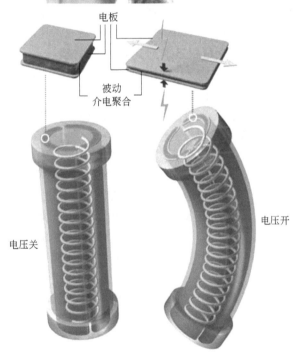

图 6-8　人工肌肉

结合贵金属例如铂或金形成复合物。金属离子散布在聚合物的亲水区域，可还原成原子。该材料可吸收大量的极化性溶液（例如水）。在电解质液体中离子的移动可以引起该材料的弯曲动作。表面的金属材料可以制作成树枝状电极。

（4）电场反应式弹性体

电场反应式弹性体材料中以美国加州一公司改良的材料性能更优越。它被制成单轴向或双轴预应力膜材，其收缩力是普通硅胶的 1.17 倍，是普通聚丙烯的 2.15 倍。其收缩力、挤压力和反应时间等指标都超过天然肌肉。能量密度大大超过其他场致电收缩式聚合物。文献对三种材料作了研究，发现预应力处理的强度与性能有很大的关系。密度接近水，是一种性能良好的材料。其原理是利用了麦克斯韦电场力的效应，在 $27 \sim 1000 \mu m$ 厚的聚合物上下镀铺上顺应性电极，加上 $4 \sim 6kV$ 的电压，由于电荷吸引压榨膜材至材料产生压伸效应。反接电场，材料缩回。改良后的材料伸缩比大大加强，挤压力加大。由于电场力的近距离特性，

所以材料只能是薄膜形式。要应用到实际中，还要进行集成制作技术的开发。另外，所需电压值很高，应用到生物体要考虑击穿的可能。

（5）场致电收缩式聚合物

1998 年，*Science* 上发表了有关场致电收缩式聚合物的研究论文，该材料由 $25\sim40\mu m$ 厚的 P（VDF-TrFE）对半掺比的共聚物薄膜制成，外被覆金电极膜，制作中使用电辐射加工。在 150mV/m 的电场作用下，电极间收缩达 4%，造成材料内在预应力。该材料有很高的能量密度。

（6）磁敏式收缩材料

这是一种磁敏纤维和溶剂组分敏感的材料。在纤维中引入液状磁性流体时，可保持超常的磁性，产生沿磁场方向伸缩的行为。通过调节磁性流体的含量和交联密度等因素，可以得到对磁刺激十分灵敏的凝胶纤维。利用高分子链与溶剂的相互作用力变化，非聚电解质凝胶纤维对溶剂组分的变化能产生响应。这类材料可由 PVA 和聚烯丙胺等加工而成。其产生的收缩力可达 167N，加速度达 $7\times10^{-3}$ m/s，收缩率为 32%，仅重 190g。

### 6.2.7 其他软组织及其所用高分子材料

#### 6.2.7.1 人工韧带（artificial ligaments）

交叉韧带损伤后愈合能力极差，目前临床重建交叉韧带使用的材料包括自体移植物、异体移植物和人工合成材料。自体和异体移植物重建交叉韧带依然是目前的主流选择，常见的自体髌腱或半腱肌移植具有较高的强度，在附着位点能够获得骨-骨或腱-骨愈合。

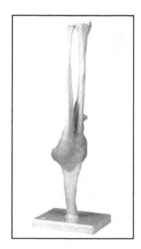

但对自体供区会继发膝前疼痛、髌腱炎、髌下脂肪垫挛缩、相应部位髌骨骨折、绳肌缺失等并发症。异体髌腱、跟腱、阔筋膜材料存在来源少、免疫排斥反应、生物长入延迟甚至传播疾病的危险。因此，长期以来，人工韧带的研究从未停止。而近年来，组织工程技术重建交叉韧带的实验研究也成为新的热点。

（1）人工韧带

人工韧带的研究与临床应用经历了漫长的曲折过程。人工韧带具有无供区并发症、使用方便、早期康复、无疾病传播危险等许多明显优势。如图 6-9 所示。理想的材料，应该具备持续高强度、耐磨损、无组织反应等基本特性，并具有正常韧带的功能，同时允许有生理排列、再生新韧带倾向的组织逐渐长入。然而，完全符合上述条件的人工韧带尚未面世。

图 6-9 人工韧带　　自 20 世纪 60 年代，人工韧带已经进入临床应用。70 年代后的 20 年，有多种类型的人工韧带被植入体内。其中有许多著名的产品，包括 Gore-Tex、Leeds-Keio、Kennedy 等。在材料选择上，完全合成的碳纤维韧带，因在关节和淋巴内释放磨损颗粒，引起显著的炎性反应。此后，以碳支架结合胶原或聚酯、聚四氟乙烯纤维束合成的聚合物，临床成功率均不高。

涤纶和聚丙烯等带孔的纤维织物，理论上允许周围组织迁移长入，再生具有功能的韧带，同样因不可吸收而引发显著的慢性炎症反应，引起移植物失败和断裂。Brody 等在纤维织物上种植成纤维细胞后再植入体内，但减少炎症反应的作用有限。对这些合成的永久支架组织学研究显示类似瘢痕和肉芽肿，不是正常韧带的有序胶原纤维。

对早期应用人工韧带的随访研究并未显示优良结果，主要问题是早期的组织反应和晚期的磨损、松弛与断裂。因此，在经历了 20 年的发展后，人工韧带的应用趋于沉寂。然而，近年来 LARS（ligament advanced reinforcement system）聚酯韧带的近期优良结果受到了关节镜与骨科运动医学领域的重视。在设计上，该韧带除了具备 2000～4000N 的抗拉强度外，其关节内部分以多根平行纤维排列，允许扭转和纤维长入。

（2）胶原支架韧带

在认识到合成韧带的持久、不降解性质后，研究人员开始进一步研究生物学支架，其中大多数为胶原支架。使用胶原支架的韧带重建，已经产生特定位点重新塑形、在隧道附着点成骨、韧带样过渡区及关节内区域韧带样胶原排列的可喜效果。也有人以胶原纤维或在胶原纤维上种植成纤维细胞，试图再生新韧带。这些方法的主要缺陷为胶原支架是异源的，具有相似的相关并发症。

（3）组织工程韧带

Cao 等在无胸腺裸鼠皮下种植带有小牛肌腱成纤维细胞的聚乙醇酸支架，再生的新肌腱力学特性类似于正常小牛肌腱力学特性。Ibarra 等采用相似的技术，将从小牛交叉韧带提取的成纤维细胞种植在聚乙醇酸支架上后，再种植于裸鼠背部皮下，几周后再生出韧带样结构。在这两项研究中，随时间推移，再生组织似乎获得了与正常韧带和肌腱类似的组织学特性。Ibarra 将两种不同细胞种植在聚乙醇酸上，在裸鼠模型上再生出韧带和骨的复合结构，该结构的中央部分为韧带样组织，最初种植小牛骨膜细胞的两端形成骨样组织，并经特定的组织学茜素红染色证实，X 线分层拍片证实有矿化。这些研究提示能够以患者自身细胞和合成的生物降解聚合物支架，再生自体组织。

### 6.2.7.2　人工血管

近年来，动脉硬化等血管闭塞性疾病的发病日渐增多，外科医师应用各种材料的人工血管在重建大、中动脉中取得了良好的临床疗效，但在重建小口径的动脉（<6mm）和静脉时，由于人工血管植入体内后常激活机体凝血过程，形成血栓，造成管腔狭窄或闭塞，最终导致临床移植失败。Mori 等总结以人工血管重建膝下动脉的 5 年通畅率仅为 38.9%，因而如何改善小口径人工血管材料的抗凝能力，提高远期通畅率，成为重要的研究课题。

制造人工血管（artificial blood vessels）的材料分为人工合成材料和天然生物材料。人工合成材料主要有两种：一种为不可降解材料，如聚四氟乙烯（PTFE）、尼龙-6、聚酯等；另一种为可降解材料，如聚乙醇酸（PGA）、聚乳酸（PLA）等。天然生物材料包括去细胞基质，胶原蛋白、聚氨基酸、多肽、透明质酸及其复合物等大分子材料。

理想的合成人工血管材料应满足以下几点要求：生物相容性好，特别强调具有优异的血液相容性；无免疫原性；可塑性强；有一定强度；符合血管生物力学要求；易于细胞种植等。一些生物降解材料虽基本具备以上特点，但因技术条件尚不成熟，如：聚乳酸、降解产物影响体内局部环境，有不同程度的无菌性炎性反应等问题，因而多数学者倾向于选用合成人工血管材料膨体聚四氟乙烯（ePTFE），认为它优于尼龙-6，具有多孔性以及良好的表面特性和顺应性。人工血管如图 6-10 所示。

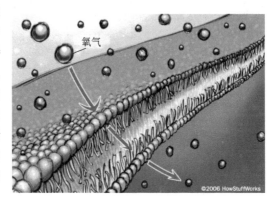

图 6-10　人工血管

天然生物材料则主要用于组织工程，作

为细胞外基质的替代物，此类材料多为正常组织的细胞外高分子物质，对细胞的黏附具有优势，但缺乏物理强度，灌注成型后需在一定内支撑下，才可以获得较为理想的三维骨架。

三维骨架由基质材料构建，主要作用是提供物理强度和张力。基质材料多为可降解的人工聚合材料（如 PGA、PLA）或天然生物材料（如去细胞基质、胶原蛋白）。天然材料经交联法和去细胞法处理后，可以提高其抗降解能力和耐久性，降低抗原性，能维持原组织的机械强度和塑形，并防止钙化，更适于作为细胞外基质的替代物。

# 习　题

1. 眼科用高分子材料的要求有哪些？
2. 隐形眼镜用高分子材料有哪些？
3. 简述理想人工角膜材料的特点。
4. 简述组织引导材料和组织诱导材料的区别。
5. 简述创伤敷料的种类与特点。
6. 人工皮肤的主要类型有哪些？
7. 人工皮肤用高分子材料的特点是什么？
8. 理想人工血管材料的特点是什么？

## 参 考 文 献

[1] Barbucci R. Integrated Biomaterials Science. US：Kluwer Academic/Plenum Publishers，2002：367.
[2] 孙酣经，唐明杨. 医疗、整形、美容用高分子材料及制品. 北京：中国工人出版社，1997：232-245.
[3] 王洋，刑春生，周星，等. 人工角膜材料分类及材料表面改性和生物相容性的研究. 中国组织工程研究，2012，16（16）：2996.
[4] 张卫星，李春亮，王方. 眼科植入材料的临床应用及生物相容性评价. 中国组织工程研究与临床康复，2009，13（42）：8333.
[5] Stamper R B, Sugar A, Ripkin D J. Intraocular lenses basic and clinical applications (ophthalmology monographs 7). San Francisco：American Academy of Ophthalmology，1993：10-45.
[6] Abela-Formanek C, Amon M, Schauersberger J, et al. Results of hydrophilic acrylic, hydrophobic acrylic, and silicone intraocular lenses in uveitic eyes with cataract-Comparison to a control group. J Cataract Refract Surg，2002，28：1141.
[7] Dorey M W, Brownstein S, Hill V E, et al. Proposed pathogenesis for the delayed postoperative opacification of the hydroview hydrogel intraocular lens. Am J Ophthalmol，2003，135：59.
[8] Tognetto D, Toto L, Sanguinetti G, et al. Lens epithelial cell reaction after implantation of different intraocular lens materials：Two-year results of a randomized prospective trial. Ophthalmology，2003，110：1935.
[9] Schauersberger J, Amon M, Kruger A, et al. Lens epithelial cell outgrowth on 3 types of intraocular lenses. J Cataract Refract Surg，2001，27：850.
[10] Chirila T V, Hong Y, Dalton P D, et al. The use of hydrophilic polymers as artificial vitreous. Prog Polym Sci，1998，23：47.
[11] 山中昭夫. 眼科手术与人工材料. 日本医学介绍，1993，14（9）：409-411.
[12] 胡诞宁. 眼科人工器官及高分子材料的应用. 上海生物医学工程，1984，1：30-33.
[13] 江雷，冯琳. 仿生智能纳米界面材料. 北京：化学工业出版社，2007.
[14] 叶刚，张伟民，严庆，等. 医用塑料及其加工. 国外塑料，2007，25（5）：86-91.
[15] 张春雪，袁晓燕，盛京. 生物医用高分子纤维材料. 高分子通报，2006，12：34-38.

# 第 7 章  硬组织替代和组织工程用高分子材料

人体组织分为分为软组织和硬组织两大类，软组织替代和再生用高分子材料在第 6 章已经阐述，本章将讨论硬组织替代和组织工程用高分子材料。

硬组织相容性高分子材料（如牙齿、人工骨、人工关节等）是医学临床上应用量很大的一类产品，涉及医学临床的骨科、颌面外科、口腔科、颅脑外科和整形外科等多个专科，往往要求其具有与替代组织类似的力学性能，同时能够与周围组织结合在一起。如牙科材料（蛀牙填补用树脂、假牙和人工牙根、人工齿冠材料和硅橡胶牙托软衬垫等），人造骨、关节材料聚甲基丙烯酸甲酯等。随着生命科学、材料科学、医学临床的发展和人们生活水平的不断提高，此类材料具有越来越广阔的临床应用前景和巨大的经济效益。

组织工程（tissue engineering）一词最早是于 1987 年美国科学基金会在华盛顿举办的生物工程小组会上提出的，1988 年正式定义为：应用生命科学与工程学的原理与技术，在正确认识哺乳动物的正常及病理两种状态下的组织结构与功能关系的基础上，研究、开发用于修复、维护、促进人体各种组织或器官损伤后的功能和形态的生物替代物的一门新兴学科。

组织工程研究主要包括四个方面：干细胞、生物材料、构建组织和器官的方法和技术，以及组织工程的临床应用。目前临床上常用的组织修复途径大致有四种：即自体组织移植、同种异体组织移植、异种组织移植及应用人工或天然生物材料。这四种方法都分别存在不足，如免疫排斥反应（同种异体组织移植、异种组织移植、生物材料）及供体不足（自体组织移植、同种异体组织移植）等。

## 7.1  牙科用高分子材料

牙科医疗和高分子材料有非常紧密的联系。牙本质等硬组织材料损伤后，很难自然痊愈，再生非常困难。治疗时一般用人工材料修复。过去牙齿治疗一般用合金，近来随着高分子材料的发展，以高分子材料的治疗为主。

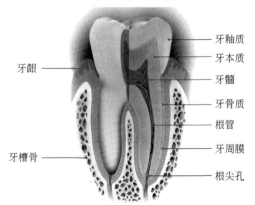

牙龈

牙槽骨

牙釉质
牙本质
牙髓
牙骨质
根管
牙周膜
根尖孔

图 7-1  牙齿的结构

### 7.1.1  牙齿的结构

牙齿是人体中最坚硬的器官，从外形上看，每个牙齿分为三部分：长在牙槽的部分叫牙根，露在外面的部分叫牙冠，牙根与牙冠之间叫牙颈，构成牙齿的主要物质是牙本质。在牙冠部分，牙本质的外面是釉质，乳白色，极坚硬，损坏后不能再生。在牙根部分，牙本质的外面是牙骨质。牙齿中央的空腔为牙髓腔，其中充满牙髓，富有神经和血管，因此当牙龋蚀（蛀牙）影响到牙髓时，可产生剧烈的疼痛。

牙齿的结构如图 7-1 所示。

### 7.1.2  牙科用高分子材料

牙科用高分子材料可以分为填充用材料、黏合用材料、人工牙齿材料、义齿基托材料和牙齿印模材料。

### 7.1.2.1　填充用材料

牙齿的填充于 1900 年开始，所用材料为银合金和水银的混合体。1942 年 Kulzer 公司用 PMMA 和 MMA 混合制备成饼状作为填充材料。

填充用材料的基本特征：与牙骨质相近的高硬度和高强度以及耐磨耗性；耐水性；色调的一致性和透明性；热膨胀系数小；数分钟内硬化；硬化收缩小；与牙齿本身良好的接着性；对身体危害性小。

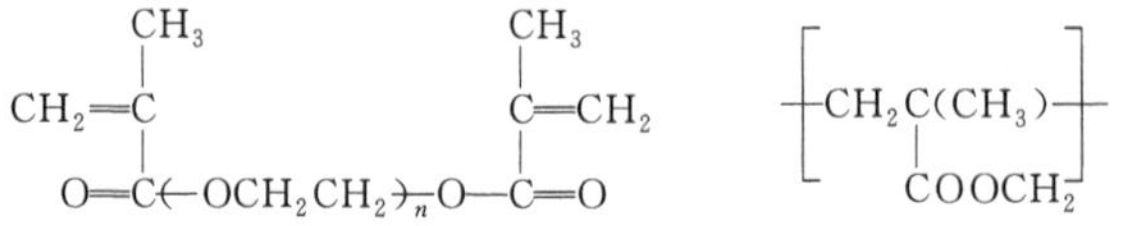

目前多采用复合树脂，但甲基丙烯酸酯类为基础。复合树脂是在有机合成树脂内加大量的经特殊处理的无机物的充填材料，它借助于牙齿表面处理技术，使之粘接于牙体硬组织，多用于Ⅲ类洞、Ⅴ类洞的充填；也有高强度的复合树脂可用于后牙Ⅰ类、Ⅱ类洞的充填。采用粘接技术也可修复Ⅳ类洞和严重牙体缺损的患牙。光敏固化复合树脂，其色泽稳定，粘接性强，特别适宜前牙美齿修复；化学固化复合树脂，操作简便，虽有轻度色泽改变，用于后牙及前牙舌（腭）侧洞也是适宜的。聚羧酸酯粘固粉（又称聚丙烯酸粘固粉），是一种垫底和粘固材料，可作洞的垫底材料、半年以内的封洞材料、根管充填材料，还可作粘接剂粘固牙体修复的冠桥，可加入赋形剂作为牙周塞治剂。

但复合树脂在使用过程中由于聚合不完全可能释放出一些未反应单体及其他小分子量化合物，这会对人体有一定损害。为此，人们一直在改进树脂基质材料。有学者合成了一种含有胆汁酸的甲基丙烯酸酯衍生物，由于胆汁酸是人体内的一种两亲性化合物，本身具有良好的生物相容性，同时与甲基丙烯酸酯中双键的键合可以防止聚合后小分子物质渗出，这些特性使其在口腔材料领域具有很好的应用前景。也有研究人员合成了芳香族二甲基丙烯酸氨基甲酸乙酯（TMX-UDMA，其合成路径如图 7-2），其为一种含有双甲基丙烯酸的可见光固化修复树脂，不但与传统的 Bis-GMA 修复树脂性能相当，而且因其是可见光固化，所以毒性较低，可以作为传统 Bis-GMA 的替代物。

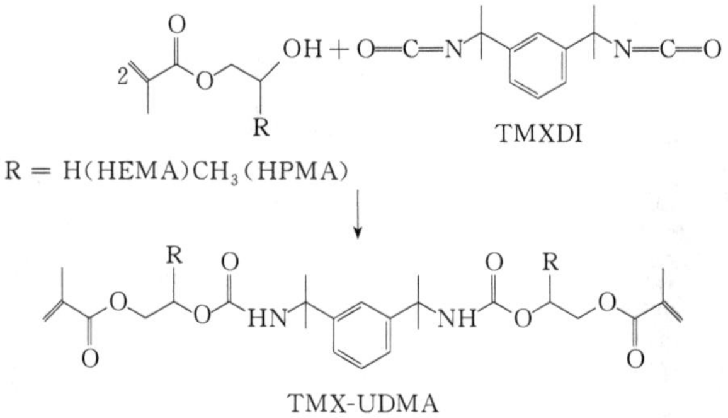

图 7-2　TMX-UDMA 的合成路径

复合树脂研究的侧重点一是增加树脂的抗磨损力，二是降低复合树脂的聚合收缩性能。

在增强抗磨损力方面，主要是通过填料来达到目的。近来报道有学者研制了一种新型无机填料，其为质量分数为 80% 的纳米含锶磷灰石（含锶量 20%）混合体积分数为 20% 气相 $SiO_2$，经硅烷偶联剂表面处理后加到树脂基质中，结果发现添加比例为 60% 时可明显提高材料的挠曲强度和压缩强度。另有研究显示，不同粒径分布的 $SiO_2$ 填料对复合树脂的三点弯曲强度和维氏硬度有明显的影响，且填料的堆积密度与比表面积可调控填料在树脂中的充填量，影响复合树脂的综合性能。

复合树脂的聚合收缩性能是另一个研究重点。收缩会导致牙体与修复材料粘接界面出现微渗漏和继发龋，从而导致修复的失败。研究者们试图通过使用低（无）收缩的树脂基质或改变填料的含量和粒径来解决树脂聚合收缩的问题。新型环氧树脂（Fihek$^{TM}$ silorane adhesive-P90）是一种以硅氧烷类单体为基质的新型树脂基质材料。对其聚合收缩性能的研究表明，其聚合体积收缩率和聚合收缩应力分别为（1.05±0.09）％和（1.54±0.15）MPa，明显比常用的两种丙烯酸酯树脂（Xeno Ⅲ-TPH 和 Clearfil SE bond-Clearfil Majesty Posterior）小。纳米填料光固化树脂因其具有较好的耐磨性能和光学性能，近年来也受到越来越多的关注。有研究表明，大多纳米填料光固化复合树脂的体积收缩率范围在 1.20％～3.09％，若增加填料含量，减小纳米填料的粒径，都会有助于降低聚合收缩率。也有学者将液晶分子加入到甲基丙烯酸酯基质系统内，以期获得零收缩的树脂基质系统。因为液晶作为一种高分子材料，在适当的条件下，可以按要求排列成有序重复结构，其黏度因而大大降低。在这种低黏度状态下，液晶可作为填料大量填充到基质内。而在光照等情况下可引发液晶单体分子聚合，有序结构被打乱，形成网络结构，产生一定程度的膨胀。在液晶加入树脂基质后，这种膨胀能弥补高分子树脂基质聚合时产生的收缩，进而达到使整个系统收缩减少的目的。

### 7.1.2.2　黏合用材料

牙科材料与牙齿的黏合是非常重要的。单独的修复物容易脱落；修复物与牙齿之间存在空隙，细菌容易侵入，产生热原，而且修复物边缘容易变色。这些情况都会用到口腔粘接材料。口腔粘接材料可被应用于牙体充填修复、义齿修复、正畸治疗等多个临床学科，在临床修复治疗中发挥了重要的作用。常用材料一般为带有磷酸的甲基丙烯酸酯类材料，如 HEMA。如果材料用于正畸治疗，其粘接材料除了应具有足够的粘接强度及一定的氟离子释放能力，还应在正畸治疗结束后易被去除。有学者将氟化钠、甲基丙烯酸羟乙酯（HEMA）、甲基丙烯酸甲酯（MMA）和聚甲基丙烯酸甲酯（PMMA）按不同比例混合，制备出一种新型粘接材料，结果发现：用该材料将托槽粘接至离体牙后 30min，其粘接强度大于树脂粘接剂（Transbond XT），而在水中储存 1 个月后，粘接强度 [（14.85±2.89）～（19.78±3.93）] MPa 小于 Transbond XT 对照组 [（25.81±5.62）MPa]，釉质表面粘接剂的残余指数因材料成分中 HEMA 的吸水性明显小于对照组。这表明该新型粘接材料具有足够的粘接强度，治疗后较易去除，残留指数低，能有效减少牙釉质损伤的风险。还有研究发现，以全酸蚀粘接技术为基础的树脂粘接剂（Variolink Ⅱ）的粘接强度大于以自酸蚀粘接技术为基础的树脂粘接剂（Multilink Automix）和自粘接型树脂粘接剂（Multilink Sprint）。也有研究者以甲基丙烯酸、1,10-癸二醇和三氯氧磷为主要原料合成出了磷酸二氢（甲基丙烯酰氧癸）酯这种新型口腔粘接材料，通过研究其用于复合树脂与牙釉质、牙本质、钛合金、钴铬合金和高含金合金之间的粘接剪切强度，结果表明磷酸二氢（甲基丙烯酰氧癸）酯能够促进复合树脂与牙釉质、牙本质、钛合金、钴铬合金的粘接。

### 7.1.2.3　人工牙齿材料

人工牙齿材料通常包括人工牙冠材料和种植牙（义齿）材料。

人工牙冠又被称为人工牙套，当牙冠损坏且难以通过填充补牙的方式修复时，可以对天然牙冠进行适当修改，再将人工牙冠材料安装在残留的天然牙冠上。

牙冠材料要求材质非常坚硬、耐磨，故通常人工牙冠都是由金属、陶瓷、搪瓷（烤瓷）

等材料制成的。由于牙冠材料从设计、制作到安装需要一定的时间，在正式安装之前，往往会用到临时牙冠材料。

临时牙冠材料通常要求成型加工容易，且使用时间短，因此多采用有一定硬度、强度且加工相对容易的高分子材料制成，例如聚碳酸酯、聚甲基丙烯酸甲酯、双丙烯酸树脂等。

种植牙（义齿）是由种植体和种植体支持的上部结构组成的特殊修复体。种植体是人工材料制作，经牙槽外科手术植入颌骨内，起牙根的作用，经过一段时间（3～6个月），种植体与周围骨组织发生骨结合，然后利用种植牙根做支持，在其上方安装人工牙冠，达到恢复缺失牙、恢复咀嚼功能的作用。由于种植体可以和牙槽骨紧密地结合成一体，所以能够稳稳地支撑和固定暴露在口腔中的假牙。

牙种植体按其材料不同，大体上可分为五种类型：①金属与合金材料类，包括金、316L不锈钢（铁-铬-镍合金）、铸造钴铬钼合金、钛及合金等；②陶瓷材料类，包括生物惰性陶瓷、生物活性陶瓷、生物降解陶瓷等；③碳素材料类，包括玻璃碳、低温各向同性碳等；④高分子材料类，包括丙烯酸酯类、聚四氟乙烯类、聚砜等；⑤复合材料类，即以上两种或两种以上材料的复合，如金属表面喷涂陶瓷等。

种植牙是指在植入的人工牙根上镶装的假牙，如图7-3。先将与人体有良好生物相容性的种植体（即人工牙根）通过手术的方法植入缺牙部位的牙床上，经过一段时间待伤口愈合后，再在人工牙根上镶装义齿（假牙），修复缺失的牙齿。

种植义齿修复后，能全面恢复牙颌缺损患者的咀嚼、语言等功能，其咀嚼效率可达正常人的60%～90%。牙种植体技术是义齿修复前外科领域里的一门高科技技术。

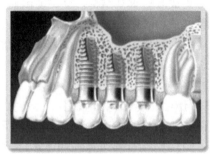

图7-3 种植牙示意图

### 7.1.2.4 义齿基托材料

基托是义齿覆盖牙槽嵴与承托区黏膜直接接触的部分。基托的作用是附着人工牙，传导和分散力；将义齿的各个部分连接成一个功能整体；修复缺损的牙槽嵴硬组织和软组织，恢复外形和美观；加强义齿的固位和稳定，有间接固位作用。作为义齿基托材料必须要满足一定的力学、物理、化学及生物性能。

义齿基托的种类按材料的不同可以分为金属基托、塑料基托、金属塑料基托三种。

（1）金属基托

金属基托铸造制作，强度高，体积小，较薄，对温度的传导性好，易于清洁，戴用较舒适。其缺点是难以垫底，调改较困难，制作难度较高，需要铸造设备。

（2）塑料基托

色泽近似口腔黏膜组织，美观，重量轻，操作简便，便于修补和衬垫，临床常用的有以下几种。①普通胶托：一般材质制作，经济实惠，但质脆，掉地上易破碎。②隐形义齿：是没有钢丝卡环的活动义齿，具有良好的弹性和机械强度、色泽均匀、性能稳定等优点。③不碎胶活动义齿：具有良好的耐冲性及耐热性；采用高温深解高压注射成型技术，无残留液引起的毒害作用，吸水率低，高密度，色素结石不易沉积，卫生安全，无异味、怪味；具有良好的生物相容性，内含毛细血管，美观逼真。④活动软衬义齿：是指在义齿基托组织面衬垫一层具有柔软弹性材料的技术方法，可以缓冲冲击性咬合力，并使义齿承受的外力均匀传递到牙槽嵴上，避免局部压力大，从而减轻或消除压痛，还可提高固位力。

（3）金属塑料基托

兼有金属、塑料的优点，在基托的应力集中区设计金属板、金属杆或者放置金属网状物；在缺牙区牙槽嵴顶的支架上设计固位钉、环、网眼等固位装置，供人工牙和基托附着，增加了基托的坚固性，又不失塑料基托的优点。

除了以上三种最常见的基托材料类型外，近年来，树脂基复合材料在义齿基托材料的应用也越来越广泛。树脂基复合材料将高分子材料和各种纤维材料复合在一起，既保持了高分子材料的美观、易于加工、适应性强的特点，也拥有了极佳的强度和韧性。

例如，PMMA 义齿基托材料因其具有金属基托义齿所不能比拟的仿真美学效果，拥有各类牙列缺损缺失修复的广泛适应性，良好的理化、力学和生物性能以及易于加工成型等诸多优越性，一直以来在临床上受到广大医生和患者的欢迎。但因其韧性较低，脆性较大，存在着易折断的现象，这也限制了其广泛应用。为了增强其力学性能，很多学者将尼龙纤维、金属纤维、金属网、玻璃纤维、碳纤维和芳纶纤维等材料埋入聚甲基丙烯酸甲酯树脂基托材料，以期增强相应的性能。Gutteridge 研究了加入超高分子量聚乙烯纤维的长度变化对丙烯酸树脂基托材料抗压强度的影响，发现 1% 含量的 3mm、6mm、12mm 纤维能显著增强基托的抗压强度，3mm、6mm 组明显好于 12mm 组。3mm 和 6mm 组在和树脂的混合和加工中具有最好的操作性。Ladizesky 等发现，将多层高度拉伸的聚乙烯纤维以相互编织的方式加入基托树脂中，可以显著提高基托的抗拉伸强度。

### 7.1.2.5 牙齿印模材料

在义齿即修复体制作之前，都需要制取牙齿的印模（图 7-4），然后在口外复制出牙齿的形态，以便于义齿的制作。这是义齿制作中最重要的步骤之一。这时，义齿的精密性就通过印模材料反映出来。

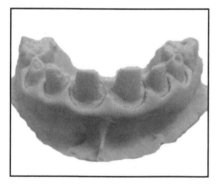

图 7-4　牙齿印模

常见的印模材料可以分为三种。

（1）藻酸盐类印模材料

是粉末状的材料，经调拌后凝固。其优点是价格相对较低，操作简单。缺点也是显而易见的，收缩比较大，不能较精确地反映牙齿的形态。对于固定义齿的制作，比如说嵌体、烤瓷冠、铸瓷冠、精密附着体等，则不宜使用。

（2）琼脂类印模材料

使用较广泛，价格相对较低，可以用于固定修复，其缺点是容易折断、脆性大。

（3）硅橡胶类印模材料

精确性较高，价格相对较高，可以用于各种修复体的制作，近些年才在国内普及。该材料又可分为三类：①缩聚类硅橡胶，在硅橡胶印模材料里精密度最低；②加聚类硅橡胶，精密度最高的材料之一，很稳定，是首选的印模材之一；③聚醚橡胶，是精密度最高的材料之一，流动性好。

## 7.2　骨组织修复和再生用高分子材料

### 7.2.1　骨组织的组成与结构

骨组织由各种骨细胞和钙化的细胞间质构成，主要发育于脊椎动物中。虽然每一种类型的骨的结构和组成稍微有些变化，但都有一个共同的特点，即都是由 Ⅰ 型胶原纤维、羟基磷灰石和水组成。骨是最复杂的生物矿化系统之一，也是最典型的天然有机/无机复合材料。其复杂的无机体系——磷酸钙系统体现在以下方面。

① 构成骨的无机相体系具有多型性。骨中最主要的无机成分是羟基磷灰石（HA），同时还有较高含量的 $CO_3^{2-}$，此外还有 $F^-$、$Na^+$、$Mg^{2+}$ 等杂质离子。一般骨中会存在 $CO_3^{2-}$ 取代 $OH^-$ 或 $PO_4^{3-}$ 的位置而形成的 α 型或 β 型这两相碳酸磷灰石（CHA）。此外，作为磷灰石的前体相存在，骨中还同时存在非晶磷酸钙（ACP）、磷酸八钙（OCP）、二水磷酸氢钙（DCPD）、磷酸氢钙（DCP）和六方碳酸钙等多种矿物相。有关的演变机制包括：ACP→OCP→HA；DCPD→HA；先形成结晶不佳的 HA，再逐渐成熟。

② 构成骨的各无机相体系——磷酸钙各相之间具有非常接近的晶体衍射峰，为相的鉴别带来困难。磷酸钙盐的主要结晶形式有六方结构的羟基磷灰石（HA）；有三斜结构的磷酸八钙（OCP）；有单斜结构的二水磷酸氢钙（DCPD）和磷酸三钙（TCP）。这些组成相近的各相构成了骨的复杂无机体系。

另一方面，骨骼的有机相多尺度地与无机相结合，相辅相成。其多尺度包括：①结构上的多尺度，即胶原质分子由钙化的无机物颗粒联结首尾构成胶原纤维，胶原纤维之间有由界面聚合物构成的纤维间基质；②形变时多尺度的响应，表现为矿物质化纤维中的无机物颗粒尺度越小，其强度越大，具有高强度，并且由聚合物组成的类似水凝胶的纤维间基质使纤维间可切向位移，增加材料结构的韧性。

骨骼的结构（从宏观到纳米级）如图 7-5 所示。一般来说，这些结构单元包括：第一级：1nm，原胶原蛋白纤维，纳米晶体；第二级：100 nm，胶原纤维/纳米晶体组装体；第三级：1μm，胶原纤维束；第四级：10μm，胶原纤维束/骨细胞的同心层状结构；第五级：1mm，骨单位组成的各种显微结构；第六级：>1mm，骨的宏观结构。

### 7.2.2 骨组织工程支架材料应具备的条件

骨组织可看作是一种天然的复合材料，骨组织工程如图 7-6 所示。一般认为，优良的骨组织工程支架材料，应具备以下条件。

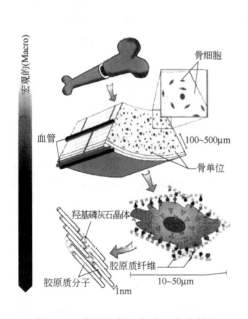

图 7-5 骨骼的多尺度分级有序结构

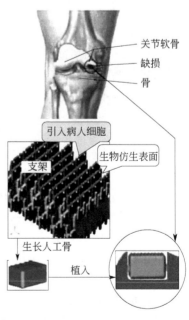

图 7-6 骨组织工程

① 临床上容易手术操作。

② 支架材料的吸收速率与骨生长速率相互匹配。

③ 可用于形状不规则的骨缺损部位。

④ 具有骨传导性或骨诱导性。

⑤ 保证精确的力学性能。

⑥ 促进骨质沉积。

⑦ 促进骨生长。

⑧ 可防止软组织向移植物/骨组织界面生长。

⑨ 呈泡沫状，平均孔径在 $200\sim400\mu m$。

⑩ 对周围组织无不良影响。

⑪ 消毒过程不影响支架材料的性能。

⑫ 降解产物无毒性。

目前，骨组织工程研究中，应用的高分子支架材料可以分为合成高分子材料、天然高分子材料和复合材料。

### 7.2.3　合成高分子支架材料

主要包括聚乳酸（PLA）、聚乙醇酸（PGA）、聚原酸酯（POE）、聚羟丁酯（PHB）及其共聚物等。组织工程常用的是 PLA、PGA 及其共聚物（PLGA）。PLA、PGA 均已获得美国食品药品管理局（FDA）批准用于多种医学用途，如手术缝合线、一些体内植入物以及内固定装置。Borden 等在球形多孔 PLAGA 聚合体骨支架上的体外培养成骨细胞和成纤维细胞实验中发现，体外培养 14 d 后成骨细胞已爬满骨支架的表面，并在各相通的小孔内连成一体，骨支架降解的速率可通过调节聚合体的分子量来控制。

这类材料的优点是：①可降解性，可以水解，可通过控制聚合物的分子量及其组成来调控降解速度；②其降解产物是乙酸和乙醇酸，在体内经新陈代谢后可经呼吸系统排出体外，对机体无害；③此类高聚物可塑性好，在热力下可用挤出、注射、溶剂浇注等方法加工成各种形状。

缺点是：①亲水性差，细胞吸附力弱，细胞组织相容性欠佳；②引起无菌性炎症；③机械强度不足；④酸性降解产物，聚乳酸、聚羟基乙酸及其共聚物中残留有机溶剂的细胞毒性作用可能引起纤维化以及与周围组织的免疫反应等。

### 7.2.4　天然高分子支架材料

#### 7.2.4.1　胶原

胶原是从人和动物体内提取制成的材料，是骨组织的主要成分之一，它为钙化组织提供必不可少的三维结构，对矿物沉积起诱导作用。胶原在体内以胶原纤维的形式存在。胶原不仅为细胞提供支持保护作用，而且与细胞的黏附、生长、表型表达均有密切关系。胶原纤维中的纤维蛋白单体在凝血酶作用下可聚合成立体网状结构的纤维蛋白凝胶，聚合后的纤维蛋白凝胶可通过释放肿瘤坏死因子（TNF）2β 和血小板衍生生长因子（PDGF）等来促进细胞黏附、增殖并分泌基质，具有良好的生物相容性。另外，纤维蛋白凝胶可塑性强，通过降低凝血酶浓度的方法可延缓纤维蛋白的聚合过程，为凝胶的塑形提供充分的时间。这种纤维蛋白凝胶来源于自身血液，没有免疫原性问题，是较理想的细胞载体支架材料。但是胶原和纤维蛋白凝胶都存在天然材料的共同缺点：缺乏机械强度、大规模的获取困难、不同生产批次的产品存在差异、降解时间难以控制，有传播某些传染性疾病的隐患、抗原性消除不确定等问题。故都难以单独作为组织工程中成骨细胞种植的细胞载体支架材料。

#### 7.2.4.2　壳聚糖

壳聚糖由甲壳素脱乙酰化而制备，壳聚糖是多糖中仅有的一种碱性氨基多糖，它的结构和某些性质与细胞外基质中的主要成分氨基多糖极其相似。Lahiji 等在 4％壳聚糖涂层的盖玻片表面培养成骨细胞及软骨细胞，并行荧光分子探针细胞活力检测及反转录聚合酶链反应（RT2PCR）和免疫细胞化学细胞表型表达检测，发现与无涂层的对照组比较，壳聚糖表面培养的细胞维持较好的活力，成骨细胞及软骨细胞分别表达Ⅰ、Ⅱ型胶原，进一步证实了壳聚糖的良好组织相容性。该类材料的优点：①良好的生物相容性；②可控的降解性；③无毒副作用；④缓试剂作用，抑制炎症的作用。缺点：力学性能差，难以应用于承重部位的骨缺损。目前的骨组织工程材料多采用复合材料。

### 7.2.5　复合支架材料

通过将材料混合来增强机械强度、改善降解时间、增加生物活性是目前研究的热点。Khan 等将碱性陶瓷类材料引入到人工合成聚合物中，可代偿聚合物引起的 pH 值降低，有助于防止无菌性炎症的发生，同时通过改变二者之间的比例可调节支架材料的力学特性和体内降解速度。Xia 等将壳聚糖、明胶（胶原的衍生物）网络与猪软骨细胞复合构建细胞 U 支架结构物，植入猪腹部皮下后 4 周观察到新软骨形成。

另外有研究证明经胶原包被的聚乳酸-羟基乙酸支架构建的人工骨有很好的促细胞生长作用。Oh 等将 PLGA 与聚乙烯乙醇（PVA）混合，用熔铸和颗粒滤沥法制作泡沫状材料，增强了 PLGA 的亲水性。随着组织工程的发展，人们对组织再生的基质提出了新的要求，期望研究和开发出利于细胞黏附、增殖和分化的支架材料，并使材料的力学性能与移植部位相适应，因此各种有机-无机复合材料仍将备受关注。

人工合成的支架材料在制作理念上大都引用了仿生学的观点，比如：①选用骨的天然成分来提高其生物相容性；②通过气体发泡法等制作工艺来仿生骨的三维立体结构，取得了巨大的进展。但是也暴露出了一些缺点：①降解速度难以和骨的生成速度相匹配；②难以制成既具有理想的孔径，又具有良好的孔隙率的三维立体结构；③有些材料还有毒性反应或细胞黏附率低等缺点。于是有学者开始把目光转移到天然的支架材料上，希望能找到更理想的支架材料。最近研究认为，猪源性异种骨支架材料在理化性能方面与人骨支架材料极相近，可为骨细胞的生成提供基本的保证。

静电纺丝是一种简便易行的新型制备组织工程多孔支架的方法。电纺支架具有独特的微观结构和适当的力学性能。由于具有与天然细胞外基质相近的纳米级结构，电纺支架能够仿生细胞外基质的结构特点，使之有望成为理想的组织工程支架。也有研究将天然和合成聚合物纳/微电纺支架在动物软骨、骨、血管、心脏、神经等组织工程领域应用，并已初步获得成功。

以下介绍两种在骨组织工程中研究热点的高分子复合材料。

（1）纤维增强高分子复合材料

由于骨再建需要有适当的应力刺激，通常认为金属的高刚度和高弹性模量会导致植入体与骨之间的力学失配，从而使骨发育不良。为此，可以用聚合物复合材料技术来改进骨植入材料的弹性模量，形成良好的力学匹配以获得较为理想的骨的再建。

常规的短纤增强复合材料的力学性能基本上不能满足骨生物力学的要求。表 7-1 列出长干骨与多种工程塑料及其纤维增强复合材料的主要静态力学性能。

表 7-1　一些材料的静态力学性能对比

| 材　料 | 拉伸强度/MPa | 压缩强度/MPa | 弹性模量/GPa | 弯曲强度/MPa | 弯曲模量/GPa |
|---|---|---|---|---|---|
| PC | 77 | 90 | 2.4 | 95 | 23 |
| PC/30%GF | 140 | 140 | 0.9 | 168 | 6.7 |
| PC/40%CF | 150 | 160 | 10 | 230 | 8.4 |
| POM | 70 | 120 | 3.5 | 100 | 2.8 |
| POM/25%GF | 120 | 120 | 9 | 175 | 7.7 |
| PET | 55 | 70 | 3.5 | 110 | 2.8 |
| PET/30%GF | 110 | 140 | 10 | 220 | 9.8 |
| LCP | 125 | 40 | 14 | 140 | 13 |
| LCP/40%GF | 95 | 70 | 13 | 140 | 9 |
| PA6 | 80 | 100 | 2.4 | 100 | 2.5 |
| PA6/30%GF | 160 | 170 | 7 | 280 | 8.4 |
| PA66 | 90 | 100 | 2.8 | 110 | 2.8 |
| PA66/30%GF | 190 | 240 | 10 | 240 | 10 |
| PEEK | 90 | 120 | 2.8 | 110 | 10 |
| PEEK/30%GF | 210 | 210 | 19 | 300 | 12 |
| PSF | 100 | 280 | 2.5 | 105 | 2.7 |
| PSF/30%GF | 100 | 130 | 10 | 140 | 7 |
| PES | 80 | 100 | 2.4 | 130 | 2.5 |
| PES/20%GF | 125 | 150 | 6.0 | 175 | 6.0 |
| PPS | 65 | 110 | 2.8 | 100 | 3.8 |
| PPS/40%GF | 140 | 170 | 7.7 | 180 | 12 |
| PPS/40%CF | 200 | 180 | 30 | 280 | 27 |
| 长干骨 | 120～150 | 160～120 | 18～20 | | |

注：GF 为玻璃纤维，CF 为碳纤维，均为质量分数；PC 为聚碳酸酯，POM 为聚甲醛，PET 为聚对苯二甲酸乙二醇酯，LCP 为液晶聚酯，PA6 为尼龙 6，PA66 为尼龙 66，PEEK 为聚醚醚酮，PSF 为双酚 A 聚砜，PES 为聚醚砜，PPS 为聚苯硫醚。

　　由表可知，几乎所有已试用于医用材料的热塑性聚合物及其纤维复合物的弹性模量都比长干骨低很多。

　　使用长纤维、连续纤维和（交联）聚合物基体，可以在较大范围内改进复合体的力学性能。美国 Zimmer 公司报道了碳纤维铺层增强聚合物的模量可以在 $18～76GPa$ 之间变化（表 7-2）。其中，碳纤维特殊辅层增强聚砜的性能较高，已用于试制人工髋关节柄。此种复合材料关节柄有一单向碳纤维增强芯层，中间是碳纤维束编的双向增强层，多层则为纯聚砜涂层。Zimmer 公司为期 4 年的狗植入试验初步表明，此种碳纤维增强的复合材料较金属制品有更适宜的弹性模量，对于骨再建和稳定植入体是有利的。

表 7-2　碳纤维增强复合材料的力学性能（3 点弯曲试验）

| 聚合物 | 最大强度/MPa | 弹性模量/GPa | 聚合物 | 最大强度/MPa | 弹性模量/GPa |
|---|---|---|---|---|---|
| PMMA | 772 | 55 | 环氧树脂 Hysol | 207 | 24 |
| 聚砜 | 938 | 76 | 聚氨酯 | 289 | 18 |
| 环氧树脂 Stycast | 535 | 30 | | | |

　　尽管如此，上述复合材料并未在临床得到实质性应用，主要原因是：现有的聚合物基体树脂的生物相容性并不比金属好，甚至还更差（如大多数热固性树脂）；同时，对于在生理环境中聚合物基复合材料的可靠性寿命的认识远不如对金属基材料的认识。在不确定的条件下，很难将聚合物基复合材料用于长干骨这一高运动负载部位。

　　（2）钙磷增强高分子复合材料

　　用钙磷盐与聚合物复合可得到"生物活性复合材料"，使植入体能与骨形成化学键性结合，达到更好的固定效果。

聚合物基生物活性陶瓷复合物的概念由 Bonfield 首先提出。他设想用两种材料分别模拟天然骨中的羟基磷灰石和胶原，使复合物更接近天然骨的力学性能并与骨形成"化学键合"，由此发展出更为理想的长期力学稳定的仿骨材料，用于骨缺损的治疗。

最初的试验是用合成的羟基磷灰石代替天然骨中的钙磷相，用聚乙烯代替胶原相。之后，逐渐扩大至选用生物玻璃、生物玻璃陶瓷和磷酸三钙等钙磷无机相；聚合物相逐步扩大到聚羟丁酸酯、聚酯、酰胺、聚砜、聚酯-聚醚、聚酯-酰胺等。文献报道最多的聚合物体系是聚乙烯（PE）和聚砜（PSF）。表 7-3 简要总结了聚乙烯和聚砜两个体系的力学性能。

表 7-3　钙磷增强聚乙烯、聚砜复合体系的力学性能

| 材　料 | 弹性模量/GPa | 断裂伸长率/% | 拉伸强度/MPa | 材　料 | 弹性模量/GPa | 断裂伸长率/% | 拉伸强度/MPa |
|---|---|---|---|---|---|---|---|
| PE | 0.6 | 360 | 18 | PE/40%AW | 2.8 | 5.3 | 14.8 |
| PE/10%生物玻璃（BG） | 1.0 | 105 | 14 | PE/40%AW | 5 | | 22 |
| PE/20%BG | 1.1 | 64 | 12 | PE/50%AW | 8 | 3 | 26 |
| PE/40%BG | 2.5 | 8.5 | 10 | 聚砜（PSF） | 2.6 | 5 | 107 |
| PE/10%生物陶瓷（AW） | 1.0 | 180 | 17.3 | PSF/20%BG | 4.6 | 2.5 | 2.5 |
| PE/20%AW | 1.3 | 130 | 16.6 | PSF/40%BG | 6.7 | 1.5 | 1.5 |
| PE/30%AW | 1.8 | 28.7 | 14.6 | | | | |

研究表明，共混物的力学性质取决于填料自身的聚集态、填料相在聚集体中的分散程度、填料与基体树脂间的界面结合强度、基体树脂自身力学特性等多种因素。磷酸钙盐类填料易团聚，故使用纳米级磷酸钙针晶也许可以得到改进；无机盐填料往往需要表面改性以提高与有机树脂间的结合强度，不少学者对于羟基磷灰石、磷酸三钙等无机相的表面改性进行了大量研究；有的采用磷酸钙浆料与聚合物单体混合后进行"原位聚合"的方法，以大幅度提高分散均匀度，力求得到在纳米尺度上的有机-无机杂化材料。

聚合物成型加工技术的发展也提供了新的可能性。表 7-7 中 PE/HA 复合物是 Bonfield 等近来采用聚乙烯的挤出自增强工艺获得的。它的主要特点是通过力学应力诱导聚乙烯在挤出成形时结晶，提高了基体相的模量和强度，进而大大改善了复合物的力学性能。在此复合体系中，羟基磷灰石的含量从 0 增加到 50% 时，复合物的弹性模量从 1GPa 增加到 8GPa，处于自然骨模量（7～25GPa）范围内，但断裂伸长率却从 90% 降低到 3%。这种由柔性向脆性的转变发生在羟基磷灰石体积含量 40%～50% 之间，该体系最佳拉伸强度可达 22～26GPa，断裂韧性值达到 $(2.9\pm0.3)MPa \cdot m^{1/2}$。对复合物与骨的结合界面透射电镜观察表明，新生骨通过新沉淀羟基磷灰石晶体在复合物表面的外延生长而实现与骨的界面键合。

钙磷相增强聚合物基复合材料的生物活性有不同程度的提高，这证实了通过引入生物活性的无机相以实现仿骨复合的可行性。由于强极性的无机成分与弱极性的聚合物间的亲和力很低，无机钙磷粉末颗粒间不能"固化"，另外又有高的团聚性，所以难于大幅度提高钙磷颗粒的分散性和均匀性，以及其在复合物中的含量，聚合物的增强效果存在一定限度。通常，颗粒或粉末对聚合物增强的效果远不如纤维。另外，短纤维增强聚合物的效果也难以满足长干骨的要求。因此，尽管所有钙磷增强聚合物的性能都在不断改进，但强度还不能满足临床要求，只能用于非承力部位。钙磷增强聚乙烯体系尤为如此。

在复合材料中应用纳米技术极大地提高了复合材料的性能。同样，将该技术用于生物医学复合材料，不仅提高了生物活性陶瓷粉体对复合材料的增强效果，而且大大地改善了生物学性能。纳米生物医学复合材料正在成为生物医学复合材料研究的一个热点。

人造材料越接近于人体组织，越容易为人体所接受。生物医学复合材料结构和性质的多

样性，为研制仿生的生物医学材料展示了广阔的前景。随着对人体自身组成部分认识的深化和生物技术的发展，人类已开始在分子水平上通过蛋白质等生物分子、细胞外基质和活性细胞等去构建人体组织和器官，这将是又一代崭新的生物医学复合材料，也是 21 世纪生物材料的主发展方向。

# 7.3　组织工程支架用高分子材料

前面已经介绍了骨组织工程支架用高分子材料，以下再针对一般组织工程及组织工程用高分子材料进行简要阐述。

## 7.3.1　组织工程的原理和方法

组织工程是应用分子生物学、细胞生物学和工程学的原理，研究、开发具有正常生理结构与功能的各种病损组织的替代物，是在细胞和组织水平上操作的生物工程，是继细胞生物学和分子生物学之后，生命科学发展史上又一新的里程碑，标志着医学将走出器官移植的范畴，步入制造组织和器官的新时代。

其基本原理和方法是将一定浓度的种子细胞在体外扩增培养后种植于一种生物相容性良好并可被机体吸收的生物材料上形成复合物，将细胞-生物材料复合物植入机体组织或器官的病损部位，细胞在生物材料逐渐降解被机体吸收的过程中形成新的具有形态和功能的相应组织、器官，达到创伤修复和重建的目的，如图 7-7。

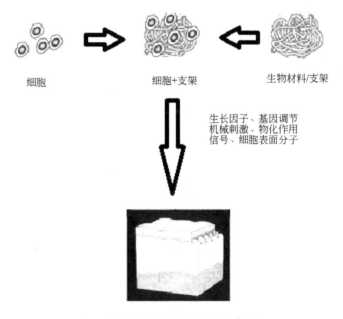

细胞　　　　　　　细胞+支架　　　　　　生物材料/支架

生长因子、基因调节
机械刺激、物化作用
信号、细胞表面分子

图 7-7　组织工程过程示意图

组织工程的核心是建立由细胞和生物材料构成的三维空间复合体。此三维的空间结构为细胞提供了获取营养、气体交换、排泄废物和生长代谢的场所，也是形成新的具有形态和功能的组织、器官的物质基础。

支架材料在组织工程中起到支撑细胞外基质的作用，是对细胞外基质结构和功能的仿生，性能优良的支架材料能支持细胞的黏附、生长，具有良好的生物相容性、结构稳定性和可降解性。

### 7.3.2 组织工程支架材料

生物高分子材料包括合成高分子材料和天然高分子材料，合成高分子材料安全、可靠，有良好的生物相容性；一些多糖和蛋白质是自然界中重要的天然高分子材料，具有很好的生物相容性、可降解性和低毒性，因此它们成为组织工程应用中的首选材料。

组织工程所用高分子材料必须具备高纯度、化学惰性、稳定性和耐生物老化等特点。对于非永久植入体内的材料，要求在一定时间内能被生物降解，而且降解产物对身体无毒害，容易排出；而对于永久性植入体内的材料，要求能耐长时间的生物老化，如能经受血液、体液和各种酶的作用，还必须无毒、无致癌、无致炎、无排异反应、无凝血现象，还要有相应的生物力学性能、良好的加工成型性和一定的耐热性，便于消毒等。

一般以组织工程为应用目的的生物材料应符合以下要求：①表面能使细胞黏附并利于细胞迁移、生长；②植入体内后，高分子材料及其降解产物不会引起炎症及毒副作用；③材料能加工成三维结构；④为了保证细胞-高分子反应能大面积进行，并提供细胞外再生的足够空间，且在体外人工培养时有最小的扩散，材料孔隙率不得低于80%；⑤在完成组织再生后，高分子能立即被机体吸收；⑥高分子支架的降解速率应与不同组织细胞再生速度相匹配。

高分子材料是制备组织工程支架的原始材料，在这个领域中应用的生物高分子材料有许多类型。它们可以分为：①合成高分子材料，如聚羟基乙酸（PGA），聚乳酸（PLA）、聚乳酸-羟基乙酸共聚物（PLGA），聚己内酯（PCL）等；②天然高分子材料，包括蛋白质类（胶原蛋白、纤维蛋白、丝素蛋白等）或多糖类（海藻酸钠、几丁质/壳聚糖、透明质酸衍生物等）。

这两种不同种类的生物材料有其各自的优点和缺点。合成高分子材料容易制备，有相对好的力学性能，而且形状和降解速率可以控制，但是表面疏水性较强，缺乏识别细胞的信号。天然高分子材料有较低的免疫原性，较好的生物相容性使其能够与宿主的组织相互作用，可以促进细胞的黏附，但是力学性能较差；许多材料来源有限制，因此会价格昂贵。

#### 7.3.2.1 合成高分子材料

组织工程中三维支架常利用的生物可降解合成材料是饱和的聚α羟基酯，包括聚乳酸、聚羟基乙酸和聚乳酸-羟基乙酸共聚物。

这些高分子的化学性能可以使它们通过脱酯作用水解降解。一旦降解了，单体小分子就会正常排出。机体内存在高度有序的机制来彻底清除乳酸和羟基乙酸单体分子。羟基乙酸转换为代谢产物或被其他机制清除，乳酸可以通过三羧酸循环被清除。由于这些性能，PLA和PGA被应用到产品和装置中，比如可降解手术缝合线已被FDA审批通过。PLA和PGA加工过程简单，它们的降解速率、物理力学性能可以通过调节分子量和共聚物来控制在一个较大范围内。然而，由于这些高分子经过了侵蚀过程会导致支架材料过早地损坏。除此之外，这些酸性降解产物的突释会引起强烈的炎症反应。

① 聚乙醇酸（PGA）　PGA由于其良好的亲水性而广泛应用于支架制备，在水中或体内可迅速降解，在2~4周内会损失机械完整性。PGA被加工成无纺布纤维织物，广泛应用于组织工程支架中。

Hadi Hajiali等在PGA中添加不同比例（质量分数为0，10%，30%和50%）的明胶，利用静电纺丝技术制备组织工程支架，体外实验发现添加10%的明胶可以促进内皮细胞增殖，而添加30%的明胶可以促进平滑肌细胞的黏附与增殖。研究还发现添加明胶后，由于PGA与明胶的相互作用而增强了支架的力学性能。

Hao-Hueng Chang 等以 PGA 和壳聚糖为原材料制备了水凝胶，并证明其为伤口愈合的有效敷料。现在他们欲研究此复合水凝胶在拔牙后的牙槽上能否促进骨的再生，动物模型的实验证明是有一定的促进新骨再生的潜能的。

② 聚乳酸（PLA）　PLA 是多个乳酸分子通过脱水缩合聚集在一起形成的高分子，可溶于氯仿、丙酮、苯、甲苯等溶剂，不溶于石油醚等饱和烷烃。有良好的生物相容性和血液相容性，体外抗凝血性能好，降解后可被人体利用，最终以二氧化碳和水的形式排出体外。聚乳酸无毒、无刺激性、免疫原性并且生物相容性好，可安全用于体内，因此，被用作组织工程的支架材料受到了更多的关注。PLA 以三种形式存在：左旋聚乳酸 L-PLA（PLLA）、右旋聚乳酸 D-PLA（PDLA）以及外消旋混合物 D,L-PLA（PDLLA）。

PLA 的重复单元中多余的甲基（与 PGA 相比）使其更加疏水，导致水解速率降低。PLA 经过脱酯作用水解为乳酸。形态学和结晶度严重影响着 PLA 的降解速率和力学性能，因此 PLA 支架在体内和体外降解都很慢，数月内都能保持机械完整性。

Gogolewski 的团队曾用 PLLA 薄膜覆盖到他们在成熟兔子骨头上做出的半径为 1cm 的缺损处。他们选择的材料孔径为 $5 \sim 15\mu m$，厚度为 $150\mu m$，在体内试验 $18 \sim 24$ 个月。实验结果显示，缺损处的骨密质已经再生。Peyman Dinarvand 等利用静电纺丝技术制备了 PLLA 纳米纤维，表面分别涂布羟基磷灰石、生物活性玻璃和磷酸三钙，在小鼠的骨缺损处植入，经过研究证实纳米纤维结构可以引导骨的愈合过程，而表面涂布生物活性玻璃可以促进骨重建，因此可以作为刺激骨传导和骨整合的骨修复材料。Rajeswari Ravichandran 等将 PLLA、聚谷氨酸苄酯（PBLG）和胶原蛋白进行混合电纺，利用磷酸钙浸渍法沉积羟基磷灰石，以此作为骨组织工程支架材料。将脂肪干细胞种植在支架上发现可以向成骨细胞分化，还观察到矿化结节的形成。

③ 聚乳酸-羟基乙酸（PLGA）　为了得到介于 PGA 和 PLA 之间的降解速率，用不同比例的乳酸和羟基乙酸来合成 PLGA。PLGA 共聚物有不同的 PGA/PLA 比例（50∶50，65∶35，75∶25，85∶15，90∶10），PGA、PLA 和它们的共聚物 PLGA 都是线性脂肪族聚酯，经常用作组织工程支架的原材料。已经证实它们在无毒性的组分中有生物相容性和可降解性，在体内降解速率可控。这些高分子通过水解酯键来降解，降解产物最终以二氧化碳和水的形式排到体外；可以通过选择化学成分、结晶度和分子量的大小及分布来调整降解速率从几个星期到几年来满足需要。PLGA 是合成高分子中少数被 FDA 认证通过可以应用于人类临床应用的聚合物。

PLGA 早期没有在骨中应用过，不过近年来也以一种膏状或蜡状应用在骨组织工程中。Ekholm 和他的团队用大鼠股骨缺损模型证实了这种共聚物的生物相容性及在体内的可吸收性。Hualin Zhang 等将 PLGA、多壁碳纳米管和羟基磷灰石进行共电纺得到纤维支架，来模拟天然细胞外基质。在支架上种植人骨髓间充质干细胞，体外实验发现此支架材料生物相容性良好，而且种植在支架上的细胞增殖较空白组显著提高，证实了其应用于骨组织工程的潜能。浙江大学的 Lihong Lao 等以 PLGA 和羟基磷灰石为原材料进行电纺，得到的支架材料在 5 倍于体液浓度的模拟体液中浸泡来增强其矿化能力，实验显示成骨细胞在支架上铺展状态良好，证明了这种制备模拟骨再生支架材料方法的有效性。Subrata Deb Nath 等利用电喷技术制备了 PLGA 微球，其中添加了一定量的辛伐他汀，药物的包封率达到 90% 以上，药物的持续释放达到 3 周以上。而且 MTT 测试显示微球生物相容性良好，细胞增殖显著提高，因此 PLGA 微球可以作为药物递送系统应用到骨组织工程中。

④ 聚己内酯（PCL）　PCL 的降解速率与 PLA、PGA 和 PLGA 相比显著缓慢。这样慢

的降解速率使得 PCL 在生物医学上的应用大大减少，但是对于长期植入和控释更加有吸引力。最近被提高了降解性能的 PCL，已经被用作缝合材料和长期的药物递送系统。PCL 作为一个骨组织工程的候选高分子出现，实际上，它表现出了作为支架的足够的力学性能，比如骨置换，物理性能需要维持至少 6 个月。

PCL 也是脂族聚酯中重要的一种。PCL 可以有效地包裹抗菌药物，因此可以考虑用 PCL 来做一个药物递送系统，来增强骨缺损治疗时骨的长入和再生。PCL 和它的共聚物的降解机制与 PLA 类似，研究发现高分子量（50,000）的 PCL 降解非常慢，需要 3 年才能完全从体内消失。

N. S. Binulal 等在聚己内酯溶液中添加不同比例的明胶，利用明胶的亲水性和易降解性来改善支架的性能，还能维持支架的结构完整性。实验结果显示人间充质干细胞在添加了 30%～40%（质量分数）的明胶的复合支架上增殖率最高，为筛选具有最佳亲水性、可降解性、生物功能性骨组织工程支架提供了依据。由于力学性能不足，生物相容性较差，Ganesh Nitya 等利用纳米黏土改善 PCL 的不足，进行混合电纺得到复合支架材料，经过测试，力学性能明显改善。人间充质干细胞在体外与支架材料共培养后，增殖速率显著提高，碱性磷酸酶活性显著增加，而且在荧光显微镜下观察到细胞在支架上嵌入生长，证明了此种材料作为骨组织工程材料的潜能。Matthew C. Phipps 等混合电纺聚己内酯、胶原蛋白和羟基磷灰石制备模拟骨的支架材料，发现支持间充质干细胞的黏附和增殖，整合素相关蛋白表达正常，有希望成为骨再生的可降解基质材料。但是由于孔径过小影响了细胞在支架内的迁移，为此他们加入水溶性的聚乙二醇（PEO）混合电纺，得到支架后将 PEO 溶解，可以形成较大的孔径。

### 7.3.2.2 天然高分子材料

天然聚合物与形成细胞外基质的大分子的相似性，使相比于合成材料与组织细胞的相互作用产生的免疫反应更少。天然高分子如胶原蛋白、丝素、纤维蛋白、壳聚糖、海藻酸盐、直链淀粉和透明质酸等都在组织工程中有广泛应用。

天然高分子材料是指从自然界现有的动、植物体中提取的天然活性高分子，如从各种甲壳类、昆虫类动物体中提取的几丁质/壳聚糖，从海藻植物中提取的海藻酸盐，从桑蚕体内分泌的蚕丝经再生制得的丝素纤维与丝素膜，以及由牛肌腱重新构组而成的骨胶原纤维等。这些纤维都具有很高的生物功能和很好的生物相容性，在保护伤口、加速创面愈合方面具有强大的优势。

① 胶原蛋白　胶原蛋白是由纤维母细胞和其它相关细胞（如骨母细胞和软骨母细胞）合成的，是哺乳动物体内最丰富的蛋白质，占蛋白质总量的 20%～30%。在组织中最主要的功能是提供机械支撑，控制细胞黏附、迁移和组织修复。胶原蛋白是由 28 种不同类型构成的大家族。所有的胶原蛋白都是由三条平行的多肽链构成的三股右手螺旋结构。在动物体内，这种胶原蛋白螺旋结构称为原胶原蛋白，它的等级结构更为复杂，在骨、皮肤、肌腱、基膜和软骨组织中形成纤维网络。胶原蛋白易加工和修饰，来源丰富，无抗原性、生物可降解性、生物相容性和可塑性使其成为医药领域和组织工程应用中有前景的生物高分子。I 型胶原蛋白在生物医学中应用广泛，它的主要来源是动物组织，如皮肤和肌腱。胶原蛋白支架在软组织修复，血管和皮肤，骨修复等组织工程中广泛应用。

Radisic 等将心肌细胞接种至胶原支架，并外加电场刺激细胞生长和自组装，8 天后获得有功能的小块心脏组织，这是首次成功获得具有类似心脏跳动节律的致密化组织工程心脏组织，开创了生长性心脏组织构建的蓝图。由第四军医大学金岩团队研发的，主要由牛胶原蛋白支架和人源性表皮细胞、真皮成纤维细胞构成的复合支架，经过一段时间培养后形成具有一定形态和功能的活性组织工程皮肤，可直接用于各类皮肤创伤，降低感染和免疫排斥，促进创面愈合，减少瘢痕的形成。浙江大学欧阳宏伟课题组利用猪双层胶原支架和自体细胞复合构建组织工程软骨，取得了突破性进展，已进入产品申报审批阶段。

然而，胶原蛋白除了这些广泛的应用，它在硬组织植入时缺乏力学性能。由于这个原因，胶原蛋白通常与其他合成的或天然的高分子材料混合，来弥补力学性能的缺陷。

Yan Su 等以胶原和 PLLACL（左旋聚乳酸和聚己内酯的共聚物）为原材料，利用静电纺丝技术制备具有核-壳结构的纳米纤维材料作为骨支架，添加生长因子（BMP-2）和地塞米松，并达到控释效果，实验发现可以刺激人间充质干细胞向骨原细胞分化，显示了其在骨组织工程中的应用潜能。

② 丝素蛋白　丝素纤维和丝素膜是近几年在世界范围发展非常快、并得到迅速推广应用的一类天然生物材料。与胶原蛋白一样，丝素是另外一种分层次结构的纤维状蛋白。丝素有显著的力学性能，它的自组装使其分层次复杂地排列。昆虫和蜘蛛产的丝素蛋白纤维用于茧或巢的构建；家蚕产的蚕丝蛋白是研究最多的一种丝素蛋白。显著的机械特性和生物相容性是丝素在几千年来在狩猎、造纸、绷带、纺织和手术缝合线中的应用的重要原因。

丝素蛋白是一种优质的生物医学材料，具有无毒、无刺激性、良好的血液相容性和组织相容性。据研究报道，丝素蛋白已用于创面覆盖材料和药物缓释、递送材料等医学各领域，尤其各种再生丝素膜在人工皮肤、角膜再生、软骨修复、人造血管、骨重建等组织工程中的应用显示了独特的优势，临床应用价值显著，前景广阔。

有研究发现：人骨髓间充质干细胞在丝素蛋白材料上可以较好地黏附、生长以及增殖。而且通过静电纺丝技术制备出的各种形式的丝素蛋白聚合物已经开始应用于组织工程中。Jiang Deng 等制备了丝素蛋白和壳聚糖的复合支架，作为骨髓间充质干细胞的载体，植入到兔子体内来修复膝盖软骨缺损。结果显示，细胞在支架材料上增殖良好，随着缺损处逐渐恢复正常，支架材料也渐渐降解，而没有引起免疫反应。丁思思取角质形成细胞在丝素蛋白纳米纤维膜材料上进行体外培养后，结果显示材料引导着细胞的黏附生长和铺展并能有效地增殖。而后将丝素蛋白纳米纤维作为表皮覆盖物移植到裸鼠皮肤损伤处，相较于对照组创面修复更快更好，而且检测显示表皮层修复完好。此实验结果为丝素蛋白纳米纤维作为体外构建组织工程皮肤的较理想材料，应用于皮肤损伤修复提供了有力的支撑。

③ 壳聚糖　几丁质主要存在于甲壳类、昆虫类的外壳和霉菌类细胞壁中，而壳聚糖是几丁质脱酰后的产物，不溶于水、稀酸、稀碱及一般的有机溶剂，可溶于浓无机酸和一些特殊的有机溶剂，是一种直链状多糖。壳聚糖除具有良好的生物支架性能和安全性外，还兼具良好的止血、促愈合、消炎、镇痛、抑菌等多种生物活性，是组织工程支架的首选材料之一，已在生物医学领域，如药物载体、手术缝合线和创伤修复中得到广泛应用。

据日本、美国的多项专利介绍，由壳聚糖纤维制得的手术缝合线既能满足手术操作时对强度和柔软性的要求，同时还具有消炎止痛、促进伤口愈合、能被人体吸收的功效，是最为理想的手术缝合线。

壳聚糖纤维制造的人造皮肤，通过血清蛋白质对甲壳素微细纤维进行处理，可提高对创面浸出的血清蛋白质的吸附性，有利于创口愈合，在各类人造皮肤中其综合疗效最佳。由于良好的生物相容性和类似于细胞外基质的结构而成为有前途的骨组织工程候选材料。近年来利用壳聚糖和其他材料，如胶原蛋白、PLGA 和 PCL 进行共电纺，来得到功能性的骨支架材料。

陆钰等采用共沉淀和粒子沥滤法成功制备了多孔羟基磷灰石-壳聚糖支架，植入大鼠股部肌袋模型内，结果显示羟基磷灰石-壳聚糖复合多孔支架具有异位成骨能力。南通大学顾晓松和解放军总医院卢世璧院士领衔的项目组构建壳聚糖支架用于桥接外周神经缺损也取得重大突破，相关产品正在国内 4 家医院进行中心临床试验。首都医科大学李晓光团队将神经营养因子负载于壳聚糖支架上，改善局部微环境的损伤并诱导神经轴突生长；动物实验研究证实，该支架可重建生理机能并改善部分行为障碍。

将壳聚糖乙酸溶液和聚乙二醇溶液混合后，通过静电纺丝得到纳米纤维，研究显示软骨细胞（HTB-94）在该纤维上繁殖良好，表明壳聚糖复合材料在骨组织材料工程中很有应用前景。

④ 海藻酸钠　海藻酸是最早应用于临床的天然生物材料之一，由于缺乏哺乳动物细胞特异识别位点而具有相对生物惰性，在伤口敷料、齿科印模以及药物缓释等领域已获得普遍认可。海藻酸钠易溶于水，是理想的微胶囊材料，具有良好的生物相容性和免疫隔离作用，能有效延长细胞发挥功能的时间。

Gilicklis 等用多孔海绵结构的海藻酸钠水凝胶作为肝细胞组织工程的三维支架材料，它可增强肝细胞的聚集，从而有利于提高肝细胞活性以及合成蛋白质的能力。Miralles 等指出，海藻酸钠海绵支架和水凝胶可用于软骨细胞的体外培养，当加入透明质酸后，它能进一步促进细胞增殖以及合成糖蛋白的能力。海藻酸钠这种聚电解质很容易与某些二价阳离子键合，形成典型的离子交联水凝胶。若选用 $Ca^{2+}$ 作为海藻酸的离子交联剂，很容易形成交联网络结构，它可作为组织工程材料。Wang 等用 $Ca^{2+}$ 交联的海藻酸钠水凝胶作为鼠骨髓细胞增殖的基质，起到三维可降解支架作用。

⑤ 纤维素　纤维素（Cellulose）是地球上最丰富的天然高分子，纤维素主要来源于树木、棉花、麻、谷类植物。一些纤维素衍生物，如甲基纤维素、羧甲基纤维素以及羟乙基纤维素等常用作药物载体、药片黏合剂、药用薄膜、包衣及微胶囊材料。

通过细菌的酶解过程产生的纤维素（即细菌纤维素），具有良好的生物相容性、湿态时高的机械强度、优良的液体和气体通透性，能防止细菌感染，促使伤口的愈合。

将未经修饰的细菌纤维素应用于人软骨细胞，发现它可以支持软骨细胞增殖，并且用透射电镜可以检测到软骨细胞在支架内部的生长网，证明细菌纤维素在软骨组织工程中是一种非常有潜力的生物支架材料。

Wippermann 等进行了体内实验，利用细菌纤维素制备了管状支架，移植到猪的颈动脉处，3 个月后 87.5% 的支架裂开，而且也没有完全降解和再吸收，虽然引起了一些免疫反应，但是也在一定程度上促进了上皮细胞的再生，为细菌纤维素作为移植材料奠定了基础。利用细菌纤维素制备的多孔支架，Andersson 等证明软骨细胞可以向支架内增殖，并分泌大量的黏多糖。许多研究欲修饰细菌纤维素来增强它的生物活性，Fang 等制备了细菌纤维素和羟基磷灰石的复合支架，相对于未修饰的细菌纤维素，不仅能促进人骨髓间充质干细胞的黏附与增殖，而且不管是自发情况下还是骨诱导条件下都能显著向成骨分化。

### 7.3.3　组织工程支架的研究与制备方法

#### 7.3.3.1　自组装法

自组装在自然界是一种常见现象，是众多相似个体在无外部指令的情况下自发组合形成连贯且稳定的高级结构。分子水平的自组装是指在热动力平衡环境下，分子间通过非共价作用自发形成明确而稳定的结构。

功能化自组装多肽纳米纤维支架材料因其独特的设计以及良好的生物相容性与可降解性

已成为新兴的组织工程支架材料。乔琳曾设计和制备了一系列具有血管生成活性的自组装多肽纳米纤维水凝胶支架材料。将人脐静脉内皮细胞（HUVEC）种植在功能化自组装多肽水凝胶上，观察细胞的黏附、增殖、迁移及形貌分化，并尝试了内皮细胞和平滑肌细胞在二维表面上的共培养，可以看到具有明显的促细胞增殖和形貌分化作用。刘宏伟曾以天然多糖——壳聚糖为基质，用己二酸作为溶剂，三聚磷酸钠作为阴离子，在室温和水相的温和条件下，利用静电自组装，制备了新型的纳米仿生纤维材料。并且在自组装过程中引入胶原对壳聚糖基纳米纤维进行改性。而后将骨髓间充质干细胞在纳米纤维上培养，结果表明：纳米纤维材料具有良好的细胞相容性，有利于 BMSCs 细胞的黏附、增殖与分化，并能诱导细胞分泌产生细胞外基质，还可诱导 Ca、P 盐沉积形成羟基磷灰石，有利于成骨细胞的吸附、增殖和分化。因此，静电自组装构建的仿生纳米纤维具有良好的细胞相容性和生物活性，生长因子缓慢释放，有望在组织工程材料等领域得到应用。

### 7.3.3.2　粒子滤出法

采用氯化钠等可溶性粒子作致孔剂的粒子滤出法，可得到具有连通孔隙的多孔支架材料，且孔隙率、孔隙大小和结构可以通过控制致孔剂的形态、颗粒大小和加入量来调节，所用设备也简单，因此得到了较广泛的应用。

陈思诗等选用聚丁二酸丁二醇酯（PBS）/聚 $\varepsilon$-己内酯（PCL）共混材料作为组织工程支架的原材料，以氯化钠和葡萄糖颗粒作为致孔剂，在传统粒子滤出法的基础上，通过调节 PBS/PCL 的质量分数制得了不同尺寸且孔径、孔隙率满足组织工程支架要求的 PBS/PCL 多孔支架。

但粒子滤出法制备支架厚度小，并且支架表面易形成致密皮质层，影响支架连通性。通常人们会利用粒子滤出法与冷冻干燥法或相分离法相结合来制备组织工程支架材料，结合两种方法的优点来达到支架材料的要求。

### 7.3.3.3　冷冻干燥法

先把聚合物溶解于合适的溶剂中，形成一定浓度的溶液。再把溶液冷冻，溶剂就可以在高度真空下通过冻干而去除。PLGA 等聚合物都可以用此方法制备多孔海绵，但这些海绵一般不适于作为组织工程支架材料，可以通过挤压等方法产生不同密度的支架。

冷冻干燥法制备的支架孔径较小，可以与粒子滤出法相结合，使支架的孔隙率、孔径、孔分布等多孔特征有整体改善，更符合组织工程对多孔支架的要求。

刘华国等曾采用冷冻干燥/粒子滤出复合法制备 PCL 多孔支架，改善了冷冻干燥法制备支架孔径小的缺点，弥补了粒子滤出法难以制备厚样品、残留溶剂等不足。该方法使制备的 PCL 支架的孔隙率提高，支架连通性好，既有 $100\,\mu m$ 以上的大尺寸孔隙，又有 $10\,\mu m$ 左右的小尺寸孔隙，大孔和小孔搭配共存，是一种比较理想的组织工程支架制备方法。

### 7.3.3.4　相分离法

相分离的机制是聚合物液-液分层，分成富含聚合物的和含聚合物少的两相，随着两相的成长和含聚合物少的相的聚合，空洞逐渐在支架中形成；当温度降到可以使溶液冷冻时，相分离的机制可能是液-固分层，形成凝固的溶剂相和浓缩的聚合物相。当移走凝固的溶剂相时，剩余的空间就会形成孔洞。通过调整聚合物的浓度，使用不同的溶剂或改变冷却速率，相分离可能通过不同的机制导致各种形态的骨架的形成。在相分离方法中得到的泡沫孔洞是沿着管状物的轴向呈放射状分布的，而且通过改变聚合物的浓度就能改变孔洞的尺寸大小分布。

相分离技术是一种制备纳米纤维组织工程支架的有效手段，采用该技术制备的管状支架可用于小口径血管缺损的修复。胡金伟采用 PLLA 与 PLCL（50：50）的混合体系来制备相分离管状支架，并通过交联剂将肝素与纳米纤维血管支架表面共价结合，提高支架的抗凝血能力。分别采用猪髂动脉内皮细胞（PIECs）和人血管平滑肌细胞（HVSCs）与支架共培养，结果表明 PIECs 细胞能在 PLLA/PLCL 支架表面增殖和生长，细胞与支架结合紧密，并且细胞形态良好。与 HVSCs 细胞共培养结果也表明细胞能够在支架表面上黏附生长。因此，相分离制备的 PLLA/PLCL 小口径纳米纤维血管支架有望用于血管组织工程治疗损伤的血管。

相分离法常与冷冻干燥法结合起来，使溶液温度下降，导致均一的聚合物溶液发生相分离，使其中一相富含聚合物。随后冷冻、冻干，除去溶剂，即获得多孔的聚合物三维网状结构的支架材料。有时也在聚合物溶液中加入非溶剂（如水），构成多溶剂体系，用以改善孔间的通透性。此方法制备的支架，孔隙尺寸一般不大于 $100\mu m$，较适用于制备微孔材料。

相分离法只是简单地利用两相分离，得到的支架孔径一般较小。而粒子滤出法通过控制致孔剂的形态、颗粒大小以及致孔剂与可降解材料的比例，能够方便地控制支架的孔隙率、孔隙尺寸和形态，因而采用相分离和粒子滤出法相结合制备组织工程用多孔支架材料，是互相结合了两种方法的优点，操作过程简单，所得聚合物多孔支架的大孔尺寸由致孔剂的粒径决定，在大孔间的孔壁上还分布着许多热致相分离所产生的小孔，保证了孔的连通性。

#### 7.3.3.5 静电纺丝法

Formhals 等在 1934 年阐述了一种利用静电力制备聚合物细丝的装置，其主要原理是利用高压静电场激发聚合物溶液或聚合物熔体的带电射流，使射流固化得到聚合物的纳米纤维。随后，众多研究者开始关注这一项技术。

静电纺丝装置示意图如图 7-8 所示。在静电纺丝过程中，给聚合物溶液或熔体加上万伏的高压静电，从而在针头和接地的接收装置间产生一个强大的电场力。当外加电场开始作用于毛细管顶端，流体表面产生大量静电电荷，毛细管顶端液滴的表面张力受静电斥力削弱，被逐渐拉长形成带电锥体，即 Taylor 锥。当电场强度增大到特定临界值时，流体表面的电荷斥力大于表面张力，带电流体就会从 Taylor 锥的顶点喷射出来，形成带电射流。在喷射区带电射流将经历一个突然加速的过程，同时聚合物因溶剂挥发凝结或熔体冷却固化形成聚合物纤维，并被高度拉伸而逐渐细化，最后沉积在接地收集板上。

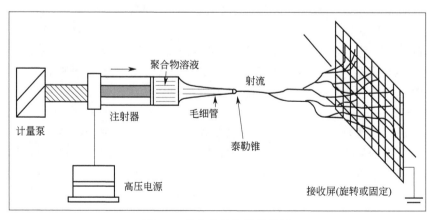

图 7-8 静电纺丝装置示意图

静电纺丝纳米纤维的高比表面积能为细胞生长提供更多的空间。研究证明，细胞在小于自身直径（微米级）的纤维上具有更好的黏附特性。合适的孔径和高孔隙率有利于细胞的种植和细胞外基质的形成，氧气和营养物质的运输，代谢物质的排出。目前已经有许多关于静电纺丝支架结构形貌和细胞外基质相似的研究，证明纳米纤维具有与天然细胞外基质相近的微观结构。

静电纺丝的加工过程具有可控性，操作简便并且具有可重复性；不仅可以得到连续的长纳米纤维，纳米纤维的直径可以控制，而且性价比较高，可以大量生产，因此具有良好的工业应用前景。只是静电纺丝过程中喷丝稳定性易受环境因素如温度、湿度等影响。

He 等曾利用静电纺丝技术制备了 I 型胶原蛋白和左旋聚乳酸-聚己内酯（PLLA-CL，70∶30）复合支架，实验证实此支架材料可以增强人冠状动脉内皮细胞（HCAECs）的黏附与增殖。Kwon 和 Matsuda 研究还发现，此支架还能促进人脐静脉内皮细胞（HUVECs）的黏附、迁移与增殖。Stitzel 等利用生物可降解材料聚乳酸和 I 型胶原蛋白制备了一种人工血管，实验可观察到人平滑肌细胞（SMCs）沿着胶原纤维的方向生长。

### 7.3.3.6　3D 打印

虽然采用自组装法、粒子滤出法、冷冻干燥法、相分离法、静电纺丝法等制备组织工程支架可以获得比较满意的效果，但在精确性、孔隙均匀性、空间结构复杂性、支架个性化等方面略显不足。而近年来兴起的 3D 打印技术适用于几乎所有生物材料，为构建生物支架、多孔支架甚至是包含活细胞的组织工程复合物提供了更多的可能和选择。3D 打印技术是一种越来越重要的快速成型技术，该技术不仅保证了生物材料的广泛选择应用，并使得直接打印敏感生物物质（如细胞和生长因子）成为可能。

3D 打印技术（又称 3D 快速成型技术），是 20 世纪 80 年代后期开始逐渐兴起的一项新兴制造技术，它是指在计算机控制下，根据物体的计算机辅助设计（CAD）模型或计算机断层扫描（CT）等数据，通过材料的精确 3D 堆积，快速制造任意复杂形状 3D 物体的新型数字化成型技术。3D 打印技术的基本制造过程是按照"分层制造、逐层叠加"的原理。例如，可以根据 CT 等成像数据，经计算机 3D 建模转换后，再以 STL 格式文件输入到计算机系统中，并分层成二维切片数据，通过计算机控制的 3D 打印系统进行逐层打印，叠加后最终获得三维产品。目前应用较多的 3D 打印技术主要包括光固化立体印刷（SLA）、熔融沉积成型（FDM）、选择性激光烧结（SLS）和三维喷印（3DP）等。

汪焰恩利用三维打印技术（3DP）制备了羟基磷灰石（HAP）与壳聚糖（CS）的 HAP-CS 复合支架，并用 I 型胶原蛋白对 HAP-CS 支架进行了表面改性处理。结果证实添加 CS 可使 HAP 支架抗压强度提高 74.5%，但未降低支架孔隙率；经 I 型胶原蛋白改性的 HAP-CS 支架的亲水性有显著提高，ALP 活性检测结果显示 I 型胶原蛋白可提高细胞矿化能力。这种 HAP-CS 改性支架具有良好的性能及生物活性，可用于骨组织工程研究中。

袁景等利用 3D 打印技术制备载药 β-磷酸三钙支架，实验制得的支架微观孔隙呈不规则形，孔隙率高，孔隙分布均匀，孔隙连通率高，抗压强度大。载药 β-磷酸三钙支架在 15 周内基本降解完全，与松质骨缺损修复时间相当。大鼠骨髓间充质干细胞黏附于载药 β-磷酸三钙支架表面，并深入支架内部，生长良好，增殖活跃，细胞碱性磷酸酶活性有提高，说明载药 β-磷酸三钙支架具有良好的细胞相容性，有望作为骨组织工程支架材料修复骨缺损。

## 习　题

1. 简述牙科用高分子材料主要应用范围。
2. 常见的印模材料的种类有哪些？
3. 骨组织工程支架材料应具备什么条件？

4. 简述合成高分子支架材料的优缺点。

5. 简述组织工程的原理和方法。

6. 组织工程支架材料的主要特点有哪些？

7. 简述组织工程的三大要素。

8. 简述组织工程支架的研究与制备的主要方法。

## 参 考 文 献

[1] 殷景华, 等. 功能材料概论. 哈尔滨: 哈尔滨工业大学出版社, 1999.

[2] 高长有, 马列. 医用高分子材料. 北京: 化学工业出版社, 2006.

[3] 林寿郎. 医疗机能高分子材料. 日本高分子学会, 1990.

[4] 俞跃庭. 生物材料导论. 天津: 天津大学出版社, 2001.

[5] 张良平. 人工肌肉临床应用前景. 国际生物医学工程杂志, 2006, 29 (1): 14-17.

[6] http://cyber-sapiens.com/labels/Carbon%20Nanotubes.html.

[7] http://ieeexplore.ieee.org/iel5/6/28951/1303370/1303370f2_v20.html.

[8] 张青华, 顾汉卿. 人工皮肤的研究进展. 透析与人工器官, 2006, 17 (4): 18-25.

[9] 金以超, 刘玲, 何黎. 人工皮肤的临床应用进展. 中国麻风皮肤病杂志, 2006, 22 (10): 843-845.

[10] 但卫华, 廖隆理, 李志强, 等. 人工皮肤的研究现状及其发展前景. 皮革科学与工程, 2006, 16 (3): 47-52.

[11] http://seattlepi.nwsource.com/dayart/20010223/Burns.gif.

[12] 李玲. 人工皮肤研究进展. 材料导报, 2001, 15 (5): 43-45.

[13] Doillon C J, Silver F H. Collagen-based wound dressing: Effects of hyaluronic acid and firponectin on wound healing. Biomaterials, 1986, 7: 3-8.

[14] van Luyn J A, van Wachem P B, Damink L H H, et al. Secondary cytotoxicity of cross-linked dermal sheep collagens during repeated exposure to human fibroblasts. Biomaterials, 1992 (13): 1017-1024.

[15] Damink L H H, Dijkstra P J, van Luyn J A, et al. Cross-linking of dermal sheep collagen using a water-soluble carbodiimide. Biomaterials, 1996 (17): 765.

[16] Hanthamrongwit M, Reid W H, Grant M H, et al. Chondroitin-6-sulphate incorporated into collagen gels for the growth of human keratinocytes: The effect of cross-linking agents and diamines. Biomaterials, 1996 (17): 775.

[17] Scortchford C A, Cascone M G, Downes S, et al. Osteoblast responses to collagen-PVA bioartificial polymers in vitro: The effects of cross-linking method and collagen content. Biomaterials, 1998, 19: 1-11.

[18] Osborne C S, Reid W H, Grant M H, et al. Investigation into the biological stability of collagen/chondroitin-6-sulphate gels and their contraction by fibroblasts and keratinocytes: The effect of crosslinking agents and diamines. Biomaterials, 1999, 20 (3): 283-290.

[19] 张凤河, 宋晖, 黄萍. 引导组织再生生物材料的研究及应用现状. 山东生物医学工程, 1995, 14 (3-4): 57-60.

[20] 张浩. 引导性组织再生膜材料的研究进展. 国外医学: 生物医学工程分册, 1997, 20 (1): 21-24.

[21] Nyman S, Lindhe J, Karring T, et al. New attachment following surgical treatment of human periodontal disease. J Clin Periodontol, 1982, 9 (4): 290-296.

[22] Scantlebury T V. 1982—1992: A decade of technology development for guided tissue regeneration. J Periodontol, 1993, 64 (11s): 1129-1137.

[23] 刘春蓉, 苗军, 余鹏, 等. 微囊化人工细胞技术及其应用. 中国组织工程研究与临床康复, 2007, 11 (5): 949-952.

[24] Chang T M. Semipermeable microcapsules. Science, 1964, 146: 524-525.

[25] Lim F, Sun A M. Microencapsulated islets as bioartificial endocrinepancreas. Science, 1980, 210 (4472): 908-910.

[26] O'Shea G M, Sun A M. Encapsulation of rat islets of Langerhans prolongs xenograft survival in diabetic mice. Diabetes, 1986, 35 (8): 943-946.

[27] www.Bioengineeringcenter.org/labs/tissue/.

[28] 吴海山. 人工韧带与组织工程韧带研究进展. 医师进修杂志, 2005, 28 (5): 1-3.

[29] 罗新锦. 小口径人工血管的研究进展. 中国胸心血管外科临床杂志, 2001, 8 (3): 193-196.

［30］ 田鹏，陈剑秋. 小口径人工血管材料的研究进展. 透析与人工器官，2004，15（3）：32-38.

［31］ 王永伟，张永红. 骨组织工程支架材料研究进展. 山西医药杂志，2007，36（6）：444-446.

［32］ 邹宽. 骨组织工程人工合成支架材料的研究现状. 中国组织工程研究与临床康复，12（23）：4481-4484.

［33］ Burg K J，Porter S，Kellam J F. Biomaterial developments for Bone tissue engineering. Biomaterials，2000，21：2347-2359.

［34］ www. eng. nus. edu. sg/EResnews/0210/rd/rd _ 10. html.

［35］ http://www. stcsm. gov. cn/learning/lesson/shengwu/20040130/lesson-2. Asp.

［36］ 鄂征，刘流. 医学组织工种技术与临床应用. 北京：北京出版社，2003.

［37］ 李强，孙正义. 软骨组织工程支架材料研究的现状. 中国组织工程研究与临床康复，2007，11（1）：133-136.

［38］ 唐翀. 软骨组织工程支架材料的研究进展. 国际口腔医学杂志，2008，35：189-192.

［39］ 夏万尧，刘伟，崔磊，等. 中华医学杂志，2003，83（7）：577-579.

［40］ Hsu S H，Whu S W，Hsieh S C，et al. Evaluation of chitosan-alginate-hyaluronate complexes modified by an RGD-containing protein as tissue-engineering scaffolds for cartilage regeneration. Artif Organs，2004，28（8）：693-703.

［41］ Shi D H，Cai D Z，Zhou C R，et al. Construction of an allogenic chimeric mouse model for the study of the behaviors of donor stem cells in vivo. Chin Med J（Engl），2005，118（17）：1436-1443.

［42］ Chen Y L，Lee H P，Chan H Y，et al. Composite chondroitin-6-sulfate/dermatan sulfate/chitosan scaffolds for cartilage tissue engineering. Biomaterials，2007，28（14）：2294-2305.

［43］ Shin H J，Lee C H，Cho I H，et al. Electrospun PLGA nanofiber scaffolds for articular cartilage reconstruction：Mechanical stability，degradation and cellular responses under mechanical stimulation in vitro. Journal of Biomaterials Science-Polymer Edition，2006，17（1/2）：103-119.

［44］ Park G E，Pattison M A，Park K，et al. Accelerated chondrocyte functions on NaOH-treated PLGA scaffolds. Biomaterials，2005，26（16）：3075-3082.

［45］ Ushida T，Furukawa K，Toita K，et al. Three-dimensional seeding of chondrocytes encapsulated in collagen gel into PLLA scaffolds. Cell Transplant，2002，11（5）：489-494.

［46］ Ma Z，Gao C，Gong Y，et al. Cartilage tissue engineering PLLA scaffold with surface immobilized collagen and basic fibroblast growth factor. Biomaterials，2005，26（11）：1253-1259.

［47］ Marijnissen W J，van Osch G J V M，Aigner J，et al. Alginate as a chondrocyte-delivery substance in combination with a non-woven scaffold for cartilage tissue engineering. Biomaterials，2002，23（6）：1511-1517.

［48］ Weng Y，Cao Y，Silva C A，et al. Tissue-engineered composites of bone and cartilage for mandible condylar reconstruction. J Oral Maxillofac Surg，2001，59（2）：185-190.

［49］ Fan H，Hu Y，Zhang C，et al. Cartilage regeneration using mesenchymal stem cells and a PLGA-gelatin/chondroitin/hyaluronate hybrid scaffold. Biomaterials，2006，27（26）：4573-4580.

［50］ 刘国锋，杨大平，郭铁芳，等. 血管组织工程支架材料的研究进展. 哈尔滨医科大学学报，2007，41（3）：291-293.

［51］ 江莹，张蕾，陈槐卿. 组织工程韧带支架材料研究进展. 国际生物医学工程，2006，29（1）：10-14.

［52］ 翁雨来等. 生命科学的新增长点——组织工程. 牙体牙髓牙周病学，2000，10（5）：249-254.

［53］ Ji W，Sun Y，Yang F et al. Bioactive electrospun scaffolds delivering growth factors and genes for tissue engineering applications. Pharmaceutical research，2011，28（6）：1259-1272.

［54］ Wang C F，Ma L，Gao C Y. Design of gene-activated matrix for the repair of skin and cartilage. Polymer Journal，2014，1-7.

［55］ Armentano I，Dottori M，Fortunati E，et al. Biodegradable polymer matrix nanocomposites for tissue engineering：A review. Polymer Degradation and Stability，2010，95：2126-2146.

［56］ Rezwan K，Chen Q，Blaker J J，et al. Biodegradable and bioactive porous polymer/inorganic composite scaffolds for bone tissue engineering. Biomaterials，2006，27：3413-3431.

［57］ Hajiali H，Shahgasempour S，Naimi-Jamal M R，et al. Electrospun PGA/gelatin nanofibrous scaffolds and their potential application in vascular tissue engineering. International Journal of Nanomedicine，2011，6：2133-2141.

［58］ Chang H H，Wang Y L，Chiang Y C et al. A novel chitosan-γPGA polyelectrolyte complex hydrogel promotes early new bone formation in the alveolar socket following tooth extraction. PLOS One. 2014，9（3）：e92362.

［59］ Burg K J L，Porter S，Kellam J F. Biomaterial developments for bone tissue engineering. Biomaterials，2000，21：2347-2359.

[60] Dinarvand P, Seyedjafari E, Shafiee A, et al. New approach to bone tissue engineering：Simultaneous application of hydroxyapatite and bioactive glass coated on a poly （L-lactic acid） scaffold. ACS Appl Mater Interfaces，2011，3：4518-4524.

[61] Ravichandran R, Venugopal J R, Sundarrajan S, et al. Precipitation of nanohydroxyapatite on PLLA/PBLG/Collagen nanofibrous structures for the differentiation of adipose derived stem cells to osteogenic lineage. Biomaterials，2012，33：846-855.

[62] Zhang H, Chen Z. Fabrication and Characterization of Electrospun PLGA/MWNTs/Hydroxyapatite Biocomposite Scaffolds for Bone Tissue Engineering. Journal of Bioactive and Compatible Polymers，2010，25：241-259.

[63] Lao L, Wang Y, Zhu Y, et al. Poly （lactide-co-glycolide） /hydroxyapatite nanofibrous scaffolds fabricated by electrospinning for bone tissue engineering. Mater Sci：Mater Med，2011，22：1873-1884.

[64] Nath S D, Son S, Sadiasa A, et al. Preparation and characterization of PLGA microspheres by the electrospraying method for delivering simvastatin for bone regeneration. International Journal of Pharmaceutics，2013，443：87-94.

[65] Sathy B N, Natarajan A, Menon D, et al. PCL-gelatin composite nanofibers electrospun using diluted acetic acid-ethyl acetate solvent system for stem cell-based bone tissue engineering. Biomaterials Science，2014，25：325-340.

[66] Nitya G, Nair G T, Mony U, et al. In vitro evaluation of electrospun PCL/nanoclay composite scaffold for bone tissue engineering. Mater Sci：Mater Med，2012，23：1749-1761.

[67] Phipps M C, Clem W C, Grunda J M, et al. Increasing the pore sizes of bone-mimetic electrospun scaffolds comprised of polycaprolactone, collagen I and hydroxyapatite to enhance cell infiltration. Biomaterials，2012，33：524-534.

[68] Gomes S, Leonor I B, Mano J F, et al. Natural and genetically engineered proteins for tissue engineering. Progress in Polymer Science，2012，37：1-17.

[69] 位晓娟，奚廷斐. 生物源组织工程支架材料研究进展. 中国修复重建外科，2014，28：784-788.

[70] Su Y, Su Q Q, Liu W, et al. Controlled release of bone morphogenetic protein 2 and dexamethasone loaded in core-shell PLLACL-collagen fibers for use in bone tissue engineering. Acta Biomaterialia，2012，8：763-771.

[71] 张晓燕，等. 丝素蛋白/左旋聚乳酸复合组织工程纳米材料的生物相容性及安全性评价. 吉林大学学报：医学版，2014，40：578-582.

[72] Deng J, She R, Huang W, et al. A silk fibroin/chitosan scaffold in combination with bone marrow-derived mesenchymal stem cells to repair cartilage defects in the rabbit knee. Mater Sci：Mater Med，2013，24：2037-2046.

[73] 丁思思. 丝素蛋白纳米纤维和人角质形成细胞在皮肤组织工程中的运用. 苏州：苏州大学，2014.

[74] Rose C, Panneerselvam J, Rajam A M, et al. Preparation and characterization of aloe vera blended collagen-chitosan composite scaffold for tissue engineering applications. Appl Mater Interfaces，2013，5：7291-7298.

[75] Frohbergh M E, Katsman A, Botta G Y, et al. Electrospun hydroxyapatite-containing chitosan nanofibers crosslinked with genipin for bone tissue engineering. Biomaterials，2012，33：9167-9178.

[76] 陆钰，等. 多孔纳米羟基磷灰石/壳聚糖支架材料复合成骨细胞的异位成骨研究. 生物骨科材料与临床研究，2012，1：22-28.

[77] Ding F, Wu J, Yang Y, et al. Use of tissue-engineered nerve grafts consisting of a chitosan/poly （lactic-co-glycolic acid） -based scaffold included with bone marrow mesenchymal cells for bridging 50mm dog sciatic nerve gaps. Tissue Engineering：Part A 16，2010，3779-3790.

[78] 张皑峰，欧喜超，杨朝阳，等. 应用结合 bFGF 的壳聚糖导管修复大鼠坐骨神经损伤的实验研究. 中国康复理论与实践，2008，14（12）：1133-1135.

[79] 汪怿翔，张俐娜. 天然高分子材料研究进展. 高分子通报，2008，7：66-76.

[80] 杨立群，张黎明. 天然生物医用高分子材料的研究进展. 中国医疗器械信息，2009，15：21-27.

[81] Fu L, Zhang J, Yang G. Present status and applications of bacterial cellulose-based materials for skin tissue repair. Carbohydrate polymers，2013，92（2）：1432-1442.

[82] 廖锋. 新型自组装肽组织工程支架的研究进展. 国际口腔医学，2008，35（5）：556-558.

[83] 乔琳. 促血管生成功能化自组装多肽的筛选及细胞学评价. 北京：清华大学，2012.

[84] 刘宏伟. 自组装法制备壳聚糖基纳米纤维及其性能研究. 广州：暨南大学，2008.

[85] 徐文峰，欧媛，董玉，等. 组织工程三维多孔支架制备方法. 重庆文理学院学报：自然科学版，2010，29（2）：47-50.

[86]　陈思诗，杨庆，沈新元，等．溶剂浇铸粒子沥滤法制备 PBS/PCL 组织工程支架．东华大学学报：自然科学版，2009，35（4）：391-395.

[87]　刘华国，王迎军，宁成云，等．冷冻干燥/粒子沥滤复合法制备聚己内酯组织工程支架．材料导报，2007，21（2）：125-127.

[88]　胡金伟．热致相分离法制备组织工程血管支架及生物学评价．上海：东华大学，2013.

[89]　毛恩亮，戴红莲，雷军，等．热致相分离/粒子滤出法制备多孔支架的研究．武汉理工大学学报，2010，32（12）：15-18.

[90]　Iksoo C. Fine fibers spun by electrospinning process from polymer melts inair and vacuum：Characterization of structure and morphology of electrospun fibersand developing a new process models. Dissertation，University of Akron，1995.

[91]　师奇松，刘太奇，等．静电纺丝技术及其应用．化学世界，2005，05：313-316.

[92]　Ramakrishna S，Fujihara K，Teo W E. An introduction to electrospinning and nanofibers. World Scientific Publishing，2005.

[93]　Scott A S，Patricia S W，Gary L B，et al. The use of natural polymers in tissue engineering：A focus on electrospun extracellular matrix analogues. Polymers，2010，2：522-553.

[94]　袁景，甄平，赵红斌．高性能多孔 β-磷酸三钙骨组织工程支架的 3D 打印．中国组织工程研究，2014，18（43）：6914-6921.

[95]　贺超良，汤朝晖，田华雨，等．3D 打印技术制备生物医用高分子材料的研究进展．高分子学报，2013，6：722-732.

[96]　汪焰恩，潘飞龙，杨明明．基于三维打印骨支架制备及其性能．化工进展，2013，32（12）：2940-2945.

# 第8章 医用高分子材料的设计

聚合物的分子设计是目前高分子科学工作者的一个重要课题。所谓"分子设计"，即推断、预测新分子的构成原子、分子种类、结合和聚集态等问题，并描绘出该分子的结构、组织、形态等具体构象。进行聚合物的分子设计，目的就是如何合成和制造具有指定性能和结构的高分子材料；分子设计进一步与实际联系就是"材料设计"，材料设计属目的学范畴，是工程学范畴的课题；分析多种材料的特性，从中选出合适的材料并有意识地进行具有特定使用价值的设计就成了"产品设计"。聚合物分子设计都是对特定性能、结构和实用价值的高分子进行设计，如果是针对与医学相关的分子设计，聚合物分子设计就是生物医用高分子的设计。而对医用高分子的设计常常是与制备和加工相联系，也就成为医用制品的设计。

多数化合物的制备都经历过预测新分子，寻求新物质、实验合成、研究生成物和预测物间的差异、寻找更好的合成法这一途径。然后弄清新化合物的使用价值，积累有关知识，并在此基础上再设计具有特定物性和功能的新化合物。

高分子材料的设计比起高分子的分子设计要复杂，为了把高分子制成具有更高价值的产品，不仅要考虑高分子的分子种类、聚合度、分子量分布、线形或交联等基本分子结构，还必须考虑它的聚集态、两种以上高分子的混合、低分子在高分子中的分散以及它们之间的界面等各种问题，并且要重视材料的加工性；另外对产品设计时，就要考虑它的生产方法、生产手段和选择生产机械设备等问题，产品的使用价值、成本和附加值等也是应当注意的重要问题。

分子设计的内容很广。前面章节中常提到的，利用已知具有特定性能的低分子和现有高分子，通过某种方式，如共混、分子间力、络合、配位、共价键等，而得到医用高分子，就是很具有现实意义的生物医用高分子的设计方法，如高分子药物等。本章对分子设计的基本理论探讨之后，仅对生物医用高分子的设计思路和部分典型的医用高分子的设计与合成进行阐述。

## 8.1　高分子设计的基本理论

要设计高分子，就必须先对高分子的结构与性质、高分子的特性进行解析，从而对医用高分子的设计提供理论基础。应该说明，高分子设计的基本理论牵涉到多方面的知识，物理、化学、高分子物理、高分子化学、光学、医学等，本节只是对高分子的一些基本理论简要阐明。

### 8.1.1　高分子的结构和性质

#### 8.1.1.1　聚合物的结构和链结构模型

（1）聚合物结构的划分

聚合物的广义结构是多层次的，目前将聚合物的结构分以下几个层次。

一次结构，指的是高分子链的化学结构，空间构型、链节序列和链段的支化（或交联）

度及其分布。聚合物的一次结构与它的化学组成和构型的意义相当。

二次结构，指的是一个高分子链由于共价键的内旋转和链段的热运动而产生的各种构象。二次结构涉及单个高分子链的布局。聚合物的分子链可以有若干不同的形式存在，如完全伸展、无规线团或周期性规则排列的链段形态等。

三次结构，也称聚集态结构，按聚集态的紧密和规整程度，聚合物可分为无定形、介晶（包括液晶）和结晶三类相态。

四次结构，是由于聚合物中存在着不同的聚集态或晶态，它们之间又有界面或准界面，所以呈现四次结构。四次结构在尺寸上可视为介于微观结构和宏观结构的过渡区域。

如蛋白质的结构，就有很明显具有一次、二次和三次结构，但由于其单独作为材料还无法使用，很少涉及其四次结构。

（2）链结构模型

尽管聚合物的层次很多，体系的行为十分复杂，然而可以通过聚合物稀溶液的物性来研究无限稀释时单个高分子链的行为。高分子最简单的结构是一个没有分支的链。可以用重复单元的化学结构、聚合度和端基的种类，描述高分子链结构。从化学组成讲，链的起始和末尾的链节与其余部分的链节不同，而链端与重复单元的结构可由聚合物的制备方法推测出来。

按化学组成聚合物分为两种类型：碳链和杂链。在这两类中又可根据有机化学中诸如酯、醚、酰胺、氨基甲酸酯、脲、酸酐、醇、胺和羧酸等不同的化合物基团来分类。如果上述特征官能团在主链中，对链的合成起重要作用时，则按不同类型可称为聚醚、聚酯、聚酰胺类聚合物。如果特征官能团是侧链或取代基的一部分，则称为聚乙烯基醚、聚丙烯酸酯等来区别。表 8-1 是部分聚合物结构和性能一览表。

**表 8-1　聚合物结构和性能**

| 聚合物 | 聚合物形态 | 聚合物采取的形式 | 预期或改进的性能 |
|---|---|---|---|
| 均聚物 | 较硬的主链 | 环状和梯形聚合物 | 预期性能<br>　较高的软化点 |
| | 更强的分子间力 | 结晶<br>氢键<br>交联 | 　较高的模量<br>　较好的热稳定性<br>　较低的可燃性 |
| 共聚物 | 无规共聚物<br>交替共聚物<br>嵌段共聚物<br>接枝共聚物 | | 改进的性能<br>　物理力学性能<br>　染色性<br>　静电性 |
| 共混物 | 物理混合 | 机械混合<br>溶剂浇铸<br>胶乳混合 | |
| | 化学混合 | 交织网络<br>溶液接枝 | |
| | 渐变聚合物 | | |

## 8.1.1.2　聚合物的性质——分子设计的前提

（1）聚合物性质的划分

聚合物的性质与聚合物材料的性能同样都是宏观物理量。对聚合物性能（性质）概念的理解可深可浅，其含义也不尽相同。聚合物的性能可分为内在基本性能、加工性能和成品性能。

聚合物的内在基本性能就是其本身的特性，如黏性、溶解性、光学特性等，这些特性决定了聚合物的加工性能和产品性能，也决定了聚合物加工过程中的化学和物理行为，如加工过程中的稳定性等。

加工性能即聚合物的可加工性，大多数聚合物的加工是通过熔体或浓溶液进行的；成品性能主要是外观性质、耐久性和使用性能。

（2）聚合物性质的依数性和加和性

依数性，一种聚合物的各种特性值在换算成摩尔的计算值时均相同，即聚合物的特性数值依赖于摩尔数，而与组成无关。对高分子而言，渗透压、蒸气压、沸点升高、冰点降低等渗透性具有这种依数性。

加和性，是指聚合物的某一性质是组成该分子的各种原子或基团的同类性质的摩尔数量的总和。聚合物的分子量、摩尔体积、摩尔热容、摩尔折射率等均具有加和性。

结构特性，是完全受分子结构所限制，由分子结构确定。

（3）聚合物性质的规律性

聚合物组成是高分子材料性能的物质基础，聚合物组成不同，自然性质也不同。由于热力学因素或结构因素，即物理因素或化学因素，可引起大分子链节或大分子的某一结构单元的分子运动；此外，复杂的大分子体系也在运动。各种分子运动赋予聚合物及其材料性能多种多样，而且使聚合物的结构和性能的关系具有一定的规律性。

上述对聚合物结构与性能的分析，为医用高分子的设计提供了重要的理论基础。

## 8.1.2 聚合物特性的定量理论

### 8.1.2.1 分子量和均方末端距

高分子的分子量，一般都不是均一的，具有多分散性。大分子的运动，也有整个大分子链的运动和链段、链节和侧基的运动。聚合物的分子运动、分子量及其分布，对聚合物的内在性能、加工性能和材料的超分子结构都有一定的影响。

（1）分子量

由于聚合物的分子量不是均一的，因此聚合物的分子量都是基于某一性质的统计加和值。第 1 章已经讲述高分子材料的各种分子量的表示，这里不再详细讨论。聚合物的分子量的表示方法包括数均分子量 $M_n$，重均分子量 $M_w$，黏均分子量 $M_v$，$Z$ 均分子量 $M_Z$ 和 $Z+1$ 分子量 $M_{Z+1}$。其中 $Z$ 均分子量和 $Z+1$ 分子量相比重均分子量的用途更广泛。

（2）分子量分布

前面已经阐述，聚合物的分子量分布可用重均分子量与数均分子量的比值，即分子量分布指数来表示。可以将聚合物的分子量分布视为高斯分布。

$$Y_i(M_b) = 1/[\delta(2\pi)^{1/2}]\exp[-(M_b-M_{b,i})^{1/2}/(2\delta^2)]$$

其中 $Y_i$、$M_{b,i}$ 分别是第 $i$ 种分子量的分数和分子量；$M_b$ 和 $\delta$ 分别为平均分子量和标准偏差。

另外，Flory 提出缩聚物分子量分布的近似方程：

$$W_x = x(1-P)^2 P^{x-1}$$

其中 $W_x$ 为聚合度为 $x$ 时，聚合物的重量分数；$P$ 为聚合度。

（3）均方末端距

最简单的线形大分子模型：

$$R^2 = nb^2$$

式中，$n$ 是键数目；$b$ 为单个键的键长。

自由旋转链：

$$R^2 = nb^2(1+\cos\theta)/(1-\cos\theta)$$

式中，$n$ 是键数目；$b$ 为单个键的键长；$\theta$ 为键角的补角。

受限制旋转链：

$$R^2 = nb^2\left[(1+\cos\theta)/(1-\cos\theta)\right]\left[(1+\cos\varphi)/(1-\cos\varphi)\right]$$

式中，$n$ 为键数目；$b$ 为单个键的键长；$\theta$ 为键角的补角；$\varphi$ 为旋转角。

#### 8.1.2.2　聚合物的密度

聚合物的密度是指在一定温度下，单位体积内大分子的质量，其倒数称为比容。计算聚合物的热力学参数时，均需要密度的数据，密度直接与聚合物的结晶作用和结晶性有关。

大分子的堆砌系数是指高分子链中原子或基团的范德华体积与用实验测定的原子或基团的真实体积的比值。该系数与聚合物的化学结构无关。一般来说，大分子的实际体积都超过其范德华体积，故该系数均小于 1。

#### 8.1.2.3　玻璃化温度

聚合物的玻璃化温度，对由其制成的各种材料的力学性能和物理性能均有重要影响，聚合物的多种性质，如光学性质（折射率）、介电性（介电常数）、力学性质、溶解性能以及各种热性质都与玻璃化温度有关。当外界温度高于玻璃化温度后，随着温度的升高，聚合物由玻璃态逐渐转变成黏流态。

随着聚合物主链柔顺性的降低，大分子极性和分子间作用力的增加以及侧链体积或空间位阻的增大，玻璃化温度升高。

#### 8.1.2.4　内聚能和溶解度

聚合物的内聚性质可以直接用其在有机溶液中的溶解度来表示。以定量的方法表示聚合物内聚性质的量称为内聚能，而单位体积的内聚能则称为内聚能密度，而将内聚能密度的平方根定义为溶解度参数（溶度参数）。

溶度参数可以分为三个分量：色散、极性和氢键的相互作用。溶度参数已被广泛用于聚合物的溶剂选择，甚至聚合物之间作用的判断。

#### 8.1.2.5　光学特性值

在通常情况下，光（电磁射线）和聚合物相互作用产生的光学特性可由比电导、绝对介电率 $C$、磁化率 $\mu$ 来表示，上述参数与折射率有关。聚合物分子与光相互作用时，可观察到多种光学现象，但只有部分现象才表现出聚合物分子结构特性。

与聚合物分子结构有关的光学特性有：光的折射、摩尔折射度、光的反射、散射、双折射、光的吸收、电和磁的光学现象。光的折射、吸收和反射这三个参数是由给定介质中的平均光学性质参数确定的，光的散射则为介质内部某一局部的光学性能的函数。

### 8.1.3　聚合物分子设计的定性解析

聚合物的结构和性能之间，存在着密切的关系。从结构可以推断性能，从性能也可以反过来预示出聚合物的结构。聚合物性质的差异与其结构的区别、分子的不同运动状态直接相关，而聚合物的加工性，又与其各种性质相关。聚合物材料性能的好坏，不仅决定于聚合物及其辅助材料的品质，而且与外界条件对分子运动状态的影响和对材料组成与结构的影响密切相关。因此，进行高分子设计，必须通过对聚合物一些重要的共性和突出的个性分析，寻找出聚合物的分子链结构、分子运动和聚集态结构与性能的关系，发现它们之间的规律性的联系，从而为高分子的设计奠定基础。

#### 8.1.3.1 聚合物的结构和黏弹性

聚合物的弹性和黏弹性是聚合物形变行为中的重要特性，而聚合物应力-应变曲线，又是高分子力学中最基本的内容之一。

从聚合物应力-应变曲线，不仅可以找出应力、应变和弹性模量的数值，而且可以确定聚合物的强度和刚性。聚合物的应力-应变行为对温度极为敏感，主要是由于温度的升高，导致分子运动加剧，促使大分子解缠和相对滑移。除外界因素对聚合物的应力-应变行为有影响外，聚合物的应力-应变行为还取决于它们的结构因素：结晶度、侧基和支链、交联、取向、分子量和分子量分布以及水、单体和增塑剂。

聚合物的弹性是由于大分子链段中原子与原子之间共价键的键长与键角的改变和分子之间次价力"弹性"滑移而改变分子间的距离所产生的。聚合物的这种弹性行为是介于弹性固体和黏性液体之间的，称为黏弹性。聚合物的黏弹性行为是与时间相关的力学行为，其中包括蠕变、应力松弛和内摩擦。蠕变、应力松弛和内摩擦反应了聚合物的线形黏弹行为。

#### 8.1.3.2 固体聚合物的破坏

固体的破坏，狭隘地认为就是固体在外力作用下被分开（撕裂或断开）。固体聚合物的破坏包括强度的破坏、抗冲击强度的破坏、耐久性（静态和动态疲劳强度）的破坏等。

聚合物破坏过程的主要影响因素，除外界条件如时间、温度、应力的性质和环境中的介质，如光、氧、射线、表面活性剂等，聚合物的化学组成和超分子结构效应，如聚合度、取向度、分子间相互作用力、聚合物分子的对称性和结晶度、聚合物分子的支化度和交联度等，是影响聚合物破坏或不被破坏的本质因素。

另外，在生物环境中，由于体液、生物酶等作用，将加快聚合物的破坏。

#### 8.1.3.3 聚合物的结构和热稳定性

聚合物的分子结构，主要是链结构对聚合物的热稳定性有重要影响。如在某些高分子链结构中引入某些环状结构可大大提高其刚性和热稳定性。

影响聚合物热稳定性的因素主要有：环状结构、同分异构、连接基团和杂原子、环上取代物、侧基等。

#### 8.1.3.4 聚合物的导电性

聚合物的导电机理是由离子、电子、离子和电子共同引起的导电结果。探讨聚合物的结构和导电性的关系，对导电性高分子的设计具有重要意义，在生物传感器用材料的设计等方面具有重要意义。

### 8.1.4 高分子设计的一般方法

（1）依据已知功能的小分子为设计基础，将功能小分子通过一定的方式结合到聚合物分子上，得到具有该种功能的高分子。这种方法是高分子设计中常用和最具有实际价值的方法，这在前面章节中经常用到。

（2）拓展已有高分子材料的功能，对已经具有一定功能的高分子，进行改进，改性，从而达到某种功能。

（3）根据小分子或官能团与聚合物骨架之间的协同效应设计，使高分子具有某种功能或使其原有功能加强。

（4）借鉴其他科学领域的理论和方法进行设计。

## 8.2　医用高分子的设计

### 8.2.1　医用高分子的必备条件和特殊性能要求

进行高分子的设计，首先必须了解其性能。作为医用高分子化合物，必须具备良好的化学稳定性、无副作用，能抗血栓，容易加工等基本性能，在前面章节中已有过介绍，医用高分子的生物安全性和良好生物相容性是很重要的。

不同的使用目的，对材料的性能也提出不同要求。对植入人体的材料，除一般的安全性要求外，必须有良好的组织相容性、耐老化性能等；与血液接触的材料，血液相容性是很重要的。以人工肾为例，透析（或滤过）膜材料，不仅要求无毒、无致热原，良好的生物相容性，而且要求膜能选择性清除致病物质，如尿素、尿酸、肌酐等，这就要求膜材料有成孔性，能得到一定大小的膜壁微孔。

### 8.2.2　生物医用聚氨酯

生物医用聚氨酯作为一种生物材料已经得到广泛应用。生物医用聚氨酯弹性体是作为人工心脏的高分子，这种弹性体是由软链段和硬链段组成的，在分子链中有较强的氢键和范德华作用力。比较有名的生物医用聚氨酯弹性体有四种类型，其商品牌号名称为 Biomer，Cardiothane，Pellethene，Tecoflex。下面是所设计的生物医用聚氨酯合成过程（以 Biomer 为例说明）。

Biomer 是线形芳香聚氨酯，以乙二胺为扩链剂，以异氰酸酯封端的预聚体缩合而成的嵌段共聚物。它的反应过程可分为两步：首先是由多元醇与异氰酸酯反应生成预聚体，然后在预聚体中加入扩链剂合成聚氨酯。由软链段和刚性的硬链段组成的嵌段共聚物——聚氨酯热塑性弹性体。

应该提到医用高分子材料在合成和加工过程中，对环境和添加剂等都有相应的要求，与普通材料的制备是有区别的。

### 8.2.3　药用高分子的设计

高分子药物分两大类：第一类是以高分子为载体，由低分子药物组成的高分子药物；第二类是分子结构本身具有药物功能的高分子药物。

第一类高分子药物是利用低分子药物活性基团与单官能团或双官能团的高分子载体反应而成的，可以通过接枝、嵌段或其他形式。设计这类高分子药物时，首先了解低分子药物的活性基团，低分子药物的药效，然后选择合适的高分子载体，进行反应。例如，对氨基水杨酸酯是一种传统的抗结核菌药物，将该药物与聚乙烯醇反应，就得到抗结核菌的高分子药物。其结构式如下：

$$\begin{array}{c} \text{—(CH}_2\text{—CH)}_n\text{—} \\ | \\ \text{OCO} \\ \end{array}$$

$$\text{OH}$$

$$\text{NH}_2$$

概括起来，高分子药物的分子结构设计有四种渠道。

① 通过接枝、嵌段，形成高分子药物，通过溶解、扩散或降解时显现药性；

② 将一些低分子药物固着在高分子载体上，通过水合、水解、酶解和氧化的方法使其发生药效；

③ 将一些具有生物活性的基团作为聚合物主链，成为均聚物、接枝共聚物或嵌段共聚物。

④ 利用具有生物活性的双官能团单体缩聚形成高分子药物，这种高分子本身具有药效；也可以采用具有活性的单体与反应物聚合或共聚合形成高分子药物。

进行高分子药物的设计与合成时应注意以下几点。

① 应保证高分子药物的溶解性和无毒性；

② 对一些通过分解释放出低分子物才能达到药效的高分子药物，应选择易于水解或酶解的高分子链。

③ 引入某种基团使药物能有选择性地抵达需要的部位。

应当注意，生物医用高分子的设计是非常复杂和困难的。目前的很多研究者都依据天然生物大分子为模版进行设计与合成，这样得到的高分子其性能一般都适合生物医用高分子材料的要求，因此"仿生学"和"仿生设计"成为热点。但应当注意，对通用材料进行改性，以得到实用的生物医用高分子材料还仍然是关注热点之一。

## 习　题

1. 简述聚合物性质的依数性和加和性。
2. 简述医用高分子设计的一般方法。
3. 医用高分子有哪些主要的特殊性能要求？
4. 高分子药物的主要种类有几种？
5. 简述高分子药物的分子结构设计渠道。

## 参 考 文 献

[1]　高长有，马列. 医用高分子材料. 北京：化学工业出版社，2006.
[2]　日本高分子学会. 医療機能材料. 共立出版株式会社，1990.
[3]　张万年. 现代药物设计学. 北京：中国医药科技出版社，2006.